TRAITÉ

SUR

L'APOPLEXIE.

TOULOUSE, IMPRIMERIE DE F. VIEUSSEUX.

TRAITÉ

SUR

L'APOPLEXIE,

CONSIDÉRÉE EN ELLE-MÊME, D'APRÈS LES VUES ANCIENNES ET MODERNES, ET RELATIVEMENT AUX MALADIES QUI LA SIMULENT, LA PRÉCÈDENT, L'ACCOMPAGNENT OU LUI SUCCÈDENT.

Par J. E. Granier,

Ancien chirurgien aide-major, médecin associé des Sociétés royales de médecine de Marseille, Besançon ; correspondant de celles de Montpellier, Toulouse, Lyon ; correspondant de l'ancien comité central de vaccine à Paris ; directeur du bureau des vaccinations gratuites du quatrième arrondissement du département de l'Hérault, à S.-Pons.

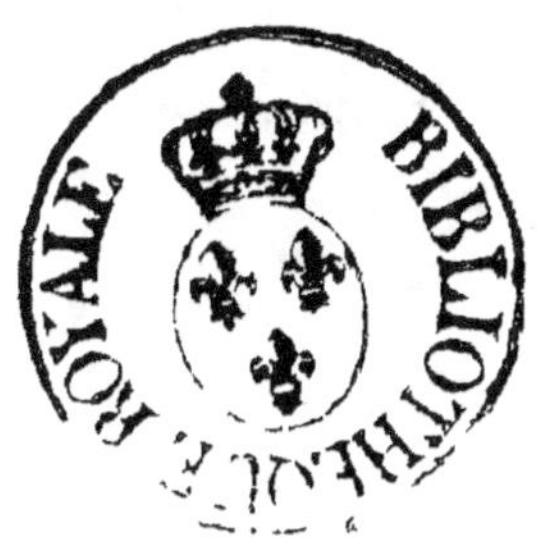

Raro forti apoplexiâ quis prehenditur,
nisi præludia præcesserint,
(LANCISI.)

Raro apoplexia curatur, satius est ergo
præcavere eam.

PARIS,

BÉCHET JEUNE, LIBRAIRE,

PLACE DE L'ÉCOLE DE MÉDECINE.

1826.

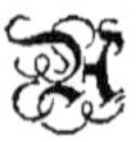

M. le Baron Portal,

Premier Médecin du Roi, professeur de Médecine, président de l'Académie Royale de Médecine, membre de l'Institut National de France, et de celui de Bologne, de plusieurs Académies et de plusieurs Sociétés Royales de Médecine, etc....

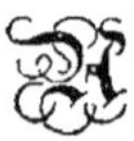

M. Roucher,

Ancien Médecin en chef de l'hôpital civil et militaire de Montpellier, ex-Médecin de l'hospice de charité de la même ville, membre de plusieurs Sociétés de Médecine, d'Agriculture, Sciences et Arts.

Messieurs,

L'hommage que je vous ai offert, et que vous avez bien voulu agréer, m'imposait de grandes obligations.

C'est un honneur précieux, mais plein de danger, que celui de placer en tête d'un ouvrage des noms universellement connus et justement estimés. L'indulgence et la faveur qu'ils concilient à l'écrivain n'empêchent pas que le lecteur n'y cherche des vues, un plan, une exposition, qui justifient, ou du moins ne trahissent pas une garantie si respectable. Je n'ose me flatter d'avoir satisfait à toutes les conditions que je devais remplir : la matière que j'ai traitée est vaste, difficile, surtout obscure, malgré les travaux multipliés dont elle a été l'objet. Vous m'avez confirmé dans l'opinion, où je suis depuis long-temps, qu'il restera beaucoup à dire, quand on aura beaucoup dit sur l'apoplexie. Je m'estimerai heureux, si j'ai su marcher sur vos traces, et si le public ne juge pas le livre trop indigne de la protection que vous avez accordée à l'auteur.

Recevez l'assurance des sentimens de gratitude et de respect, avec lesquels j'ai l'honneur d'être,

MESSIEURS,

votre très-humble et très-obéissant serviteur,

GRANIER.

Préface.

LA Société royale de médecine de Marseille
proposa dans sa séance publique, tenue le
29 novembre 1807, cette question : « Dé-
» terminer le caractère de l'apoplexie, décrire
» les espèces , faire connaître les maladies
» qui la simulent : établir le traitement qui
» convient à chaque espèce, et indiquer les
» moyens prophylactiques qui en affaiblis-
» sent les dispositions ».

En proposant cette question, dit M. *La-
bric* président, la Société de médecine de
Marseille a eu pour but de fixer l'attention
des médecins sur une maladie qui, depuis
quelques années, paraît plus commune dans
nos climats.

Frappé moi-même de la fréquence de cette
maladie, je recueillais toutes les observations
que ma pratique pouvait me fournir ; difficilement aurais-je trouvé une occasion plus
favorable pour les faire connaître que celle

qui m'était offerte par le programme de cette Société : je fis donc un mémoire dans lequel j'essayai de répondre à la question proposée ; mes occupations ne me permirent pas de l'envoyer à l'époque fixée pour le concours, et le prix fut décerné. Je ne voulais pas néanmoins que mon travail fût perdu, je le transmis dans le mois de janvier 1812 à la Société qui m'en avait suggéré la pensée. Par l'effet d'une méprise, l'affranchissement du paquet ne se fit pas pour Marseille, mais pour Avignon. Ce contre-temps fut cause que mon mémoire resta à la poste. J'écrivis dans le mois de mars à M. le secrétaire-général pour lui en demander des nouvelles ; voici ce qu'il me répondit le 18 du même mois.

« Monsieur et très-honoré confrère ,

» J'ai reçu la lettre que vous m'avez fait l'honneur de m'écrire pour me demander si la Société » avait reçu le mémoire sur l'apoplexie que vous » lui avez envoyé au commencement de cette » année. Cet ouvrage me fut présenté par le facteur, mais comme il n'était pas franc de port , « je ne crus pas devoir m'en charger. Cependant

» ayant appris par votre lettre qu'il vous appar-
» tenait, j'ai engagé notre Compagnie à le retirer
» de la poste, ce qu'elle a fait; je vous en accuse
» donc la réception. J'ai parcouru votre ouvrage
» avec plaisir, je regrette que vous n'ayez pas pu
» l'envoyer en temps opportun; je ne doute pas
» qu'il n'eût été rangé parmi ceux que la Société
» a distingués dans le concours. La Société a
» nommé un rapporteur pour lui rendre compte
» de votre ouvrage.

» J'ai l'honneur, etc.

» Ségaud, D. M. M. signé. »

Le 5 octobre 1812, je reçus une seconde lettre, qui m'annonçait l'envoi d'une médaille en argent, comme palme académique décernée à mon travail, à titre d'encouragement.

Cette marque de distinction m'a décidé à faire de ce premier opuscule, un traité sur l'apoplexie; j'y ai introduit les additions et les changemens qu'exigeait l'état actuel des connaissances médicales sur les maladies du cerveau.

La division primitive a été conservée : l'ouvrage embrasse trois parties.

La première traite des maladies soporeuses qui ont quelque rapport avec l'apoplexie, et qui se terminent quelquefois par elle : je parcours les symptômes au moyen desquels ces affections peuvent être distinguées les unes des autres. Cette distinction exigée par le programme pourra sembler inutile aux médecins qui ont de l'habitude; mais elle ne sera pas sans quelque avantage pour ceux qui, ne faisant qu'entrer dans la carrière de l'observation, ne peuvent suppléer aux principes par l'expérience. Ces maladies ont en général les mêmes causes que l'apoplexie, elles conduisent à la connaissance de cette dernière. Je n'ai pas parlé du traitement à leur appliquer, parce que mon sujet ne s'étendait pas jusque là. Je dirai ici que le traitement que j'adopte pour les apoplexies peut dans beaucoup de cas leur convenir, d'autant mieux que la plupart d'entr'elles ont été considérées comme des apoplexies légères. Quoiqu'elles aient beaucoup d'affinité les unes avec les autres, elles ne présentent pas toutefois les mêmes caractères ; cependant leur nature respective se tient de si près, soit pour la plupart des symptômes qu'elles manifestent, soit pour les organes qu'elles affectent, que leur rapprochement indique tout naturellement l'ordre à suivre dans un traité sur l'apoplexie : c'est ce qu'a senti la Société royale de médecine de Marseille quand, dans son programme, elle a demandé qu'on parlât des maladies qui la simulent.

La deuxième partie traite de l'apoplexie elle-même. Cette maladie tient souvent à une congestion sanguine dans le cerveau, ce qui est cause que, cherchant à la simplifier, on a voulu la réduire au fait unique de l'hémorragie dans le cerveau; mais quelquefois le sang n'y est pour rien : par conséquent on n'est pas en droit de la placer exclusivement dans l'ordre des apoplexies hémorragiques, non plus que dans l'ordre des névroses, quoique dans certains cas elle tienne aux nerfs. Si l'on devait mettre au rang des névroses toutes les altérations qui portent une atteinte directe au principe sentant, au principe moteur, au principe intelligent; nulle maladie ne le mériterait mieux que l'apoplexie qui affecte immédiatement ces trois grands principes de notre existence. D'un autre côté, on rejette l'apoplexie nerveuse du cadre des apoplexies ; est-ce une suite de la difficulté qu'on éprouve à connaître ici avec précision l'influence des nerfs ? Mais combien d'autres maladies qui ne présentent pas plus de clarté et qu'on ne laisse pas de qualifier ? Parce qu'on ne pourra résoudre certaines difficultés, faudra-t-il, comme on l'a fait trop souvent, transformer d'un trait de plume toutes ces affections obscures en autant de phlegmasies ? Dans d'autres circonstances enfin, ce ne sont ni le sang ni les nerfs qui déterminent l'apoplexie, mais bien la faiblesse de tous les systèmes et du cerveau en particulier.

J'ai tracé ici des ordres, des genres et des espèces, persuadé qu'il ne suffit pas à un écrivain de marquer seulement les phénomènes généraux d'une maladie qui a plusieurs espèces, mais qu'il faut aussi en décrire les variétés. Une maladie peut être du même genre qu'une autre, lui ressembler par le plus grand nombre des symptômes, et n'en être pas moins d'une nature bien différente ; la plus petite circonstance qui les sépare fournit quelquefois au médecin d'aussi bonnes indications curatives qu'un sûr diagnostique.

Ainsi la méthode qui m'a semblé la meilleure pour faire l'histoire de cette maladie est de la réduire à des espèces précises et déterminées. Le botaniste n'en use pas autrement dans la description des plantes ; il donne un nom commun à tout un genre, il en fait une description pareillement commune : ensuite il distingue les espèces subordonnées à ce genre, et les caractérise par des traits qui leur sont propres. De cette manière, le naturaliste arrive plus sûrement à la connaissance des plantes, et le médecin à celle des maladies.

Le dernier ordre est consacré aux apoplexies organiques qui, considérées comme incurables, rentrent plus particulièrement aujourd'hui dans le domaine de l'art. C'est une obligation dont nous sommes redevables aux recherches anatomico-pathologiques, qui ont donné en général une face nouvelle à certaines altérations de l'encéphale. La science s'enrichit tous les jours de savantes et d'utiles découvertes ; les apoplexies organiques qui se dérobent encore aux secours de la médecine, se réduisent à un bien petit nombre. Etudiées dans leurs causes, mieux décrites qu'elles ne l'avaient jamais été, certaines affections de ce genre peuvent être aujourd'hui ou prévenues ou détruites : de ces maladies cervicales maintenant connues, l'encéphale ou inflammation du cerveau est celle qui provoque le plus d'accidens fréquemment suivis de l'apoplexie. En la combattant, on en combat un grand nombre d'autres qui en sont le résultat ordinairement funeste. Je n'ai pas cru pouvoir me dispenser de décrire ces affections, je ne croirai jamais avoir assez, moins encore trop fait, pour arriver à la guérison d'une affection aussi réfractaire que celle qui va m'occuper.

La troisième partie traite des maladies que laisse après elle l'apoplexie.

Elles consistent dans l'atténuation ou l'absence de l'influence cérébrale sur les organes des sens et des mouvemens volontaires. En est-il de plus cruelles ? Elles privent l'homme des plus belles prérogatives que lui ait départies la Divinité. Il n'est plus capable de dominer en roi sur les créatures, ni de s'élever par la pensée à de hautes contemplations. Privé de l'intelligence, il perd sa grandeur et presque l'existence sur la terre. L'organe qui lui assure la suprématie sur toute la nature ne perçoit plus les impressions qui lui arrivent du dehors, et par conséquent il manque de la faculté de les transmettre aux autres organes, qui deviennent insensibles. Cette insensibilité lui ôte les moyens de se préserver des dangers qui le menacent, de se procurer ce qui lui est nécessaire; relâche, affaiblit et brise les ressorts de ses sensations, de ses idées, de ses affections les plus douces. Toutefois il est rare de voir les facultés motrices et sensitives en même tems suspendues ou abolies; ordinairement certains organes ne cessent pas d'être en relation avec le cerveau.

Telle est la division du traité que j'offre au public; je me dispense d'indiquer ici les subdivisions que j'en ai faites; j'ai eu soin de ne pas les multiplier sans nécessité; je ne pense pas avoir encouru le reproche d'un partage excessif et minutieux; si je me suis trompé, c'est du moins avec de bonnes intentions.

Les vues nouvelles qu'on pourra trouver ici

ne m'appartiennent pas toutes ; j'en dois une
grande partie à différens médecins qui, à portée de faire des observations éclairées par l'ouverture des corps, les ont les premiers émises
ou rapportées. Quant au reste de l'ouvrage ,
il est le fruit des observations que j'ai faites ,
en divers tems. C'est sur les causes diverses de
l'apoplexie et sur les traitemens qu'elle réclame , notamment sur le préservatif, que je me
suis arrêté le plus long-tems. Je n'ai pas cru
hors de propos de les analyser, de les discu-
ter même , en m'étayant des expériences pu-
bliées par de grands praticiens, convaincu
qu'avec de tels guides on ne peut s'égarer.

Si j'ai facilité aux jeunes médecins l'étude
d'une maladie communément terrible dans
ses effets, j'aurai la satisfaction d'avoir atteint
le but où je tendais.

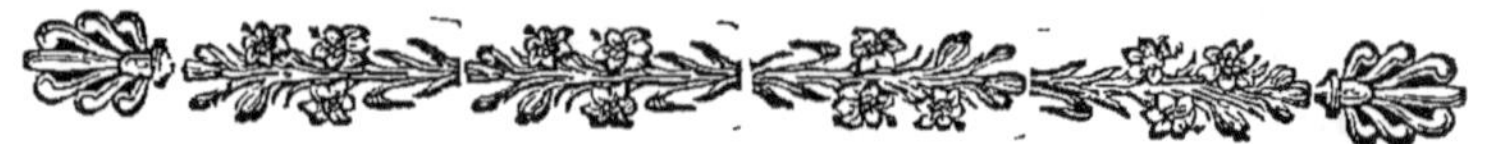

DE

L'APOPLEXIE,

PREMIÈRE PARTIE.

Des maladies qui simulent l'Apoplexie.

ESPÈCE PREMIÈRE.

De l'épilepsie.

Dans cette maladie il y a anéantissement subit et momentané des sens et du mouvement volontaire, avec convulsion de la mâchoire inférieure ou de quelque autre partie du corps; principalement avec contraction spasmodique des extrémités. La respiration, quoique régulière, s'exécute d'une manière à peu près insensible; elle est quelquefois accompagnée de ronflement. Le pouls est petit et concentré; il s'efface presque entière-ment; dans certaines circonstances, il devient dur, fréquent et irrégulier.

Outre la torsion des membres qu'entraîne l'épi-lepsie, les yeux sont fixes dans certains cas et très-mobiles dans d'autres; on remarque très-communément cette mobilité vers le bas du globe, souvent dans toutes les parties; elle est parfois telle que l'œil semble faire effort pour sortir de l'orbite.

L'épilepsie, maladie nerveuse avec spasme clo-nique et perte de connaissance, diffère de l'apo-plexie; l'on remarque rarement des convulsions dans cette dernière, qui offre en outre une respi-ration stertoreuse, entrecoupée et par intervalles précipitée. *Hippocrate* distingue l'apoplexie de l'épilepsie, en ce que le mouvement dans l'épi-lepsie n'est pas tout à fait détruit.

Il y a une infinité d'autres symptômes variés, qui concourent à caractériser l'épilepsie et qui peuvent également convenir à d'autres maladies nerveuses.

Le seul moment pendant l'accès, où le médecin puisse être incertain sur le caractère de la mala-die, s'il n'a pas été instruit par les signes anté-rieurs, est celui qui dans quelques épileptiques termine l'accès. Mais il est très-court, et dès qu'il a été suivi de quelques instans, l'épileptique que

l'on aurait cru mort, si le pouls n'avait été un indice du contraire, revient comme d'un sommeil
profond et difficile, regardant avec étonnement
et confusion tout ce qui l'environne.

Le caractère pathognomonique de l'épilepsie le
plus communément admis aujourd'hui est la con-
comitance des convulsions avec la perte de connaissance. Cette coïncidence, dit *M. Esquirol*,
est le caractère propre de la maladie et s'y rencontre toujours.

Au reste, plusieurs accès répétés établissent
l'épilepsie ; il est rare que dans l'apoplexie, le
deuxième ou le troisième accès ne devienne pas
mortel.

Quoique notre intention ne soit pas de parler
du traitement des maladies simulant l'apoplexie,
néanmoins nous ferons connaître un remède qui
parvient souvent à guérir l'épilepsie essentiellement nerveuse, sans vice organique. Ç'a été long-
temps un secret entre les mains d'un ecclésiastique de l'arrondissement de Saint-Pons. Ce remède,
qui a produit à notre connaissance l'effet désiré,
peut être répété deux ou trois fois à des distances
plus ou moins éloignées. Ce respectable prêtre,
avant de l'administrer, fait saigner le malade ;
mais à moins d'un état de pléthore, à raison de
l'âge ou de quelque autre circonstance particulière, cette précaution paraît inutile. Voici la
composition du spécifique :

℞ *Racines de turbith, récemment*
     pulvérisées. . . . . ℨ ij.
     Jalap en poudre. . . . . ℨ ij.
     Canelle en poudre. . . . . ℈ ij.
     Sucre. . . . . ℥ ij.

Faites fondre le sucre dans deux verres d'eau, en l'exposant au feu ; jetez dans cette dissolution les drogues ci-dessus et les laissez infuser du soir au lendemain matin ; divisez en trois prises égales, que vous donnerez le matin à jeun, à deux jours francs l'un de l'autre, en ayant soin de remuer l'infusion.

DEUXIÈME ESPÈCE.

De l'hystérie.

Cette maladie, particulière au sexe, débute ordinairement par un sentiment douloureux et des pesanteurs accompagnées d'une chaleur assez vive dans la région épigastrique. A cette impression succèdent des anxiétés, des palpitations, des éblouissemens, des vertiges, des syncopes. Le cou se tuméfie, le larynx se rétrécit, la malade éprouve comme la sensation d'une boule qui monte de la région hypogastrique jusqu'au gosier; elle semble menacée de suffocation et tombe dans un état de spasme et puis d'insensibilité.

Parmi les symptômes hystériques, on pourrait rapporter à l'apoplexie l'état soporeux durant lequel le mouvement volontaire est perdu, la sensibilité émoussée, la respiration pénible et entrecoupée de soupirs. Le souvenir des symptômes qui ont précédé l'accès fait bientôt juger que l'on a affaire à une hystérie et non pas à une apoplexie. Toutefois si, par suite d'un grand désordre dans le système nerveux, il s'établissait une congestion dans le cerveau, il en résulterait une véritable apoplexie qu'on a caractérisée par le surnom d'hystérique. Il en sera parlé dans la suite.

TROISIÈME ESPÈCE.

Du cauchemar, éphialtes ou incube.

C'est une sorte d'oppression nocturne, si forte qu'on ne peut ni respirer, ni parler, pas même se remuer, quelle que soit à cet égard l'énergie de l'acte volontaire. L'étonnement et la torpeur enchaînent les sens; l'imagination est troublée: on se croit violemment serré et sur le point d'étouffer. Une telle affection tient à plusieurs causes, qui toutes agissent en dérangeant la circulation du sang; il s'engorge dans la tête, et détermine, non pas la perte des sens, mais la gêne dans la parole et dans les mouvemens. Cette obstruction entraîne la compression du cerveau et par suite une accumulation de sang dans les poumons, d'ou naît la difficulté de la respiration, augmentée quelquefois par la plénitude et la distension de l'estomac. Cette plénitude, telle est l'opinion vulgaire, empêchant le mouvement d'abaissement du diaphragme, occasionne le sentiment du poids dont on se croit surchargé.

Cette maladie a de commun avec l'apoplexie, l'engourdissement des sens, la difficulté de se mouvoir, la gêne de la respiration; mais ces divers symptômes étant mêlés à d'autres qui n'appartiennent point aux deux affections, ne permettent pas de confondre l'éphialtes et l'apoplexie.

Les deux maladies n'en ont pas moins quelque connexion quand le cauchemar revient plusieurs fois, puisqu'on voit l'apoplexie lui succéder. Entr'autres observations de cette espèce, *Rhodius* cite un professeur de Pavie, chez qui le cauchemar fut en effet suivi d'apoplexie.

QUATRIÈME ESPÈCE.

Du Catarrhe suffocant.

Les symptômes du catarrhe suffocant sont souvent prompts et très-graves; la difficulté de respirer est alors extrême; le malade éprouve une forte agitation , il se débat , son visage se colore , se gonfle , la suffocation survient , et l'agitation n'a plus de bornes ; les lèvres et la peau se brunissent ; il s'établit parfois une sueur abondante qui devient gluante ; il se présente à la bouche des flegmes auxquels succède l'écoulement par le nez d'une écume fétide, enfin après quelques minutes , le malade expire.

Tel est le catarrhe suffocant dans le cas le plus grave. Quelquefois cette maladie , quoique habituellement très-rapide , se prolonge : les heures de sa durée sont plus ou moins nombreuses, selon que la suffocation est elle-même plus ou moins lente : les malades alors ont sur la poitrine un poids qui leur enlève souvent la connaissance. *Lieutaud* établit deux espèces de catarrhe suffocant. L'une dépend de la constriction de la glotte, et frappe les personnes qui, échauffées par le travail, s'exposent imprudemment à l'air froid ; celles qui sont naturellement disposées aux fluxions catarrhales ; celles qui mènent une vie sédentaire , qui ont un embonpoint excessif, qui font excès de vin , etc.... L'autre tient à l'engorgement des bronches ; les enfans et les vieillards y sont surtout sujets. *Lieutaud* ajoute que la poitrine, dans cette dernière espèce, éprouve une oppression dont l'effet est de ravir bientôt la connaissance , que l'on conserve plus long-temps dans la première.

La considération de quelques-uns des symptômes principaux, tels que l'extrême difficulté de
la respiration, la perte de la connaissance, un visage coloré, gonflé et bruni, etc., aide à prouver
que le catarrhe suffocant a des rapports avec l'a-
poplexie. M. *Mauclerc* lui donne le nom d'apoplexie pulmonaire; mais ces deux affections se
distinguent l'une de l'autre, principalement en
ce que, dans le catarrhe suffocant, l'oppression
précède toujours la perte de connaissance; tandis
que dans l'apoplexie, l'on est privé de la connaissance avant que la poitrine s'engorge.

CINQUIÈME ESPECE.

De la Catalepsie.

C'est une affection soporeuse et convulsive qui
saisit tout d'un coup le malade et le laisse dans
l'attitude où il était au moment de l'invasion de
l'accès. Les membres gardent toutes les positions
qu'on leur donne; la vue et le sentiment sont sus-
pendus, excepté dans la catalepsie hystérique,
où le goût et l'odorat peuvent être émus par certaines saveurs désagréables et par des odeurs féti-
des. La parole cesse; la respiration ordinairement
n'est pas interrompue.

Dans des cas très-rares, il y a transport des

sens. M. *Petetin* de Lyon , rapporte qu'une malade , atteinte de catalepsie hystérique , percevait pendant l'accès toutes les sensations au creux de l'estomac et aux extrémités des doigts et des orteils, organes sur lesquels elle transportait les sens de la vue , du goût , de l'odorat et du toucher. Cette observation, déjà bien singulière , présente néanmoins une circonstance qui l'est davantage : quoique les objets des sensations qu'on voulait faire éprouver à la malade , fussent appliqués sur l'épigastre , à l'extrémité des doigts et des orteils , elle en rapportait constamment la perception au siége ordinaire de chaque sens ; elle témoignait même le plaisir ou la peine que ces impressions lui causaient , en simulant , par exemple , la mastication, lorsqu'on plaçait quelques substances d'une saveur agréable sur le creux de l'estomac. (*Extrait d'un Mémoire de* M. Petetin , *électricité animale , Lyon* 1805 , *rapporté par M. Petroz.*)

Ce qui appartient en propre à cette maladie , que *Cullen* a néanmoins considérée comme une apoplexie, c'est d'abord la liberté de la respiration , puis la situation des membres qu'on trouve toujours plus ou moins roides , et qui , jusqu'à la fin de l'accès , gardent invariablement la position une fois communiquée.

SIXIEME ESPÈCE.

De l'Extase.

L'extase , effet ordinaire d'une imagination frappée , présente dans ses attaques la suspension des sens et des mouvemens volontaires ; les membres conservent une situation qui reste la même , sans qu'on puisse la changer. Essaie-t-on de les déplacer , ils reviennent d'eux-mêmes à leur première disposition , ou du moins ils ne gardent qu'accidentellement celle que leur donne une impression étrangère.

Voilà ce qui distingue l'extase de la catalepsie : mais dans l'une comme dans l'autre , le malade conserve sa respiration libre , et la couleur de la figure change peu.

On ne doit pas confondre la première avec l'apoplexie, malgré certains rapports qui se trouvent entr'elles, savoir : la perte des sens et celle du mouvement. L'état de la respiration est le plus sûr préservatif contre l'erreur où l'on pourrait tomber à cet égard. Dans l'affection qui nous occupe , le cerveau , dit *Cabanis* , jouit du dernier degré d'énergie et d'action ; la faculté de sentir et de se mouvoir , la vie , en un mot , semble aussi avoir abandonné le reste du corps.

N'est-ce pas à une véritable extase , et non à une attaque d'apoplexie , qu'on doit rapporter l'histoire de ce savant qui ne put être tiré d'un état soporeux très-fort que par la proposition d'un problème de mathématiques ? *Cullen*, qui a méconnu la nature individuelle de la catalepsie, a également confondu l'extase avec l'apoplexie, mais a-t-on jamais remarqué dans cette dernière, comme dans l'extase, que les facultés intellectuelles ne fussent que vicieusement concentrées et nulles ? L'extase offre la suspension des sensations extérieures et des mouvemens volontaires, jointe au ralentissement momentané de l'action vitale. C'est un effet de l'impression qu'a reçue le cerveau, et de l'exaltation de certaines idées qui absorbent l'attention : dans l'apoplexie, il y a plus que suspension et ralentissement, il y a perte des sens et du mouvement. D'ailleurs l'attitude du corps, qui est en rapport avec celle de l'esprit, suffira toujours pour montrer qu'on n'a pas dans ces cas à traiter une apoplexie.

L'apoplectique, à la suite d'une attaque, n'a jamais fait entendre ces plaintes morales familières aux personnes qui sortent d'un accès d'extase. La plupart en effet, à les en croire, se sont trouvées au milieu des voluptés les plus ravissantes. Les éphémérides des curieux de la nature rapportent qu'une jeune fille, dans le cours d'une maladie aiguë, tomba en une sorte d'extase, et ne revint qu'au bout de trois jours de cet état de mort apparente. A son réveil, elle regretta d'avoir été arrachée sitôt au bonheur ineffable qu'elle venait de goûter. *Montaigne* lui-même, après une chute violente, étant resté quelque temps sans mouvement et presque sans vie, dit avoir éprouvé une douceur d'existence qui lui était inconnue, et bien propre à le réconcilier avec l'idée de la mort, qui jusqu'alors avait été pour lui un objet d'épouvante (Essais, liv. 20, chap. 6.). Ces voluptés, semblables à celles que procurent certaines défaillances, des asphyxies, des agonies même, sont cause que le célèbre *Barthez* n'a pas craint de faire de la mort un plaisir.

SEPTIEME ESPÈCE.

De l'ivresse.

L'ivresse a des rapports frappans avec l'apoplexie. La sensibilité et le mouvement volontaire des muscles peuvent y reparaître un instant, lorsqu'on irrite un des sens ou des muscles, soit en lui introduisant de l'ammoniaque dans le nez ou dans l'œil, soit en faisant une ligature forte et subite, mais momentanée, au gras de la jambe. Quelquefois, mais plus rarement, le malade est inaccessible à tout stimulus, quel qu'il soit ; il reste tout à fait dénué de sentiment et de mouvement. L'ivresse est-elle légère ? l'haleine a ordinairement une odeur vineuse, la physionomie n'est pas décomposée quoique le visage soit ou rouge ou pâle. L'ivresse est elle forte ? les traits de la figure changent totalement, le malade demeure presque sans pouls et sans respiration, il est froid sur toute la surface cutanée, et son état est celui d'une mort apparente. Quelquefois durant la stupeur, il y a ronflement, la respiration est stertoreuse et effrayante ; le pouls se maintient fort, le corps conserve long-temps sa chaleur ; l'ivresse peut alors dégénérer en une véritable apoplexie, la mort ne tarde pas à s'ensuivre : ainsi périssent souvent les hommes moins raisonnables que la brute, qui s'exposent sans crainte et sans honte à toutes sortes de maux, plus déplorables les uns que les autres.

L'ivresse forte simule donc l'apoplexie, et si l'on n'avait pour se décider la ressource des antécedens qu'il est rare d'ignorer, on serait quelquefois dans une alternative assez embarrassante.

HUITIÈME ESPÈCE.

Du coma.

Le coma est une affection soporeuse, où le sommeil est léger : le malade ouvre les yeux, parle, et répond aussitôt qu'on l'excite. Il y a fièvre : et c'est le symptôme qui sert surtout à distinguer le coma du cataphora et du carus. Cependant des observateurs très-attentifs ne caractérisent les maladies soporeuses que par le degré d'assoupissement qui, moindre dans le coma, plus fort dans le cataphora, est extrême dans la léthargie et le carus, mais beaucoup plus prolongé dans la léthargie ; l'on y rapporte généralement les sommeils profonds de plusieurs mois, qu'on trouve consignés dans plusieurs ouvrages.

La différence du coma à l'apoplexie consiste en ce qu'il n'y a pas dans le premier, comme dans la dernière, sommeil profond accompagné d'une totale dépravation des sens, mais seulement insensibilité physique portée à un très-haut degré.

On connaît deux espèces de coma : le *coma vigil* et le *coma comatodes*. L'un appelé encore *agrypnodes*, nom que certains regardent comme synonyme de stupeur, est cette affection où le malade ferme les yeux et paraît dormir, quoiqu'il veille réellement et ne soit que dans le délire ; quand on le touche, il ouvre les yeux, mais il rentre bientôt dans son premier état. L'autre, le *coma comatodes* ou *somnolentum*, nom que plusieurs considèrent comme équivalant à celui de carus, est une propension insurmontable et continuelle à un assoupissement d'où le malade ne sort un moment, à la suite d'une violente excitation, que pour y retomber aussitôt.

NEUVIÈME ESPÈCE.

Du cataphora.

Cette maladie, envisagée comme une forte inclination au sommeil, est confondue par quelques auteurs avec le coma ; elle n'en diffère que par un degré d'assoupissement plus intense et plus prolongé.

La ligne de démarcation entre cet état soporeux et l'apoplexie est la même que pour le coma.

DIXIÈME ESPÈCE.

De la léthargie.

La léthargie (le *veternus* des anciens) présente un assoupissement considérable et contre nature, accompagné d'une notable diminution du sentiment et du mouvement volontaire. C'est en un mot un sommeil profond, plus ou moins prolongé, sans aucune lésion spéciale des fonctions. On cite beaucoup de personnes qui ont dormi de ce sommeil léthargique des mois entiers. Il existe dans ce pays (Saint-Pons, chef-lieu du 4.e arrondissement, département de l'Hérault), une demoiselle qui, chaque année, au rapport qui nous en a été fait, y tombe pendant huit jours ;

seulement le quatrième, elle en sort un instant, pour prendre quelque légère nourriture.

Suivant l'opinion la plus générale, c'est de léthargie que périssent les personnes qui, exposées à un froid excessif, se livrent par une propension presque irrésistible à un sommeil en apparence plein de charmes, mais réellement funeste, si elles ne le bravent pas avec persévérance.

La léthargie peut amener l'apoplexie, mais elle en diffère (a) en ce qu'ici le malade ne peut être excité et n'a le plus communément qu'une respiration grande et laborieuse ; tandis que dans la léthargie, le malade est le plus souvent accessible à certains irritans, et que la respiration est à peine sensible. D'ailleurs l'apoplexie est ordinairement suivie de la paralysie entre les second et quatrième jours, à supposer que l'attaque dure jusque là. Dans la léthargie au contraire, les membres ne sont pas paralysés, puisque de loin à loin le malade remue tantôt les uns, tantôt les autres.

(a) Toutefois *Boerhaave* a dit : *lethargus levior est apoplexiæ species.*

ONZIÈME ESPÈCE.

Du carus.

Dans le carus, le sommeil est très-profond ; il s'y joint la privation du sentiment et du mouvement. Vainement le malade est-il excité, il ne s'éveille pas. Le carus laisse la respiration libre, et se distingue par là de l'apoplexie : en outre, quand il a cessé, il ne laisse point de traces de son existence, du moins qui soient pareilles à celles de l'apoplexie.

DOUXIÈME ESPÈCE.

De la syncope.

Cette maladie est l'effet d'une suspension subite et instantanée de l'action du cœur, avec cessation des facultés de respirer, de sentir et de se mouvoir. C'est quand elle arrive subitement et sans signe précurseur, qu'on peut la confondre avec l'apoplexie.

Cet état de mort n'est qu'apparent : il y a continuation de certaines fonctions intérieures ; d'ailleurs la circulation et la respiration ne se trouvent suspendues que pour un moment ordinairement fort court. Il n'en est pas ainsi dans l'attaque d'apoplexie : en effet, le pouls y bat le plus souvent avec force, et la respiration y est stertoreuse. De plus la syncope offre d'abord une interruption dans l'action du cœur, puis une suspension dans celles du cerveau et des poumons qui en est une suite. L'apoplexie présente bien les mêmes phénomènes, mais dans un ordre inverse et une dépendance toute contraire.

La syncope hystérique peut se prolonger quelques heures et même des jours entiers. Cette espèce, non plus que les autres, ne saurait être confondue avec l'apoplexie. Mais on risque de la confondre avec une mort réelle.

TREIZIÈME ESPÈCE.

De l'asphyxie.

Pendant l'asphyxie la respiration est suspendue ou imperceptible, et les fonctions du cœur interceptées ; il y a perte du sentiment et du mouvement, et, comme dans la syncope, mort organique apparente, qui peut durer des heures et même des jours entiers.

Le manque de la respiration et du pouls qui, comme nous venons de le dire, sont presque imperceptibles, sépare l'asphyxie de l'apoplexie. Dans la première, ce sont d'abord les poumons

qui cessent leurs fonctions, puisque la respiration se perd en premier lieu ; la circulation et
l'action cérébrale ne s'arrêtent qu'ensuite : dans
la seconde, le cerveau interrompt le premier son
action ; la respiration et la circulation ne le font
qu'après lui.

Il y a donc un intervalle bien marqué entre la
syncope, l'asphyxie et l'apoplexie : le trait qui
les distingue respectivement est la cessation antérieure de l'action d'un organe par rapport aux
autres : mais pour tirer un diagnostique assuré de
ces divers phénomènes, il faut être présent au
moment de l'attaque. Le symptôme qui ne trompe
pas est l'état du pouls et de la respiration.

QUATORZIÈME ESPÈCE.

Du vertige.

Comme cette affection est souvent et plus particulièrement que toute autre le prélude de l'apoplexie, avec laquelle elle a une étroite liaison,
nous l'en rapprochons plus qu'aucune maladie
soporeuse, quoique l'état de stupeur y soit plus
faible.

Le vertige, maladie quelquefois idiopathique,
mais plus souvent symptomatique, débute par
une douleur, une pesanteur à la tête ; les objets

paraissent tourner et semblent parfois revêtir une couleur et une forme étrangères à celles qui leur sont propres. Le malade croit entendre un bruit semblable à celui d'une rivière qui précipite son cours, du vent qui enfle les voiles d'un navire, ou des roues d'une voiture en mouvement. Quelquefois la vue s'obscurcit. Ce n'est pas d'ailleurs que le vertige ne puisse avoir lieu les yeux fermés et dans l'obscurité. Les aveugles y sont sujets comme les autres. Le plus souvent on éprouve dans le même paroxisme, dit *Lieutaud*, l'un et l'autre de ces accidens. On chancèle, lorsqu'on se trouve debout ; on tombe, si l'on ne prend point de précautions pour éviter cet accident. Le vertige est souvent accompagné de tintement et de sifflement d'oreilles, de défaillance, de vomissement : il a plusieurs degrés connus sous les noms de vertigo *gyrosa*, vertigo *tenebricosa* (scotomie des anciens), vertigo *titubans*, vertigo *soporosa*. Quelques auteurs ont établi deux sortes de vertiges ; l'un de la vue, parce que l'on croit que les vaisseaux ophthalmiques sont le siége de la pléthore qui détermine le vertige ; l'autre du mouvement, quand on s'imagine voir le lit vaciller, la maison pencher, etc.

L'admission des premières espèces présente peu de difficultés. La dernière, vertigo *soporosa*, est fondée sur ce fait que des personnes atteintes de vertige perdent connaissance, à la vérité pour peu de temps. Cette circonstance lui donne plus de rapport que d'autres également particulières, avec l'apoplexie.

Il existe toutefois des liens plus intimes encore entre ces deux maladies ; en les envisageant dans leurs causes, on verra que les gens de lettres sont exposés à l'une et à l'autre, ainsi que les personnes sujettes aux palpitations et aux flatuosités, de même que celles qui mènent une vie sédentaire, qui mangent du pain mêlé d'ivraie (1), qui usent de certains tabacs rapés, qui ont souffert des pertes de sang considérables ou des suppressions de pertes habituelles. A ces diverses classes il faut joindre, mais à un plus faible degré, les hypocondriaques, les hystériques, les buveurs, les grands mangeurs, les pléthoriques, les jeunes gens livrés à un libertinage prématuré, les siphilitique s, et de plus ceux qui vivent dans une continence parfaite. Le mauvais état de l'estomac, les sucs bilieux ou muqueux qui y croupissent, les vers qui y sont renfermés, la présence de certains poisons, déterminent souvent des attaques de vertige comme d'apoplexie. L'odeur du charbon, les chutes, les contusions, les coups de soleil, les violens accès de colère, enfin les humeurs qui gênent plus ou moins le cerveau, en doivent également faire redouter les atteintes.

---

(1) Lolium temulentum.

Dans toute son intensité, le vertige ressemble à l'apoplexie, mais les attaques en sont plus courtes. Il est souvent le précurseur de l'apoplexie. Il en menace plus particulièrement les vieillards, ainsi que de la paralysie, surtout si les attaques sont longues, si elles reviennent souvent, et si elles sont idiopathiques. « Vertigo, dit *Hippocrate*, » *est veluti obtenebratio quæ fit ab humoribus* » *cum crasso vapore per caput moto, et ideo* » *præcedit apoplexiam.* »

L'autopsie cadavérique montre communément chez les sujets morts de vertiges, des épanchemens au cerveau et des hydatides ; elle laisse voir les carotides ossifiées, le plexus choroïde engorgé et un suc noirâtre répandu aux environs. On rencontre, dans cet organe, des vers, des suppurations, des ramollissemens, des pétrifications. Toutes ces causes qui peuvent conduire le vertige à son dernier période et qui déterminent plus particulièrement l'apoplexie, comme nous le verrons bientôt, sont idiopathiques.

Ainsi donc le vertige, quant à ses causes, peut le plus souvent être rapporté à l'apoplexie, comme toutes les maladies soporeuses ; aussi les unes et les autres exigent-elles presque le même traitement.

Il est cependant des vertiges habituels qui, tenant à de plus faibles causes, ne sauraient présager une apoplexie et sont ordinairement dissipés au moyen de quelques simples évacuations : d'autres n'étant que des espèces d'hallucination, paraissent dépendre d'une plénitude passagère des vaisseaux sanguins du cerveau.

Le nom de vertige *mécanique* sert à caractériser celui qu'on éprouve, quand on regarde de très-haut les objets situés en bas ; ou quand on a pirouetté avec rapidité.

QUINZIÈME ESPÈCE.

Du coup de sang.

C'est le nom vulgaire qu'on donne aux attaques d'apoplexie. M. *Bricheteau* observe dans le journal complémentaire du dictionnaire des sciences médicales, mois d'octobre 1818, qu'il y a, rigoureusement parlant, une différence entre un coup de sang et l'apoplexie. Voici en quoi il la fait consister : quoiqu'il y ait congestion sanguine vers la tête dans l'une et dans l'autre maladie, et que toutes les deux s'annoncent par les mêmes symptômes précurseurs, savoir : l'assoupissement, la perte plus ou moins complète des facultés intellectuelles, une diminution plus ou moins notable de l'usage des sens, etc. , néanmoins dans le coup de sang, cette congestion ne se soutient pas long-temps, elle produit plutôt une menace d'attaque qu'une attaque réelle.

« Tous les symptômes d'apoplexie dans les coups
» de sang ne sont qu'instantanés , dit le même écri-
» vain ; et tout rentre bientôt dans l'ordre naturel,
» dans le plus grand nombre des cas : il est vrai
» de dire, ajoute-t-il , qu'à un certain âge, le coup
» de sang est le funeste présage de l'apoplexie.

« Cette maladie s'identifie presque avec l'apo-
» plexie, ce qui fait qu'on la considère comme
» une apoplexie légère ; aussi quelques praticiens
» se sont mépris, continue cet observateur : ils
» n'ont guéri qu'un coup de sang , quand ils ont
» cru avoir guéri une apoplexie. Il en donne
pour preuve *Bouvart* qui s'acquit beaucoup de
renommée , s'imaginant avoir sauvé le célèbre
Turgot d'une attaque d'apoplexie; mais il n'avait
traité chez ce ministre qu'un léger coup de sang.

M. Rochoux a distingué le coup de sang de
l'apoplexie; il rapporte, dans son ouvrage , des
observations de plusieurs personnes mortes d'une
autre maladie , après avoir été atteintes d'un coup
de sang , lesquelles , à l'inspection de leur cadavre, n'ont offert aucune trace d'épanchement dans
le cerveau , ni aucune des altérations consécutives
à cet épanchement.

Telles sont les maladies qui simulent l'apoplexie et qui ont le plus de rapport avec elle ; il en
existe encore d'autres qui l'amènent fréquem-

ment, et parmi lesquelles nous pourrions ranger les inflammations du cerveau : mais nous avons mieux aimé classer ces phlegmasies dans l'ordre des apoplexies organiques. C'est là que nous les décrirons : en faisant connaître les maladies qui en résultent, et qui, comme organiques, étaient réputées incurables, nous établirons la différence qu'il y a de celles-ci aux apoplexies, et leur identité par rapport à leurs effets.

Nous renvoyons pareillement à la troisième partie de cet ouvrage les paralysies qui, quelquefois, précèdent l'apoplexie, parce que ces affections lui succèdent plus souvent qu'elles ne la devancent; nous nous contentons de citer un fait de parésie antérieur à l'apoplexie, autant pour en donner un exemple, que pour faire connaître un cas vraiment extraordinaire.

Mademoiselle M......, d'un caractère vif et d'un tempérament bilieux, fut atteinte à quarante-cinq ans d'une amaurose complète qui lui ravit l'usage d'un œil. Onze ans plus tard, au mois de février 1818, à la suite d'une douleur fort vive que lui avait causée l'abandon d'une personne aimée, et qui avait altéré son moral, elle fut prise à la jambe droite d'un engourdissement qui avait commencé par le pied et qui gagna insensiblement le genou : elle était dans cet état, lorsque je fus appelé. J'appris de sa bouche qu'elle attribuait son malaise à un exercice du corps trop long-temps soutenu quelques jours auparavant. Le lendemain 23 , la jambe attaquée était privée de mouvement, mais très-sensible ; la fièvre n'avait point paru, l'appétit était assez bon ; la constipation était survenue , un enduit blanchâtre recouvrait la langue. Le 26 , l'extrémité fut livrée à des mouvemens convulsifs , qui la relevaient dans certains momens et la faisaient chaque fois changer de place en retombant. Ces spasmes s'étaient déjà manifestés , mais avec moins de violence. Le 27, la cuisse fut, comme la jambe , privée du mouvement volontaire et non du sentiment. *M. Rouch*, médecin fort estimable , fut appelé ce jour-là. Le 28, l'extrémité ne conservait plus aucun mouvement, les convulsions avaient cessé , mais la sensibilité ne s'était pas évanouie : il y eut fièvre et quelques légères sueurs. le 1er mars , le pied gauche commença également à s'engourdir , la fièvre était plus vive et les sueurs assez abondantes pour exiger des changemens de linge. Le 3 , toute l'extrémité inférieure de gauche avait éprouvé les mêmes désordres nerveux que celle de droite : il n'y avait plus de mouvement , quoique le sentiment se fût maintenu. Le 5, la malade fut singulièrement étonnée de sentir son bras droit s'engourdir et de ressentir des douleurs aux reins ; nous ne le fûmes pas moins qu'elle. Le 6 , cette extrémité supérieure tout entière manifesta les mêmes symptômes qui s'étaient fait remarquer tour-à-tour aux deux extrémités inférieures. Mlle M.... ne put nous présenter son bras qu'en s'aidant de l'autre : une fois sans ce secours elle parvint à le mouvoir par un effort violent ; il sembla se détacher tout d'un coup et arriva hors du lit par une secousse brusque et involontaire : ce même jour les urines devinrent rares, la malade ne suait plus, elle était altérée et continuait de prendre quelques alimens. Depuis quelque temps, le ventre était devenu un peu libre. Le 7, cette liberté donna lieu à l'évacuation de matières poisseuses. Les 8, 9, 10 et 11, il y eut quelque amendement dans les symptômes, les selles furent néanmoins rendues indépendamment de la volonté de la malade, les urines continuèrent d'être rares et la fièvre médiocre. Le 12, elle se croyait mieux. Le 13, son état avait au contraire empiré ; le mal gagnait l'autre bras, un poids incommode se faisait ressentir dans le bas-ventre ; la fièvre avait augmenté. Jusqu'au 18, il n'y eut d'autres progrès vers la dissolution que la perte du mouvement dans l'extrémité supérieure de gauche, toujours sans perte de sentiment ; ce jour-là le poids que la malade rapportait au bas-ventre eut gagné le ventre ; les reins furent affectés, au point que la malade ne put désormais être remuée. Le 23, l'estomac avait commencé à rejeter ce qu'on lui présentait ; le hoquet était survenu. Jusqu'au 27, il y eut des

maux d'estomac que l'on parvint à calmer ; mais
cet organe refusait de digérer, se trouvant fortement incommodé du plus léger aliment. Le 28
amena une douleur à la poitrine avec oppression,
et une douleur au cou avec une roideur au côté
droit, qui s'étendait depuis le haut de l'épaule jusque derrière l'oreille : le mouvement de la tête,
devint impraticable, la déglutition fort difficile,
la parole très-embarrassée, l'ouïe un peu dure.
Enfin, le 8 avril, l'infortunée se sentit la tête sil-
lonnée *par une espèce de barre qui traversait
d'un pariétal à l'autre* (ce sont ses expressions) :
elle perdit le sommeil, et tomba dans un
délire passager. Enfin, après un état de perclu-
sion et d'irritation aux parties percluses, qui per-
mettait à peine qu'on la touchât, le 20 avril toute
sensibilité disparut par l'invasion de l'apoplexie,
qui en quelques heures fut suivie de la mort.

A quoi tenait cette parésie ? Pourquoi une
forme si extraordinaire ? C'est ce que nous ne
tenterons pas d'expliquer ; les circonstances antérieures nous restèrent à peu près inconnues ; et
nous fûmes réduits à faire la médecine symptomatique, durant tout le temps de la maladie. L'autopsie ne put nous éclairer, ce moyen n'est aisé
que dans les hôpitaux. Nous nous bornerons donc
à une simple observation, savoir, que la tête n'a
souffert qu'à la fin, à la différence de tant de cas,
où la névrose prend sa source dans le cerveau et
de là s'irradie sur les autres organes.

SECONDE PARTIE.

De l'Apoplexie.

L'apoplexie présentant des phénomènes variés, a donné naissance à des explications diverses qui ont paru opposées les unes aux autres. Depuis que l'observation a été prise pour guide, du moment surtout que l'ouverture des corps a donné à ses résultats le caractère de la certitude, il a été facile de tracer l'histoire de cette maladie, d'établir un bon diagnostique et de découvrir un traitement approprié à certaines espèces apoplectiques ; mais toutes ne sont pas encore arrivées à ce degré de clarté.

Les anciens médecins ont considéré l'apoplexie comme une érosion des parties internes du cerveau, comme un engoûment de cet organe par une humeur froide et mélancolique.

D'autres plus modernes l'ont crue produite par le cours interrompu des esprits animaux et vitaux, par une fermentation ou une ébullition de sang.

Depuis quelque temps, et de nos jours encore, on y a vu le résultat de diverses congestions, de divers épanchemens.

Quoique chacune de ces opinions soit fondée à certains égards, toutes néanmoins nous paraissent trop exclusives. Mais nous ne pouvons en accuser aucune d'être complètement fausse. Les médecins de l'antiquité trouvant au cerveau des érosions intérieures, qui s'observent aujourd'hui comme autrefois, ont pu penser que l'apoplexie tenait à cette cause.

Arétée a cru à une stagnation subite du sang, ou à un refroidissement de ce liquide. Ces congestions ne sont pas moins constantes de nos jours qu'elles ne l'étaient dans l'antiquité.

Galien attribuait l'apoplexie à une opplétion subite des ventricules du cerveau, causée par une humeur froide et mélancolique. Cette explication est vicieuse sans doute, mais ne voit-on pas des apoplexies avec engorgement d'humeurs lymphatiques, qu'on a appelées froides pituiteuses.

L'opinion de *Turritanus*, *Berengarius*, *Leonardus - Jacquinus*, *Petrus - Salius - Diversus*, qui admettaient une accumulation de sang ou de sérosité dans le cerveau, de nature à arrêter le jeu des esprits, n'a pas été si victorieusement combattue, qu'on doive la regarder comme tout-à-fait illusoire.

Ceux qui ont tout rapporté à deux humeurs différentes (le sang et la sérosité), agissant sur le cerveau par congestion ou par compression, avaient fidèlement observé, mais tous faiblement raisonné.

Remarquons seulement que, dans certaines circonstances, toutes ces congestions, tous ces épanchemens, venant de l'état primitif du cerveau lui-même, sont effet et non cause des apoplexies.

Enfin, des découvertes plus récentes ont conduit à ne les considérer que comme résultats de congestions ou d'épanchement de sang dans le cerveau, en un mot, comme hémorragie cérébrale; ces causes ne peuvent être contestées dans la majorité des cas : mais cette histoire n'est-elle pas comme les autres trop exclusive ?

Pour nous, reconnaissant que c'est une maladie dans laquelle les systèmes nerveux et musculaires sont profondément frappés, et où il y a perte plutôt que suspension des fonctions animales , tandis que les facultés vitales , telles que la respiration et l'action du cœur exécutent leurs fonctions avec plus ou moins d'irrégularité, nous la considérons comme une affection du cerveau tenant à un état d'excitation ou de faiblesse de cet organe, excitation et faiblesse qui sont tantôt primitives, tantôt secondaires.

Des signes précurseurs.

L'apoplexie éclate souvent d'une manière soudaine et brusque, sans être annoncée par aucun signe précurseur ; mais elle est presque toujours précédée de quelques avant-coureurs qui, paraissant de peu d'importance, n'en sont pas moins des avis qu'il faut prendre en très-grande considération. La personne menacée éprouve de loin à loin quelques pesanteurs de tête, des céphalalgies qui occupent une certaine partie de cet organe, et qui, rares d'abord, finissent par se renouveler fréquemment : des vertiges, des obscurcissemens de la vue, de la propension au sommeil. Ces signes, faibles dans le principe, acquièrent plus de force dans la suite. Ils s'accompagnent d'un accablement plus ou moins profond ; la mémoire s'affaiblit ; on sent une paresse d'esprit et de corps qui n'est point naturelle ; le sommeil est troublé par des rêves durant lesquels la plupart montrent tout à coup une sagacité extraordinaire. (*M. de Seze*, à qui cette remarque n'a pas échappé, pense qu'on doit rencontrer des rêves semblables chez des personnes disposées à l'apoplexie idiopathique.) Il survient des grincemens de dents, des éternuemens, des tressaillemens de membres, particulièrement de lèvres. On observe quelquefois un gonflement aux carotides, un écoulement de larmes spontané. La voix est tardive et hésitante ; il y a dégoût, envies de vomir dans quelques cas ; douleurs vives et passagères près du cœur. Ces symptômes précurseurs se confondent souvent avec les suivans.

Des signes concomitans.

La propension au sommeil est extrême ; il y a tintement dans les oreilles , gêne dans les mouvemens habituels, embarras dans ceux de la langue. La déglutition devient difficile ; il se manifeste des bouffissures , des refroidissemens aux extrémités ; des fourmillemens qui se font surtout ressentir aux mains , produisent la sensation que l'on éprouve lorsqu'en s'appuyant on a pressé les nerfs et gêné la circulation : il existe quelquefois un désordre dans le toucher, qui fait croire qu'une gaze légère est interposée entre les doigts et les objets ; il survient des attaques de cauchemar , des pressions dans la région du cœur ; enfin l'apoplexie , précédée ou suivie de la paralysie ordinairement hémiplégique. La paralysie manque rarement.

Lullier *Winslow* (Art. apoplexie du diction. des scien. méd.) dit que la paralysie peut précéder l'apoplexie, survenir dans son cours , sans être d'aucun avantage. L'on est en droit d'avancer, et cela est généralement reconnu, que la paralysie est constamment au préjudice du malade , quand elle précède ; et quelquefois à son avantage, quand elle succède, ce que ne méconnaît pas ce médecin, puisqu'il ajoute que la paralysie peut être la terminaison de l'apoplexie.

Barthez , appelant l'attention des médecins sur

un phénomène singulier de quelques maladies convulsives, attribue à l'invasion de l'apoplexie ce que présente le début des maladies intermittentes, c'est-à-dire des accès précédés d'une sensation de vapeur qui, d'une partie irritée, se porte à travers les nerfs jusqu'à leur origine, et décide l'attaque, une fois arrivée au cerveau.

Caractère de l'apoplexie.

La voix se perd, les facultés de l'esprit s'eteignent ; le corps est frappé en tout ou en partie d'une immobilité permanente ; la figure se contourne ; la bouche s'entr'ouvre ; les paupières s'élèvent ; la respiration devient stertoreuse, tantôt petite, tantôt forte, ordinairement entrecoupée. Cet état de la respiration est un caractère essentiel de l'apoplexie. Néanmoins, quelques auteurs, et principalement M. *Lallemand*, affirment l'avoir trouvée stertoreuse dans d'autres maladies du cerveau qui se rapprochent de l'apoplexie. Ce même caractère est aussi le plus sûr.

La plupart des auteurs qui ont écrit récemment sur l'apoplexie, présentent comme trait principal l'hémorragie dans le cerveau ; mais cela n'est vrai que pour l'apoplexie sanguine. De tout temps la sterteur a fixé l'attention des praticiens dans l'apoplexie. *Hippocrate*, *Eginète*, *Boërhaave*, *Vanswieten*, et autres grands observateurs, n'ont pas manqué de l'indiquer dans leurs ouvrages.

Les extrémités sont ordinairement froides, glaciales, le visage plombé, parfois pâle, le pouls dur, serré, plein dans le plus grand nombre des cas, fuyant sous le doigt qui le presse, jusqu'à la terminaison de la maladie, qui rarement finit par la santé, presque toujours par d'autres maladies ou par la mort. Dans ce dernier cas, l'apoplexie devenant plus intense, les symptômes changent, augmentent avec elle et s'unissent à d'autres. On s'aperçoit que les hypocondres se tuméfient, qu'une humeur glutineuse s'échappe de tout le corps; que les sphyncters de l'anus et de la vessie se paralysent; que les yeux s'ouvrent et se fixent tristement. La respiration stertoreuse augmente de force sans être entrecoupée; le pouls s'affaiblit et prend un caractère intermittent. La mort met enfin un terme aux souffrances du malade.

Nous verrons ailleurs que d'autres maladies du cerveau offrent la plupart des symptômes que nous venons d'énumérer; mais ceux qui sont vraiment caractéristiques leur manquent presque toujours. Nous aurons occasion de le faire remarquer en parlant des encéphalites et de leurs affections consécutives.

On a l'espoir de sauver l'apoplectique, quand il est d'un âge moyen, d'une constitution qui n'est ni trop forte, ni trop faible; quand les causes étant légères, n'ont pas fait une forte impression et qu'on péut les éloigner ; quand les sécrétions et excrétions s'exécutent heureusement , et que les fonctions des organes des sens ne sont pas totalement suspendues, ou reviennent peu de temps après l'avoir été. Dans l'apoplexié sanguine principalement , la nature triomphe souvent de la maladie.

Siége de l'apoplexie.

C'est donc, d'après les symptômes que nous venons de récapituler, le cerveau qui est particulièrement affecté dans l'apoplexie , souvent idiopathiquement , quelquefois sympathiquement : tout annonce que la communication de cet organe avec les autres parties du corps est interrompue (*a*) ,

---

(*a*) Est-ce à cause du fluide nerveux que certains croient circuler dans les nerfs, et dont le mouvement est intercepté, que le cerveau ne communique plus avec les autres parties du corps ? ou bien la seule pression des nerfs , occasionée par une congestion dans le cerveau , suffit-elle pour ôter les facultés motrices et intellectuelles , en détruisant les rapports sympathiques des organes entr'eux ? Cette dernière opinion paraît être aujourd'hui la plus générale. Les nerfs et le cerveau , outre les sympathies qui leur sont propres , semblent exclusivement chargés de l'exercice des sympathies qui , subordonnées à une même loi , portent le même caractère , dit M. J. B. Monfalcon.

L'existence du fluide nerveux est appuyée néanmoins par des autorités d'un grand poids. *Hippocrate*, aphorisme 7 , liv. II , l'admet sous le nom d'esprit animal. Il dit , en par-

ce qui fait qu'il n'existe plus d'actions ni de réac-
tions mutuelles entre les parties et le cerveau :

---

lant de l'aphonie, suite d'une commotion au cerveau,
qu'elle vient de ce que les nerfs de la sixième conjugaison
sont empêchés de porter l'esprit animal aux muscles de la
langue. Ce grand et profond observateur attribue à la même
cause la perte du sentiment et du mouvement dans des cas
semblables. *Turritanus*, *Berengarius*, *Leonardus Jacquinus*,
Petrus-Salius-Diversus, ont, ainsi que nous l'avons déjà
vu, considéré l'apoplexie comme l'effet de la cessation du
mouvement des esprits vitaux ou animaux.

Sydenham, en parlant de l'affection hystérique, par.
61, p. 395. (vid sa méd. prat.), dit : l'apoplexie ordinaire
est causée par une pituite qui, inondant la substance cor-
ticale du cerveau, comprime les nerfs, et empêche le cours
des esprits.

Le fluide nerveux n'est pas un être imaginaire, dit
Lecamus dans sa médecine de l'esprit, puisqu'on le voit
couler sous la forme d'une lymphe douce, légèrement visqueuse, lorsqu'on coupe un grand nerf.

On l'a comparé au fluide électrique, et dans ces derniers temps, au fluide magnétique qui circulerait dans l'intérieur du névrilême. C'est un roman, dit M. Monfalcon
(vid. le dictionnaire des scien. méd., art. fluide nerveux),
mais qui ne manque pas d'une sorte de vraisemblance.

Récemment *Bichat*, dans son traité du système nerveux de la vie animale, a distingué dans les nerfs un canal
névrilématique, dans lequel est contenue une substance
médullaire, substance qu'il range plutôt parmi les fluides
que parmi les solides.

Reil pense au contraire que la pulpe nerveuse n'a aucun
mouvement, quoiqu'il reconnaisse au névrilême la sus-

ainsi les fonctions animales et les mouvemens volontaires tombent dans l'inertie, dans la langueur. Or l'obstacle qui empêche cette communication réciproque, n'est autre chose qu'un état de congestion, ou de fluxion fixée sur l'encéphale, sur l'origine des nerfs et sur les parties voisines de la moëlle allongée.

Il n'a été fait mention jusqu'à présent que du désordre qui arrive avant et pendant les attaques d'apoplexie dans les fonctions animales et vitales ; parlons de ceux qui surviennent en même temps dans les fonctions naturelles.

Ces fonctions s'opèrent différemment chez les divers apoplectiques ; certains ne peuvent pas avaler, d'autres ont la déglutition aisée ; les uns vont à la selle d'eux-mêmes ou au moyen de lavemens, les autres sont constipés ; les uns urinent,

---

ceptibilité de se contracter (cette contraction ne contribuerait pas peu à la circulation du fluide, s'il existe). Mais ce dernier aime mieux admettre une véritable atmosphère d'activité pour les nerfs, qui se propage plus ou moins, et agit à une distance déterminée ; de telle manière qu'une partie qui ne reçoit aucun nerf peut cependant éprouver des sensations, si elle est placée dans l'atmosphère d'un cordon nerveux. Cette théorie est plus ingénieuse que solide, dit M. *Monfalcon*, ouvrage et art. cités.

Au point où en sont aujourd'hui les travaux anatomiques, nous avons tout lieu d'espérer qu'on saura bientôt à quoi s'en tenir touchant l'existence de ce fluide.

ce que ne font pas les autres. Quelques-uns éprouvent une abondante éjection de matières prolifiques, dans quelques autres rien de semblable. L'on voit sortir des baves de là bouche de certains apoplectiques ; on en trouve aussi dont le palais et la langue sont secs. S'il y en a qui vomissent spontanément, il s'en rencontre qui ne peuvent rien rejeter, pas même avec l'aide de forts vomitifs. Ceux-ci enfin suent, ceux-là ont la peau sèche. On ne peut donc tirer aucune induction de l'état de ces sortes de fonctions.

Epoque de la vie où l'apoplexie se manifeste le plus communément.

Il est un âge où l'homme est plus particulièrement sujet à l'apoplexie ; c'est celui de quarante à soixante ans. « Apoplexiæ autem fiunt maximè à » quadragesimo anno usque ad sexagesimum. » *Hippocr.*, lib. 6, aphor. 57......, et plus particulièrement de 60 à 70 ans, d'après le tableau synoptique de M. *Rochoux*, les observations de *Cullen*, de M. *Portal* et autres. En effet, c'est à ces époques de la vie, que l'accroissement des membres cesse, que les viscères abdominaux éprouvent un développement plus fort ; que le système artériel n'étant plus utile au développement du corps, acquiert une activité particulière dans les viscères ; en un mot, c'est à cet âge que les organes des sens s'affaiblissent et que la peau perd de son action.

L'activité particulière du système sanguin dans les viscères abdominaux fait que ces organes reçoivent une plus forte quantité de sang ; que leur susceptibilité s'accroît, que leurs fonctions augmentent ; et qu'on remarque une action plus vive des nerfs des intestins sur le cerveau : les facultés animales prennent un plus grand essor, la sensibilité s'éveille ; la susceptibilité des muscles volontaires, dit *Prosst*, est plus ou moins vive. Il en résulte des tremblemens chez les vieillards qui croient rajeunir parce que leur sensibilité s'est augmentée. Leurs organes génitaux sont ranimés en même temps que les autres viscères de l'abdomen. L'appétit augmente et bientôt les causes d'apoplexie se multiplient à proportion de la disposition où se trouvent les membranes muqueuses intestinales, à agir sur le cerveau, à proportion de la formation de la graisse, comme de l'affaiblissement des fonctions cutanées, et des organes des sens.

Des causes prédisposantes de l'apoplexie.

Sont plus particulièrement disposées à l'apoplexie, les personnes d'un tempérament pléthorique, menant une vie molle et oisive, habituellement éloignées de la lumière solaire ; séjournant trop dans leur lit (*Quarin* avait fait remarquer que l'apoplexie attaque beaucoup plus souvent les habitans des villes que ceux de la campagne) ; les personnes ayant beaucoup d'obésité, une tête volumineuse, ou bien un autre vice organique, tel que le cou trop court. Celles qui usent d'un régime trop substantiel, qui se trouvent dans un excès de vigueur ou de faiblesse ; qui sont parvenues à un âge avancé ; les gens issus de parens morts apoplectiques (a) ou exerçant certaines professions qui exposent aux vapeurs métalliques, comme les mineurs qui exploitent les mines de mercure ; les ouvriers qui étament les glaces (*Ramazzini* dit qu'il n'est pas rare de voir les femmes de ces ouvriers se remarier jusqu'à sept fois) ; les personnes très-irascibles qui concentrent leur colère ; celles qui s'exposent aux vicissitudes de l'air, à la température de l'atmosphère par un temps habituellement humide et pluvieux. *Morbi autem in pluviosis (nempe anni constitutionibus) quidem plerumque fiunt, et febres longæ, et alvi fluxiones, et putredines et apoplexiæ.* Hippocrate.

(a) *Norunt*, dit Wepfer, *omnes experti philiatri apoplexiam ex illorum esse morborum genere quos hæreditarios vocant, et qui ex parentibus in filios caractere seminali propagari possunt* (**Obs.** ap. 38.).

Forestus rapporte qu'un vieillard octogénaire périt d'apoplexie, après en avoir vu mourir son père et son frère.

Baglivi a vu l'apoplexie régner épidémi que-
ment en Italie et particulièrement à Rome, dans
les années 1694 et 1695. *Hoffmann* cite de telles
épidémies observées à Breslaw en 1700 ; à Berlin
en 1701 ; et à Leipsick en 1786. On n'en a pas
toujours reconnu les causes.

Voici ce qu'écrit *Quarin*, dans ses notes pratiques pour diverses maladies : *Nonnunquam in-
aere quidquam inesse probabile est, quo fons et
principium vitæ deleri possit. Hinc, animadver-
tente Weikardo, certis temporibus apoplexiæ et
paralyses grassantur, quarum nulla certa causa
appareat.*

C'est ordinairement sous les constitutions froides et humides ou par l'effet de leur influence,
que l'on a vu ces dernières années des apoplexies
très-nombreuses. Nous pouvons citer le premier
semestre de 1819, presque continuellement froid
et humide, sous notre ciel, comme une époque
ou les vertiges furent excessivement communs.

Hippocrate associe encore l'apoplexie aux maladies qui aiment l'hiver : et *Forestus*, dans ses
remarques sur cette maladie, dit : *Tota cœli
constitutio dum austrina et pluviosa fuit, et quidem ab initio decembris ad diem usque* xviii *ejus-
dem mensis, plurimi apoplectici et convulsi periere.*
Ce même auteur assure de plus que l'apoplexie
s'observe fréquemment dans les pays froids et humides. En effet, une constitution atmosphérique

de cette nature prédispose tellement à l'apoplexie, (a) que *Lancisius* a vu des apoplexies chez des individus qui avaient trop tôt dormi dans des appartemens récemment recrépis. *Vanswieten* rapporte des hémiplégies à la même cause. Les anciens avaient si bien reconnu que l'habitation des maisons nouvellement construites est très-nuisible à la santé, que *Pline* cite une loi chez les romains qui défendait d'habiter avant trois ans de pareils édifices.

A toutes ces causes on doit ajouter l'épilepsie, quand les accès sont violens et rapprochés; le rachitisme qui déforme la poitrine et gêne la circulation; une disposition anévrysmatique du coeur.

Telles sont les causes qui disposent aux apoplexies : nous y reviendrons en particulier, ces données générales étant certainement insuffisantes à tous égards.

Causes occasionelles de l'apoplexie.

Parmi ces causes, l'on remarque surtout les ex-

(a) On ne trouvera pas surprenant que pratiquant dans un pays où une telle constitution domine, nous nous arrêtions plus particulièrement à cette cause de l'apoplexie contre laquelle, disent plusieurs médecins, on n'est pas assez en garde.

L'apoplexie catarrhale qu'elle détermine fréquemment sera plus loin considérée à part.

cès soit de la table, soit des plaisirs vénériens ;. l'abus des spiritueux ; l'ivresse ; une violente colère ; la frayeur ; les veilles soutenues et poussées trop avant dans la nuit, notamment chez les gens de lettres qui ne donnent pas au sommeil le temps nécessaire pour réparer leurs forces et suspendre l'exaltation du cerveau ; les méditations trop profondes qui déterminent tant d'autres maladies soporeuses ; les inquiétudes ; les chagrins ; une évacuation quelconque supprimée ; la présence d'une humeur à la tête, qu'elle s'y soit développée, ou que, par métastase, elle se soit portée sur le cerveau ; le passage subit du chaud au froid ; l'époque des solstices et des équinoxes, d'automne principalement (a). Le temps des pleines lunes est aussi une époque où les apoplexies sont plus fréquentes que dans le reste du mois, d'après les observations de *Wepfer de apoplexiâ* p. 3, s. q.). Il faut joindre à ces causes les vives commotions à la tête produites par des coups ; la respiration des gaz méphitiques ; l'usage des narcotiques ; l'habitation d'un appartement trop

---

(a) Dans ces temps où l'atmosphère est livrée à une tourmente plus ou moins impétueuse, où la mer n'est pas tenable pour les vaisseaux, il semble que la perturbation des élémens, arrive jusqu'à l'homme. On a remarqué dans tous les temps qu'à de pareilles époques de l'année, il y avait plus de maladies, et que les affections chroniques, déjà existantes, s'aggravaient notablement.

échauffé. On doit également leur associer l'apathie du cerveau, quand les humeurs ne peuvent y circuler qu'imparfaitement ou s'y arrêtent : ceci est d'autant plus facile à concevoir que la masse molle et flasque de la substance encéphalique se prête singulièrement à la stagnation des humeurs ; surtout quand cette mollesse ou faiblesse organique est augmentée par le dérangement de certains organes qui ont des connexions plus ou moins intimes avec la tête.

On trouve encore des causes occasionelles dans l'abus de certains remèdes ; dans des embrocations onctueuses ou mucilagineuses, long-temps continuées sur la peau. Comment expliquer l'action de ces topiques ; est-ce par l'interception de la transpiration cutanée , qui , dans cette supposition , refluerait sur le cerveau ? Ou bien l'irritation soutenue à la peau se propagerait-elle jusqu'à l'encéphale ? Nous croyons plutôt à la première interprétation.

On rencontre enfin des causes occasionelles de l'apoplexie dans l'existence d'autres maladies , en deux mots, dans tout ce qui gêne, suspend ou arrête les fonctions du cerveau, que les causes soient physiques ou morales.

Des divisions de l'apoplexie.

Pour établir une division de l'apoplexie sur des bases aussi solides que possible, nous avons cru, à l'exemple de grands praticiens, devoir nous attacher à la considération des causes qui la produisent et des effets qui en résultent; causes et effets dévoilés par les ouvertures de cadavres. Cette classification paraît susceptible de conduire au diagnostique le moins incertain, dans une affection souvent difficile à caractériser, quant à son espèce.

Nous allons faire cinq ordres qui comprendront différens genres; les genres embrasseront eux-mêmes diverses espèces.

Dans le premier ordre nous mettrons les genres et espèces d'une nature sanguine, par excitation encéphalique.

Dans le second ordre, les genres et espèces humorales agissant par excitation encéphalique, à raison, soit de la quantité de la matière, soit de sa qualité, soit de sa rétropulsion.

Le troisième ordre comprendra les espèces nerveuses que nous subordonnerons à deux genres : l'un consacré aux apoplexies nerveuses, suite d'excitation nerveuse avec exaltation particulière du système vasculaire sanguin; l'autre, aux apoplexies essentiellement nerveuses, soit qu'elles dérivent de l'exaltation du système sensitif, soit qu'elles proviennent de sa faiblesse.

Le quatrième ordre renfermera les apoplexies par faiblesse encéphalique.

Le cinquième les genres et espèces d'apoplexies dites organiques.

Nous n'avons pas cru devoir confondre les apoplexies par asthénie nerveuse, dans l'ordre par asthénie encéphalique, vu qu'ordinairement dans celles-ci, outre la faiblesse du système nerveux, tous les autres qui ont leur part à la formation de l'encéphale, sont pareillement dans un état asthénique.

Devons-nous espérer que cette distribution soit à l'abri de toute critique? Non. Nous ne serons sans doute pas plus épargné que certains auteurs, dont les ouvrages ont été accusés de renfermer trop d'espèces. Puisse seulement le nôtre égaler les leurs en mérite.

Cette division nous ayant semblé jeter sur l'apoplexie plus de lumières qu'aucune autre, nous l'avons adoptée, sans nous dissimuler ses imperfections ou son côté faible. Mais si notre méthode est considérée par quelques médecins comme peu philosophique, on ne lui contestera pas du moins le mérite d'un caractère philanthropique; nous ne cherchons en effet qu'à éclairer la théorie d'une maladie, d'autant plus terrible dans ses effets, qu'elle nous désole trop souvent par ses moyens destructeurs.

Notre division s'étendra donc, à proportion que se multiplieront les causes de nature à introduire dans le traitement, des changemens ou seulement des modifications.

M. Marie-Saint-Ursin a divisé l'apoplexie en active ou pléthorique, et passive ou lymphatique.

M. Fodéré en apoplexie sanguine, cachectique, spasmodique ou nerveuse, et apoplexie dépendante de la plénitude des vaisseaux du cerveau.

Le partage adopté par d'autres, en forte et en légère, est utile pour le pronostic ; car dans la parapoplexie (mot conservé pour désigner l'apoplexie légère), les symptômes, portés seulement à un faible degré, établissent plutôt l'imminence que la réalité du mal ; ils présentent, en conséquence, moins de danger, et laissent au praticien le temps de préparer ses moyens de défense. *Dumas*, dans ses cours, réfutait cette distinction, comme n'étant ni exacte, ni lumineuse : elle ne peut nous éclairer, disait-il, que sur les symptômes et leur intensité ; or, ce n'est point à eux que l'on doit particulièrement s'attacher, mais bien aux causes qui les ont produits.

La division de l'apoplexie en hystérique et hypocondriaque, rentre dans les classes des apoplexies nerveuses. *Stoll* s'est servi de cette désignation (Voyez sa dissertation sur l'apoplexie, dans son traité *de morbis chronicis*).

Quant à l'apoplexie périodique, qu'on a voulu faire entrer dans les divisions de l'apoplexie, elle est considérée plutôt comme l'effet d'une fièvre intermittente dangereuse, que comme une apoplexie intermittente : la périodicité n'en fait pas une espèce, elle n'est qu'identifiée avec une autre maladie, dont elle est un symptôme.

On a divisé l'apoplexie en idiopathique, et sympathique ; mais comment à l'aide de cette distribution, embrasser toutes les espèces ? Nous pensons que difficilement pourrait-on établir des traitemens qui ne présentassent aucune confusion, si l'on s'en tenait là.

M. Montain reconnaît une apoplexie sanguine qu'il considère comme artérielle et comme veineuse ; puis une apoplexie nerveuse, qu'il subdivise en sthénique et asthénique.

Sauvages a reconnu presque autant d'espèces d'apoplexie, qu'il a trouvé de causes.

M. Portal en admet vingt espèces.

Il nous suffit de reconnaître que certaines apoplexies, quoique au fond les mêmes, peuvent être produites par des causes diverses ; que par cette raison elles exigent dans leur traitement des modifications plus ou moins essentielles, pour que, à l'imitation de ces grands maîtres, nous comptions à peu près le même nombre d'espèces, sans y comprendre les organiques.

La concision dans les idées comme dans le style est un ornement pour un ouvrage, quand il le comporte : mais il n'est pas toujours aisé de dire beaucoup et bien en peu de mots : il vaut mieux, pour ne rien omettre, s'exposer à quelques longueurs et même à quelques répétitions. Cette méthode nous semble préférable à toutes les autres.

Du pronostic dans les apoplexies.

La plus grande partie des personnes frappées d'apoplexie périssent ; beaucoup n'échappent que pour être accablées de maux aussi cruels que la mort même ; quelques unes guérissent, mais restent le plus souvent exposées à de nouvelles attaques.

La fièvre qui se déclare dans l'apoplexie légère est un bon signe, elle prouve que la nature se réveille, et qu'elle tend à dissiper les obstacles contraires à la circulation. *Hippocrate*, aph. 5ı , liv. 6, dit, que tous ceux qui en bonne santé sont tout-à-coup saisis d'une douleur de tête, qui perdent sur-le-champ la parole et chez lesquels la respiration devient stertoreuse, périssent en sept jours si la fièvre ne les prend. « *Quicumque sani , dolore capitis repentè capiuntur , et statim muti fiunt et stertunt , in septem diebus pereunt , nisi febris apprehenderit.* »

La fièvre survenant dans l'apoplexie par faiblesse du cerveau, la guérit quelquefois, si la respiration n'est pas trop gênée ; mais quand celle-ci est pénible , la fièvre apporte le plus grand danger. Aussi *Piquer* prévient-il que l'apoplexie peut être guérie quand la fièvre survient avec elle : mais qu'il n'y a pas d'espérance à concevoir si elle se présente quelque temps après , lorsque la maladie est déjà établie (Voyez *Prax. med.* tom. 1 , pag. 40).

Il paraît, en effet, que la fièvre qui arrive au début de l'apoplexie, tant que la nature est assez forte pour en utiliser les efforts, peut être avantageuse, mais qu'une fois l'apoplexie avancée , la fièvre ne peut plus être salutaire, qu'elle annonce l'embarras de la nature à combattre une maladie qui échappe à sa puissance. *Hippocrate* s'explique de la manière suivante dans ses Coaques : *apoplecticæ affectiones derepente exolutorio modo fientes , febre temporis progressu accidente, perniciosæ.*

Duret, qui pensait que la paralysie et l'imbécillité , après l'apoplexie, étaient le résultat de la fièvre, déclare que cette dernière n'est pas toujours avantageuse.

Baillou veut que la fièvre soit forte, pour qu'elle soit utile.

Nous avons remarqué, d'après *Hippocrate* , que les apoplectiques périssent en sept jours , à moins que la fièvre ne survienne ; mais cette fièvre doit être aiguë, essentielle ; il faut qu'elle soit le résultat de l'effervescence des esprits et des humeurs , dit *Lazar-Rivière,* afin de pouvoir diviser la matière morbifique ; mais si elle est rémittente et symptomatique , telle qu'elle a coutume de paraître dans l'apoplexie qui provient d'une dispo-sition inflammatoire du cerveau, ou d'une trop grande quantité de sang contenu dans ses vais-seaux, elle ne diminue pas la maladie.

La fièvre, en résumé, n'est utile que dans les apoplexies légères : elle est au contraire dange-reuse dans les fortes, quand ses progrès suivent l'intensité des autres symptômes. *Baillou*, *Baglivi* et d'autres auteurs non moins distingués, obser-vent que le danger dans les affections soporeu-ses est en raison de la grandeur du pouls, dans les individus chez lesquels il a été d'abord petit et médiocre. Ainsi, dans l'apoplexie on doit crain-dre une fâcheuse terminaison, lorsque, dans le cours de la maladie, il conserve sa grandeur, ou qu'elle augmente. *Wepfer* donne pour signe d'une fin prochaine, un pouls qui, du premier, arrive au dernier degré, sans s'y élever par gradation, et sans que l'état du malade s'améliore.

Souvent les personnes, qui ont durant plusieurs années le pouls continuellement intermittent, périssent subitement apoplectiques, de même, selon *Hippocrate*, que celles qui tombent souvent en défaillance sans cause connue.

Les apoplexies causées par la rupture des éro-sions des vaisseaux sont incurables et mortelles dès l'invasion.

Celles au contraire qui tiennent à la seule raré-faction du sang ou à son affluence vers la tête en

trop grande quantité , par suite de quelqu'effort ,
peuvent, pourvu qu'il n'y ait pas rupture des
vaisseaux , être guéries. Dans les apoplexies par
congestion sanguine , les malades qui échappent
sont plus nombreux que ceux qui périssent.

Les apoplexies, dit *Morgagni* , chez les personnes jeunes, sont aussitôt sans remède : souvent,
chez les vieillards , elles sont remplacées par de
longues paralysies, quoique dans quelques cas , ils
puissent être emportés par une apoplexie foudroyante et inattendue.

Les apoplexies qui font irruption sans avoir été
annoncées par un signe précurseur , sans pesanteur de tête, vertige, etc. , sont dangereuses, surtout si elles sont entretenues par un polype , par
la rupture de quelque anévrysme , de quelque
dépôt , ou par un épanchement dans le cerveau.
Voilà ce qui a fait dire au docteur *Landré* « qu'à
» l'exception des apoplexies gastriques et métas-
» tatiques , l'absence de tout signe précurseur
» peut faire annoncer avec assurance un épanche-
» ment sanguin dans une partie quelconque de
» l'organe encéphalique. »

Ce pronostic , quant à l'épanchement sanguin ,
n'est pas toujours défavorable , puisqu'en beaucoup de circonstances , le sang qui forme ces
épanchemens est repompé, et que le malade guérit.

L'apoplexie dans laquelle un côté du corps est
paralysé , et l'autre pris de fortes convulsions ,

est , dit-on , mortelle ; mais d'après des observations récentes , l'apoplexie pouvant tenir dans ces
cas à une inflammation du cerveau et à une inflammation de l'arachnoïde (Voyez ces deux maladies dans l'ordre des apoplexies organiques),
cette affection peut se guérir.

Je n'ai vu encore , dit *Quarin*, revenir de cette
maladie aucun des apoplectiques , qui portent
fréquemment la main sur la tête du même côté ,
quand bien même les autres symptômes ne paraissent pas graves.

Nous avons souvent vérifié la valeur pronos-
tique de ce symptôme.

Quand l'apoplexie est produite par une force
extérieure , s'il survient un refroidissement , la
mort suit de près , à moins que les autres symptômes ne s'amendent.

Quand depuis plusieurs années on éprouve des
céphalalgies et des vertiges , l'apoplexie tient communément à des tumeurs , à des dépôts , à des
excroissances dans la tête, ou à d'autres causes de
désorganisation dans le cerveau. Elle est presque
incurable.

Provient-elle d'une plaie , d'un coup , d'une
contusion au cerveau , elle est grave , mais non dé-
sespérée.

On guérit plus facilement de l'apoplexie sanguine que de la lymphatique ; c'est-à-dire , de
l'apoplexie par excitation encéphalique , que de
celles dont le principe est l'asthénie.

Lorsque la respiration est très-laborieuse et entrecoupée, c'est un signe mortel ; si elle est plus libre , elle laisse quelque espérance.

L'apoplexie forte , devenue complète , est mortelle , dès qu'elle offre une respiration d'abord stertoreuse et entrecoupée, puis courte et faible ; un pouls égal et fort dans les premières heures , ensuite dur, concentré et petit ; une sueur froide et visqueuse ; une extrême pâleur du visage , des traits décomposés ; une impossibilité absolue de boire; une insensibilité générale, malgré l'emploi de moyens propres à exciter une vive irritation.

Quand l'apoplexie complète et forte n'entraîne pas la mort , ce qui est rare , elle dégénère en hémiplégie : cette hémiplégie , forte elle-même et incurable, entraîne souvent idiotisme et suppression de la parole. Toutefois , il n'est pas impossible qu'elle soit accompagnée de la réintégration des sens ; ce qui arrive si le pouls acquiert de la fréquence , de l'égalité et une énergie modérée ; si la respiration redevient égale ; s'il se répand sur tout le corps une chaleur douce ; s'il survient une sueur également douce et copieuse, et que les sens avec les mouvemens des muscles renaissent successivement.

Quarin ne considère pas comme salutaire une sueur forte et abondante sur tout le corps , si elle vient dans le principe de la maladie , sans diminution de la fièvre.

Une sueur partielle, qui arrive, soit sur la tête, soit sur la poitrine, est mauvaise et n'est que l'effet de la nature opprimée.

Très-rarement les vomissemens sont-ils avantageux. Nous avons vu souvent des apoplectiques rendre en quantité, et à plusieurs reprises, des matières glaireuses et bilieuses sans aucun soulagement. La maladie allait au contraire en s'aggravant, qu'on facilitât cette évacuation ou qu'on l'abandonnât à elle-même.

Les déjections alvines sont salutaires dans plusieurs circonstances.

Quelques médecins se louent du flux excessif d'urine; mais il faut que cette évacuation coïncide avec d'autres symptômes qui soient de bon augure, et qu'elle ne soit pas l'effet de la paralysie de la vessie.

Si, quelques heures après la première attaque, le malade paraît recouvrer quelques-uns de ses sens et qu'il retombe bientôt après dans son premier état, la mort est prochaine.

L'apoplexie fait craindre des rechutes, et chaque nouvelle attaque est plus dangereuse que la précédente.

Une paralysie d'une partie du corps, qui se prolonge et devient stationnaire, éloigne ordinairement les rechutes apoplectiques; celle au contraire, dont la guérison succède à celle de l'apoplexie, et ne laisse aucune trace après elle, me-

nace d'une nouvelle et prochaine attaque d'apoplexie.

Nous avons confondu dans le pronostic général
de l'apoplexie les pronostics propres à chaque
ordre, à chaque genrè, à chaque espèce ; nous
les distinguerons à mesure que nous avancerons
dans les descriptions particulières.

Du Traitement.

Les premiers soins à donner à un apoplectique,
soins qui se trouvent à la portée de tout le monde, sont de le dépouiller de ses vêtemens ; ou du
moins de les lâcher au point que rien ne gêne plus
la circulation, et de le placer dans un appartement
aéré , sur un lit plutôt dur que mou , la tête et les
épaules élevées, avec un simple bonnet, ou même
sans coiffure.

Il est à propos d'avertir, avant d'aller plus loin ,
que nous n'entendons point énumérer ici les
moyens à employer contre l'apoplexie , mais seulement en différencier le mode. Ils seront exposés
en détail, quand nous décrirons le traitement
convenable à chaque espèce. Nous dirons donc
que tantôt il en faut un seul, tantôt deux ; un
primitif, l'autre secondaire. Dans une apoplexie,
par exemple , provenant uniquement d'un engorgement sanguin sur l'encéphale , si l'on parvient

à détruire cette congestion, on guérit le malade : reste un traitement prophylactique, qui n'est pas le secondaire, dont nous voulons parler. Mais dans une apoplexie bilieuse où le sang reflue vers le cerveau en vertu de la pression ou de l'irritation excitée par la bile sur tel ou tel organe, il faut remédier d'abord à la pléthore cérébrale, et pour cela saigner le malade jusqu'à ce que ce redoutable effet de la bile soit détruit : voilà le traitement primitif. Il faut s'occuper immédiatement après du désordre occasioné dans l'organe qu'elle affecte idiopathiquement ; voilà le traitement secondaire. Nous dérogeons à l'axiome, *sublatâ causâ, tollitur effectus* ; mais, vrai dans plusieurs maladies, cet adage souffre exception ; non, dans les apoplexies sanguines, idiopathiques, ou nerveuses dépendantes d'une fièvre intermittente, pernicieuse, etc...., mais dans les apoplexies sanguines, sympathiques, ayant pour cause une humeur dépravée, des corps étrangers, etc..., qui séjournent sur un organe éloigné du cerveau.

Dans ces derniers cas, comme dans tant d'autres, le traitement doit être dirigé plutôt contre l'effet qui, pesant sur un organe essentiel, menace à tout instant la vie du malade, que contre la cause que l'on cherchera à connaître pour l'attaquer ensuite, une fois le cerveau dégagé ; d'ailleurs l'effet ici est plus sensible que la cause, et si l'on mettait tout son temps à rechercher celle-ci, on aurait la douleur de voir le malade expirer au milieu de ces laborieuses recherches : au contraire les plus pressantes indications remplies , on pourra plus à son aise s'assurer que la cause de l'apoplexie résidant en tel ou tel organe , a opéré de telle ou telle manière.

Rose S... se plaignant de maux de ventre depuis quelques jours, fut prise de convulsions, elle vomit deux vers et tomba dans les dangers imminens d'une apoplexie causée par le sang qui se portait sur l'encéphale. Notre premier soin fut de tirer du sang au moyen des sangsues que nous plaçames autour de la tête ; les symptômes apoplectiques disparurent en grande partie, quoique les convulsions continuassent. Une potion d'huile de ricin , de sirop de limon , d'eau de menthe et quelques gouttes de la liqueur d'Hoffman procurèrent l'expulsion de dix-sept vers , deux par haut et quinze par bas.

Du Traitement prophylactique.

C'est à ce traitement, que le médecin doit le plus s'appliquer. Il embrasse deux époques, celle où le malade, sans avoir eu d'attaque, en est menacé , et celle où en ayant éprouvé, il doit être prémuni contre de nouvelles. C'est le même dans les deux cas ; mais la suite offre moins d'incertitude dans le premier que dans le second. Nous avons dit qu'il faut principalement s'arrêter à ce traitement prophylactique, la raison en est qu'une fois l'apoplexie décidée, il reste peu d'espoir de guérison.... *Solvere apoplexiam vehementem quidem impossibile: debilem verò, non facile.* Si tous les jours on reconnaît la vérité de cette sentence, n'attendons pas que le mal éclate pour le combattre. Saisissons les moindres signes qui l'annoncent, dans la vue de le devancer et d'en prévenir l'invasion. Avertissons les personnes menacées, du danger qu'elles courent, afin que, dociles à nos conseils, elles ne négligent rien pour s'en garantir. Que les vieillards surtout, qui y sont très-exposés, se montrent rigides observateurs des lois de l'hygiène. Quand on passe la soixantaine, dit un célèbre médecin, mener un genre de vie sobre et réglé, ne manger que peu et fréquemment, prendre beaucoup d'exercice, aller de la ville à la campagne, de la campagne à la ville : voilà souvent le seul moyen qu'ait le savant ou l'homme de lettres pour éviter l'apoplexie.

Il faut que le médecin, d'un côté, le malade, de l'autre, s'instruisent mutuellement ; que l'un fasse part de son genre de vie, de ses habitudes, de la nature de ses affections, de ses maladies antérieures, de certaines données particulières que le médecin ne saurait soupçonner : que l'autre, à son tour, pèse les autres circonstances individuelles et locales qui comprennent l'âge, le sexe, la constitution primitive ; la stature, le volume. la conformation du corps ; prenant en considéra-

tion le régime, les mœurs, les passions, le genre
d'éducation, les occupations habituelles de son
malade ; il fera attention à l'habitation, au climat, à la saison, à la constitution atmosphérique,
aux équinoxes, aux solstices. Vers ces époques de
l'année, il convient aux personnes qui ont quelque disposition à l'apoplexie, de se modérer,
d'éviter tout excès, de se vêtir suffisamment pour
ne pas être incommodé par les changemens brusques de l'air. Elles doivent faire ensorte de soutenir dans leur corps cet équilibre que les variations de l'atmosphère tendent à déranger.

Nous avons dit que dans l'âge de la décaden-
ce, on doit faire de l'exercice : c'est appeler et
hâter le mal que de s'occuper assidument dans
son cabinet, de se présenter devant une table somptueusement servie et d'en goûter avec
avidité les plaisirs, lorsqu'il y a prédisposition à
l'apoplexie. On voit en effet beaucoup de vieillards, périr de cette redoutable maladie à la suite
d'un repas copieux ; surtout de celui qu'on fait
le soir, ou pour mieux dire, dans la nuit. Il y a
des maisons où l'on ne sert le souper qu'à neuf
heures ; on se lève de table à dix, et quel temps
alors peut-on donner à la digestion avant le sommeil, quand 3 heures ne suffisent pas toujours ?
Il est en effet déjà tard pour aller à la promenade
quand la saison le permet ; il l'est aussi pour se
livrer à d'autres distractions agréables. En général ce mode est pernicieux. Si la jeunesse le sup-

porte sans beaucoup de peine, l'adolescence en est souvent incommodée, et peut lui attribuer son pénible sommeil entrecoupé de malaises et d'éructations. C'est bien pire pour la vieillesse, puisqu'elle se trouve incessamment exposée à perdre la vie, par l'effet d'un régime si mal entendu. « *Cœna quoque aut nulla sit aut modica* », dit *Stoll* dans sa cure prophylactique de l'apoplexie sanguine.

Un autre usage commence à prévaloir, il serait éminemment avantageux de l'adopter et surtout de le conserver. C'est de faire le dernier repas de très-bonne heure. Déjà l'on en remarque les heureux effets : M. *Portal* dit qu'à Paris, les attaques d'apoplexie sont moins fréquentes pendant la nuit, depuis qu'on a renoncé au souper.

Une contention d'esprit pendant la digestion trouble les fonctions de l'estomac, détermine une réaction sur le cerveau et ne peut que nuire à cet organe.

On recommande de ne point méditer couché dans une position horizontale, situation qui favorise l'impulsion du sang vers la tête.

Le médecin n'oubliera pas d'interroger les organes, les fonctions, les sens; et par tous ces moyens il parviendra, comme le dit *M. Double*, à connaître les mouvemens de la nature, à en calculer les dangers, à en prévenir l'issue, et même à en régler jusqu'à un certain point les nombreux écarts.

ORDRE PREMIER.

Des apoplexies par excitation encéphalique.

GENRE PREMIER.

De l'apoplexie sanguine.

On appelle ainsi celle qui provient du sang poussé vers la tête en trop grande quantité, de manière à déranger par son séjour les fonctions du cerveau.

Elle est forte, lorsque le sang fait une irruption violente, comprime et affaisse le cerveau par son abondance, ou par une extravasation subite due à la rupture des vaisseaux ; dans ce dernier cas, elle est foudroyante. Ainsi périt l'illustre *Malpighi.* Baglivi qui fit l'ouverture du corps, trouva dans le ventricule droit du cerveau deux livres environ de sang noir, etc.... C'est cette espèce qu'Hoffman a appelée hémorragie du cerveau (*V. Med. ration. et systemat. Tom. IV. Part.* 2. *Sect.* 1.ª *Cap. VII. Pag.* 163); nom que lui donnent également aujourd'hui *M. Rochoux,* *M. Riobe* et autres habiles anatomistes. Ils envisagent l'apoplexie comme une hémorragie et non plus comme une névrose, caractère qu'on lui avait généralement assigné. *M. Rochoux* voit la cause de cette hémorragie dans une lésion organique, primitivement établie sur le cerveau (Voyez les altérations cérébrales de cet auteur, décrites dans ses recherches sur l'apoplexie; in-8°. Paris, 1814), tandis que d'autres admettent cette affection cérébrale indépendamment de toute lésion organique primitive, soutenant que les apoplexies par épanchement sanguin, ne font voir le plus souvent qu'une rupture des vaisseaux, avec la simple déchirure provoquée par les efforts du sang. S'il existe dans le cerveau des altérations qu'on puisse croire antérieures à l'attaque, rien ne force d'attribuer à leur action l'apoplexie qui survient dans le même temps. Par exemple, si l'on trouva, comme nous l'avons rapporté, dans le ventricule droit du cerveau de Malpighi une grande quantité de sang, cause de l'attaque foudroyante; on trouva également dans le ventricule gauche une lymphe extravasée qui avait produit un peu auparavant une légère attaque apoplectique avec hémiplégie du côté droit.

L'apoplexie sanguine est légère, lorsque le sang poussé peu-à-peu vers la tête, s'engorge dans le cerveau, y produit de petits épanchemens, et par suite, une certaine compression qui finirait, si elle augmentait, par jeter cet organe dans un affaissement total.

L'apoplexie forte présente à l'observateur qui a le temps d'en suivre la marche, l'abolition des sens et des mouvemens volontaires avec une respi-

ration laborieuse et inégale ; le ronflement accompagne le sommeil ; il y a gonflement des vaisseaux
de l'albuginée ; le pouls est inégal, vite, faible et
intermittent, souvent plein et fort, quelquefois
rebondissant, ce qui, d'après l'observation de
Nihell, annonce toujours un abord de sang extraordinaire vers la tête. La bouche écume, la
face est enflée, bouffie, d'une teinte noire ou
bleuâtre sur tout le corps, notamment aux extrémités. Il se répand une sueur froide et fétide ; il
s'opère toutes sortes d'éjections ou d'émissions in-
volontaires.

L'apoplexie faible offre des symptômes qui se
succèdent moins rapidement et n'ont pas la même
intensité. La sensibilité n'est pas entièrement détruite ; la respiration, quoique gênée, est loin
d'être stertoreuse ; le pouls est dérangé, mais
non désordonné ; la face est ordinairement
rouge et non noirâtre.

Si l'apoplexie sanguine paraissait toujours avec
ces symptômes, et qu'ils fussent invariables, le
diagnostique serait aisé ; mais on a trouvé des
congestions au cerveau, chez des apoplectiques,
qui, durant leur maladie, ont eu le pouls faible,
le visage pâle, etc.

Signes précurseurs.

Les signes précurseurs d'une attaque légère
sont la paresse de l'estomac, des nausées, des

douleurs à la tête, des tintemens et bourdonne-
mens d'oreille, des vertiges, des étourdissemens
réitérés, des begaiemens momentanés, des changemens de couleur, c'est-à-dire, un visage tantôt
rouge, tantôt pâle, des lassitudes, des faiblesses,
des engourdissemens aux extrémités; une vue
faible, parfois fausse; l'ouïe et l'odorat viciés;
une parole entrecoupée, changeant et qui s'éteint
quelquefois avant l'arrivée de l'apoplexie. *Wepfer*
et *Lieutaud* rapportent qu'en pareil cas des malades ont éprouvé des accès épileptiques.

Dans l'apoplexie forte, ces signes préviennent
de. l'attaque, mais ne présagent rien pour son
époque; elle arrive dans le moment ou l'on s'y
attend le moins : elle agit dans ce cas aussi puissamment et quelquefois aussi promptement sur le
principe de vie, que la foudre elle-même.

A...., livré aux plaisirs de la table, avait souvent
eu des vertiges; il souffrait par intervalles des
douleurs de tête, qui ne l'empêchaient, pas de
vaquer à ses affaires; il ronflait quelquefois dans
son sommeil au point d'effrayer son épouse. Le
5 janvier 1824, au soir, il soupe, sort pour ne
rentrer que vers les dix heures, et se couche avec
une légère indisposition dont il se plaignait depuis
quelques jours. A dix heures trois quarts, sa femme
l'entendit ronfler avec plus de force qu'à l'ordinaire, elle l'appelle, et comme il ne répond pas,
éveille-toi, lui crie-t-elle, cesse ce bruit qui me

fait peur. Elle eut à peine dit ces mots, que le bruit cessa, mais son mari venait d'expirer. Quelques heures après, le sang sortait abondamment par les narines et les oreilles.

Causes.

Les causes de l'apoplexie sanguine sont nombreuses et d'une énergie manifestée par la force même de l'attaque. Ce sont entr'autres, l'usage des bains chauds, de la boisson ; la réplétion de l'estomac, du ventre ; l'habitude de rester trop long-temps assis ; la position d'un écrivain qui incline trop la tête ; un mouchoir de cou trop serré ; une poitrine gênée ; des efforts violens pour vomir, pour aller à selle, pour accoucher, pour rendre les urines, pour tousser ; de semblables efforts en riant. *Arétée (de causis et signis morborum diuturnorum)*, en faisant remarquer que cette dernière cause gêne la respiration et détermine l'engorgement du sang dans la tête, dit : « *hinc ille inextinguibilis risus inter causas apoplexiæ meritò numeratur.* » Le chant offre le même danger. Des chanteurs ont été obligés de s'arrêter, de cesser, même pour quelque temps, à raison des vertiges qu'ils éprouvaient. C'est la marque d'une forte impulsion du sang vers le cerveau.

Certains engorgemens dans l'œsophage, dans la trachée-artère, en gênant la circulation san-

:guine, exposent à l'apoplexie. Il en est de même d'un cou trop court, à six vertèbres, d'une corpulence trop épaisse. *Hippocrate* a dit que ceux qui naturellement sont très-gras périssent plus subitement que les maigres. Il faut se défier aussi d'une habitude sèche, maigre et sombrement colorée ; elle annonce, ainsi que des formes saillantes et dures, la prédominance du système sanguin.

D'autres causes se rencontrent chez les personnes qui ont le sang épais et abondant ; qui s'exposent à l'insolation ; qui étaient habituées à certaines hémorragies, lesquelles ont été supprimées ; qui ont beaucoup de couleur au visage, et dont les yeux sont ordinairement rouges et enflammés ; qui ont la poitrine resserrée, qui sont tourmentées de violentes douleurs de tête ; qui, dans l'état de santé, ont le pouls dur et fort, les vaisseaux pleins et tendus et surtout les extrémités chaudes ; qui usent d'un régime échauffant, joint à un travail pénible et à des veilles prolongées.

On trouve aussi des causes d'une nature également pernicieuse dans la mollesse et la flaccidité des vaisseaux du cerveau ; dans un régime de vie trop rafraîchissant ; dans un repos ou un sommeil trop prolongé. Il en résulte l'épaississement du sang et un notable relâchement dans les vaisseaux : en ce dernier cas, on doit être avare des évacuations sanguines.

La pléthore sanguine n'est pas moins à crain--
dre pour les individus dont la table est somptueusement servie, et chez qui l'estomac produit de
bonnes digestions.

Quelquefois elle tient, dit M. *Portal*, à une
certaine disposition du corps qui lui fait faire
plus de sang qu'il ne convient : car il y a, on ne
saurait en disconvenir, des sujets chez qui il se
forme si abondamment qu'il n'est plus en proportion avec les autres liquides. Ce sont là sans
doute les vrais tempéramens sanguins. Quelle
est la force qui engendre une si grande quantité
de sang, se demande *Tissot*, dans ses lettres à
Haller ? Ce n'est pas certainement celle qui constitue la vigueur chez un journalier, où elle paraît dépendre de la seule épaisseur des fibres : il
y a donc une autre cause cachée, celle de la sanguification. *Tissot* cite comme exemple d'une
pléthore sanguine prodigieuse qui, malgré des
hémorragies considérables, se renouvelait presque en un instant, une femme exposée à de fréquentes et larges hémorroïdes, qui avait perdu
dans un an, après l'avoir soigneusement mesuré,
quatre cent douze livres de sang. Cette sorte de
pléthore, si elle n'est prévenue par des écoulemens naturels, ne peut que faire craindre pour
une apoplexie sanguine.

En parlant de la disposition pléthorique san--
guine que portent avec eux certains individus,

voici comment la définissent MM. *Hallé et Thil-laye* (dans le dictionnaire des sciences médicales article tempérament). Une propension à produire un état de choses tel que la quantité des liquides paraît excéder la capacité ordinaire des vaisseaux, les distend et y produit une turgescence visible, qui quelquefois finit par provoquer un effort qui en détermine la rupture. Cette disposition habituelle, quelles qu'en puissent être les causes et les suites, appartient, ajoutent ces médecins, à la constitution de certains individus, etc.

On n'assigne donc aucune cause, on se borne à faire connaître les résultats.

Cullen admet deux sortes de pléthore sanguine, l'une artérielle, qui est plus fréquente dans la jeunesse et qui cause la plupart des apoplexies de cet âge ; et l'autre veineuse, qui est la plus commune et n'arrive qu'au commencement de la vieillesse.

Parmi les causes morales il faut ranger les violentes affections de l'ame, telles que la colère, la terreur, une joie extrême, les occupations de l'esprit trop long-temps continuées, comme les études, les méditations profondes, les pensées pénibles, etc.... Ces causes tenant à un désordre des nerfs, il en sera plus particulièrement question dans le genre des apoplexies nerveuses sanguines.

D'autres résultent de l'accumulation du sang

dans l'encéphale, par l'effet des obstacles qu'il rencontre dans son trajet et qui gênent la circulation. Les femmes enceintes peuvent être atteintes d'apoplexie sanguine, lorsque les vaisseaux du bassin trop fortement comprimés obligent le sang à refluer vers la tête, et déterminent des engorgemens dans le cerveau. Les personnes qui portent de grosses tumeurs dans le bas-ventre y sont pareillement et par la même raison exposées, la pression de ces tumeurs produisant le même effet que la grossesse.

Les froids violens peuvent agir d'une manière tout aussi funeste, en resserrant l'habitude extérieure du corps et obligeant le sang de se refouler du dehors au-dedans; il arrive alors trop abondamment dans le cerveau.

On rapporte aux calculs de la vessie de nouvelles causes d'apoplexie sanguine. *Veitbrecthus*, ayant trouvé chez un apoplectique de petits calculs angulaires, ne crut pas pour cela qu'ils eussent produit l'apoplexie. « *An istius modi calculi, inquit, apoplexiæ auctores dici possunt? mihi quidem tantus in tali ratiocinio hiatus videtur, quem supplere non audeam* ». Cependant *Frédéric Hoffmann, Valsalva, Morgagni,* et autres praticiens anciens et modernes, leur attribuent positivement la faculté d'engendrer l'apoplexie.

Le plus grand nombre de ces diverses causes agissant par épanchement ou congestion de sang sur l'organe encéphalique, nous allons rapporter ici certains signes qu'on a reconnus comme différenciant l'apoplexie par congestion de l'apoplexie par épanchement.

Le coma et l'abolition des facultés intellectuelles m'ont toujours paru, dit M. *Bricheteau*, exister à un plus haut degré dans l'apoplexie par congestion que dans celle par épanchement sanguin. La paralysie au lieu d'affecter un seul côté, porte ordinairement sur les deux à la fois.

Pronostic.

Le pronostic est souvent mauvais ; on peut conserver espoir de guérison, quand les symptômes sont en petit nombre et faibles.

Si l'apoplexie est l'effet de la rupture ou de la corrosion de quelque vaisseau sanguin un peu considérable, le pronostic est mortel. Si au contraire elle est occasionnée par la raréfaction du sang dans les vaisseaux du cerveau, ou qu'il se fasse dans cet organe de légers épanchemens par la rupture de quelque petit vaisseau sanguin, ou par exsudation de sang, elle est curable.

L'épanchement dans les attaques d'apoplexie sanguine est du côté opposé à celui de la paralysie. (a) *Morgagni* assistant à l'ouverture du cadavre

______

(a) Quelquefois il est du même côté (*Voyez* les observations qui le prouvent, partie 3 de cet ouvrage, *de la paralysie*).

d'un mendiant, mort subitement d'une pareille attaque, s'aperçut qu'il y avait une forte contusion à la région temporale gauche : il conclut que ce mendiant avait été frappé de paralysie du côté gauche, et que l'épanchement sanguin, s'il y en avait, devait occuper l'hémisphère droit du cerveau. L'ouverture de la tête justifia son pronostic.

Les personnes qui meurent d'apoplexie, dit M. *Portal*, conservent d'ordinaire long-temps après la mort leur chaleur naturelle et la souplesse de leurs muscles. Ceci se remarque particulièrement dans les apoplexies sanguines. Il ne faut pas néanmoins les enterrer avant deux fois vingt-quatre heures au moins, parce que les humeurs, s'il y a quelques restes de vitalité, peuvent se mettre en mouvement dans cet espace de temps. Il est rapporté par *Barbette* que l'on a vu des apoplectiques revenir à la vie dans l'intervalle de trois jours. Ce rapport joint à quelques autres de même nature fait désirer que dans tous les cas de mort subite, l'autorité ne permette l'inhumation que lorsque la putréfaction des corps annonce une complète dissolution, tous les autres signes d'une mort réelle étant plus ou moins défectueux.

Ouverture des corps.

D'après la manière dont agissent les causes de l'apoplexie sanguine, il est évident que les signes précédemment exposés tiennent à l'épanchement du sang ou à sa congestion dans le cerveau, à son engorgement dans ses propres vaisseaux, et à la compression du cerveau qu'il détermine.

Le siége de ces épanchemens ou engorgemens sanguins se rencontre tantôt dans les deux ventricules latéraux, tantôt dans le droit seulement, tantôt dans le gauche. On a vu quelquefois les ventricules tellement dilatés par l'afflux du sang, qu'ils se sont ouverts, et que le sang s'est trouvé épanché hors du cerveau, entre ce viscère et ses membranes. *Morgagni* en rapporte plusieurs exemples. On connaît aussi celui de M. Bertrand, ancien major des mousquetaires gris, qui mourut d'apoplexie à la suite d'une chute, au moment où il faisait manœuvrer sa troupe devant Louis XV. Un épanchement sanguin avait eu lieu dans la tête, par suite de la rupture du ventricule droit, à son extrémité antérieure.

Le siége de ces mêmes épanchemens ou engorgemens se découvre également dans le plexus choroïde, qui quelquefois est lui-même détruit ; sous la dure-mère, la pie-mère, au point que ces méninges sont souvent gorgées ; dans le cervelet (Voyez les articles 24, 25, 26, 27, lib. 1, de morb. capitis, epist. anat. med. 3. *Morgagni*, de sed. et caus. morborum), dans la substance médullaire (Voyez le même auteur epist. anat. med. 11, aux art. 20 et 21). Enfin il pénètre du sang épanché jusques dans les sinuosités de la faux.

Des anévrysmes , des varices peuvent paraître
dans les parties internes de la tête.

L'observation des médecins anatomistes prouve
qu'il n'y a pas de vaisseaux artériels et veineux ,
y compris les sinus eux-mêmes , qui n'aient été
vus distendus outre mesure par un sang rouge ou
noir ou séreux , qui même n'aient été rompus.

Il paraît, dit M. *Portal* , que , parmi les épanchemens du crâne, le plus fréquent est l'effet de
l'ouverture des branches de la carotide interne
qui correspondent à la grande échancrure du
cerveau , appelée de sylvius. Là est logée une
grande partie de la petite aile du sphénoïde , qui
peut, dans les violens coups, ou fortes chutes sur
la tête , porter si rudement contre les vaisseaux
sanguins , qu'ils en sont déchirés.

Les recherches anatomiques les plus récentes ,
placent surtout le siége des épanchemens sanguins
dans les corps striés ; et dans la couche des nerfs
optiques particulièrement.

Ainsi qu'il résulte du tableau présenté par M.
Rochoux , dont les produits sont , à peu de différence près, d'accord avec ceux qu'a obtenus *Morgagni* , les épanchemens dans les corps striés , et
dans la couche des nerfs optiques , sont plus du
double de ceux qu'on observe au-dedans et au-dehors des ventricules du cerveau.

Le célèbre médecin de Padoue entrevit que la
fréquence des épanchemens sanguins , dans ces

parties, et dans celles qui les avoisinent , tient à
une disposition particulière de l'encéphale et à la
distribution de ses vaisseaux. En effet, dit M.
Bricheteau, que nous copions ici (2e et dernier
art. des considérations et observations sur l'apoplexie. Journal complémentaire du dictionnaire
des sciences médicales, octobre 1818) : L'étude
approfondie du système vasculaire du cerveau ,
fait voir que des artères assez nombreuses pénètrent directement dans ces parties sans se subdi-
viser dans la pie-mère , comme le font les autres
vaisseaux qui servent à la nutrition de cet organe;
par conséquent, elles se trouvent à nu au milieu
de la substance cérébrale , dont la faible consistance la rend peu propre à soutenir l'effort im-
pulsif du sang. Des injections poussées par la carotide avec beaucoup de violence , sur de jeunes
sujets, produisent dans le corps strié et la couche
optique , des épanchemens artificiels absolument
semblables à ceux qu'y forme le sang , quand il
s'épanche par le fait d'une attaque d'apoplexie. Il
est rare de voir l'épanchement apoplectique s'ef-
fectuer primitivement dans les ventricules du cerveau. Depuis dix ans , dit M. *Bricheteau* , que je
fréquente assiduement les hôpitaux, j'en ai observé
ce phénomène que deux fois. Presque toujours,
quand on trouve du sang épanché dans ces cavités,
le fluide n'y a pénetré que par suite d'une rupture , qui établit une communication entr'elle et

le foyer primitif situé dans la substance cérébrale.

Ces épanchemens , quand on n'observe pas de rupture , sont la suite d'une hémorragie par exhalation , qui s'opère dans l'arachnoïde ou dans la pie-mère , trouvées gorgées de sang dans des cas de mort apoplectique.

Il paraît, d'après de bonnes observations pathologiques , que l'hémisphère droit du cerveau est plus ordinairement le siége des épanchemens sanguins que le gauche. *Morgagni* , surtout , l'assure. On admet au nombre des causes présumées de cette particularité , l'habitude de se coucher sur le côté droit , qui est la plus commune ; celle d'exercer beaucoup le bras droit ; la disposition de l'artère carotide droite qui, étant beaucoup plus parallèle au tronc de l'aorte que la carotide gauche , et offrant aussi un plus gros calibre que celle-ci , permet au sang de s'y porter plus facilement et en plus grande quantité.

Ces recherches récentes d'anatomie pathologique viennent de répandre un grand jour sur la théorie des épanchemens sanguins dans les apoplexies : elles démontrent que ces sortes d'épanchemens n'entraînent pas toujours la mort des sujets chez lesquels ils ont lieu; que dans beaucoup de cas la nature en triomphe par la résolution qu'elle en opère. Il était réservé à ces derniers temps de fixer invariablement l'opinion des médecins sur la manière dont se forment les épanchemens , et sur celle dont la nature arrête leur effet nuisible , et les fait disparaître dans plusieurs cas. Les précieux et intéressans travaux qui nous ont amenés à prendre la nature sur le fait , dans les moyens qu'elle emploie pour ôter aux épanchemens sanguins la force de détruire le principe de vie , honorent infiniment leurs auteurs. Ces moyens, *Morgagni , Brunner , Marandel ,* les avaient entrevus ; et MM. *Bayle , Riobé , Rochoux, Riosi , Guersent , Cruveilhier , Bricheteau , F. Lallemand ,* les ont mis dans le plus grand jour.

Voici , pour les épanchemens sanguins , une analyse du chapitre intitulé : appréciation des lésions organiques observées après la mort des apoplectiques par M. *Rochoux ,* rapportée par M. Bricheteau , dans le journal complémentaire du dictionnaire des Sciences Médicales. Août 1818.

« L'épanchement a ordinairement lieu dans l'épaisseur du cerveau , plus rarement à l'extérieur de cet organe , ou sur quelque point de la surface des ventricules. Dans la première supposition , le sang est contenu dans des poches caverneuses que *Wepfer* et *Morgagni* comparent aux sacs anévrysmatiques , et qui communiquent souvent dans les ventricules, ou s'ouvrent à l'extérieur du cerveau par de véritables déchirures. Les parois de ces sortes de cavernes , sont très-molles, fortement coloriées en rouge par le sang , dans l'épaisseur d'une ligne ou deux , inégales , anfractueuses , visiblement déchirées à leur surface interne , et présentant des lambeaux flottans quand on les agite dans l'eau. Elles sont entourées par une couche de substance cérébrale d'une à trois lignes d'épaisseur , d'un jaune pâle serin , très-molle ; à peine plus consistante que certaines crêmes , et peu miscible à l'eau. La couleur et la mollesse de cette couche , plus marquées en dedans , diminuent sensiblement au-dehors ; en sorte qu'il est impossible de déterminer précisément le lieu où le cerveau recouvre l'intégrité de sa texture. Quelquefois on trouve , entre les parois intérieures de la caverne et cette couche jaune , une autre couche d'un jaune moins pâle , tout aussi molle , de deux à quatre lignes d'épaisseur , remplie d'un grand nombre de petits épanchemens , gros comme des têtes d'épingles , et fort rapprochés. Quand c'est à l'extérieur du cerveau ou à la surface des ventricules qu'a lieu l'épanchement , le ramollissement jaune est moins facile à reconnaître , et toujours il est moins marqué. La chose devait être ainsi. En effet , on conçoit sans peine que le sang n'étant alors retenu par aucun obstacle , peut en s'épanchant entraîner avec lui la portion de substance cérébrale ramollie. C'est aussi ce qui a lieu , et l'on en rencontre toujours des portions assez considérables , mêlées avec des caillots , surtout du côté où ils reposent sur la déchirure. On voit là une véritable perte de subs-

tance, une espèce d'érosion qui supporte une légère couche jaunâtre , molle et souvent épaisse ;
tout au plus d'un quart de ligne. »

Cette description a pour objet l'ensemble des
altérations qui sont propres aux apoplexies récentes. M. *Riobé* a attentivement observé ces altérations diverses qui accompagnent les épanchemens
cérébraux et les moyens que la nature emploie
pour les faire disparaître ; mais il a encore expliqué , continue M. *Bricheteau* , d'une manière ingénieuse et vraie , l'admirable mécanisme par lequel le sang épanché dans l'encéphale est isolé par
une membrane enkystée , et ensuite repris par les
vaisseaux absorbans , pour être reporté dans le
torrent de la circulation. Plusiéurs faits recueillis
à l'hôpital de la Charité par M. *Riobé* , prouvent
que certains épanchemens de sang dans le cerveau ,
sont susceptibles de guérison (malheureusement
nous ne savons pas encore dans quelles circonstances cela peut avoir lieu. Il est néanmoins très-
heureux que , par suite des travaux de tant d'habiles anatomistes , nous espérions arriver à un
traitement plus certain et plus sûr. Certaines maladies du cerveau mal connues jusqu'à présent, et
qui aujourd'hui paraissent clairement démon-
trées , semblent nous présager une issue plus heureuse d'une maladie qui , si elle est difficile à guérir , quand elle est décidée , sera plus souvent
prévenue , en connaissant mieux les voies par lesquelles elle s'introduit.)

Nous pourrions citer les faits consignés dans le J.¹ Compl., qui prouvent que la nature favorise l'absorption du sang épanché au moyen d'une membrane particulière qui se forme à l'entour (cette membrane sécrétant un fluide séreux qui baigne et dissout le sang épanché) ; que le sang ainsi dissous est resorbé par les vaisseaux de la membrane accidentelle et finit par être repris en entier; que le fluide, sécrété par la membrane, discontinuant, cette membrane qui ne contient plus de liquide, se rapproche par ses deux surfaces internes, contracte des adhérences et forme une cicatrice, au moyen de laquelle la substance cérébrale, déchirée par l'effet de l'apoplexie, se trouve réunie.

Ces faits, depuis leur publication, ont été fortifiés par d'autres observés en 1815 et en 1816, et plus décisifs même que ceux de M. *Riobé*. Ils sont dus en grande partie à MM. *Bricheteau* et *Guersent.*

On a remarqué cette circonstance particulière, que le nombre des poches ou des kystes correspond exactement à celui des attaques d'apoplexie qu'ont eues les personnes mortes par suite des récidives de cette maladie ou de toute autre.

Nous reproduirons ce qui est consigné dans le premier art. des Considérations et Observations sur l'apoplexie, par M. *Bricheteau* (J^{al}. Compl.

mois d'août 1818.) (1) Ce rapport présente le tableau complet de la marche que suit la nature dans la production des phénomènes pathologiques dont il s'agit. Des observations multipliées, dit M. *Cruveilhier*, dans son essai sur l'anatomie pathologique publié en 1816, qui me sont communes avec la plupart de mes collègues de l'Hôtel-Dieu, fournissent le résultat suivant. Dans les deux ou trois premiers jours qui suivent l'attaque d'apoplexie, on trouve une déchirure inégale de la substance cérébrale et un sang, partie coagulé, partie liquide. Vers le quatrième ou cinquième jour, la substance cérébrale environnante présente une couleur jaunâtre, tout-à-fait analogue à celle de la peau et du tissu cellulaire dans les contusions extérieures ; vers les neuvième, dixième ou quinzième jours, le caillot plus solide adhère aux parois qui sont rouges, molles. Si l'on divise ces parois par lames très-minces, on trouve sous la plus interne d'autres lames fournies par la substance

____

(1) Nous aurions pu nous contenter ici, comme ailleurs, pour ne pas répéter ce qui est connu, de renvoyer le lecteur aux ouvrages qui offrent certaines considérations pathologiques ; par exemple, celle de la manière dont se forment et disparaissent les kystes sanguins. Mais nous avons mieux aimé transcrire que d'exposer nos lecteurs au désagrément d'aller chercher péniblement ce qui n'est pas toujours à la portée de tout le monde, et ce que l'on peut, eu quelques pages, leur mettre sous les yeux.

cérébrale , tachetée de points rouges , etc..... Il n'y a point encore de membrane véritable , mais la couche rouge extérieure paraît en être le rudiment. A une époque plus avancée , la rougeur diminue , l'aspect membraneux est plus évident. Enfin , si l'on ouvre des individus morts un an , deux ans , six ans , etc..., après une attaque d'apoplexie , on trouve un kyste d'une capacité variable , formé par une membrane très-fine jaunâtre ou rougeâtre , contenant de la sérosité jaunâtre , etc.... On doit ajouter à cela qu'à mesure que le sang épanché et la sérosité diminuent par l'effet de l'absorption , la capacité du kyste se réduit , ses parois s'épaississent , contractent des adhérences ; sa cavité s'oblitère; l'organe se confond de plus en plus avec la substance cérébrale, et n'offre , au bout d'un temps indéterminé , qu'une cicatrice jaunâtre ou un tissu lamineux , quelquefois infiltrée d'une sérosité également jaunâtre.

Traitement curatif.

Il doit être entièrement dirigé contre l'accumulation du sang qui se porte avec plus ou moins de force vers la tête ; pour cela on met en usage les évacuans et les révulsifs. Ces évacuans sont les saignées à l'artère temporale , aux veines jugulaires , à l'occiput, aux bras, à l'anus, à la vulve , dans l'intérieur des cuisses , et aux pieds.

On donne des lavemens émolliens; on fait boire des boissons laxatives avec la manne et le tamarin et du nitre en dissolution : le tout à la dose nécessaire pour remuer doucement les matières alvines et les expulser, ces boissons agissant comme révulsives.

Avant de développer ce genre de traitement et d'en présenter une sorte d'analyse, nous allons parler des premiers moyens que l'on emploie d'ordinaire et indistinctement dans le traitement des apoplexies ; de cette multitude de remèdes qu'on prodigue sans avoir égard à l'espèce apoplectique. Une telle manière d'agir est sans excuse, même dans les cas d'apoplexie très-forte. Quelques médecins, dans le désir d'être utiles à leur malade, se sentant pressés par les courts instans que laisse cette espèce d'apoplexie, ont à peine administré un remède qu'ils s'empressent d'avoir recours à un autre. Un zèle si mal entendu peut conduire à des résultats funestes. Il est trop vrai que là où une saignée est avantageuse, l'émétique qu'on y voudrait substituer ou joindre sera certainement funeste. Or, l'on voit malheureusement ces deux remèdes alternativement administrés, dans des cas où l'effet de l'un s'oppose à celui de l'autre : disons plus, dans des cas où l'un d'eux, l'émétique par exemple, détermine la mort du malade.

Heureux le praticien qui n'étant arrêté par aucune espèce de considération, prodigue des secours méthodiques, raisonnés et avoués par l'art, au lieu de ces spécifiques hasardés par le vulgaire. Mais combien de fois, arrivant auprès d'un malade atteint d'une apoplexie sanguine, n'est-il pas contrarié , entravé pour pratiquer la saignée, sous prétexte, par exemple, que l'attaque est venue immédiatement après le repas, et que cette opération troublerait l'œuvre de la digestion. On ne songe pas qu'il y a un organe bien autrement troublé, et dont le désordre est bien plus à craindre que ce prétendu dérangement de l'estomac. Dans l'apoplexie même qui tiendrait à la plénitude de l'estomac, espèce que nous verrons, nous n'hésitons pas à dire que la saignée doit précéder le vomitif, qui, d'ailleurs convient presque uniquement à ce cas. Nous aurons occasion de développer les raisons qui nous portent à cette préférence.

Si l'on admet que dans les apoplexies il faille plus s'attacher d'abord à l'effet qu'à la cause; d'un côté parce qu'il convient de courir au plus pressé; de l'autre, parce qu'on n'est pas toujours sûr de la cause, souvent imparfaitement et rarement manifestée par l'ouverture même des corps : dès lors, en cas d'une apoplexie sanguine, il faut, en la supposant sympathique, dégager premièrement le cerveau, puis passer, s'il est possible, à la destruction de la cause.

Ce qui peut aider le praticien dans son diagnostique, c'est surtout la connaissance du tempérament de son malade. Dans ce genre d'apoplexie , s'il a affaire à un sujet qui ait les cheveux blonds, la partie blanche de l'œil parsemée de lacis de vaisseaux sanguins assez considérables ; les caroncules lacrymales et les lèvres colorées d'un vermeil assez vif; le visage rouge ; le pouls ordinairement élevé et fréquent; la peau très-chaude, avec les vaisseaux sanguins qui y serpentent fermes et prononcés : il reconnaîtra à ces marques physiques un tempérament sanguin. Les signes moraux suivans concourront à lui indiquer ce tempérament. Les personnes sanguines sont promptes et emportées, mais leur colère est un feu qui s'éteint à l'instant et qui laisse à peine quelques traces de son ardeur; elles sont bienfaisantes, portées à rendre service, douées d'un esprit assez propre pour les sciences; elles agissent souvent sans réflexion, elles sont audacieuses, téméraires, lascives et dissolues.

Revenons au traitement. La saignée est un évacuant indispensable dans l'apoplexie sanguine, et c'est le premier moyen qu'on doive employer sans aucun retard. La chose est plus urgente encore, si la fluxion sanguine ne s'est formée que depuis peu, et qu'elle ne se soutienne pas encore avec un grande vigueur. « *Venam confestim secare oportet, cùm nondum fixa sint omnia quæ contristant.*» *De Victu. rat. in acut. com.* 4, *n.*º 28. *Galien.*

Il y a dans cette maladie un appareil de fluxion

sanguine à la tête; cet appareil est diminué par l'effet même de l'irritation provoquée aux vaisseaux sanguins, au moyen de la piqûre de l'instrument. (*Haller* a vu la piqûre, soit d'une artère, soit d'une veine, exciter dans tous les vaisseaux voisins un mouvement bien marqué qui poussait le sang avec rapidité vers l'ouverture.) Mais cet état fluxionnaire peut surtout diminuer et cesser par l'effet de la diminution du sang, qui, trouvant une libre issue, se précipite, et, dégageant le système sanguin, dégorge le cerveau.

Quand la saignée doit-elle être dérivative? Quand doit-elle être révulsive? Le choix des vaisseaux, objet important pour le succès de la saignée, mérite ici toute l'attention du praticien. Elle doit être dérivative au début d'une apoplexie sanguine forte : plus vous vous hâtez, alors, disent beaucoup de Médecins, d'ouvrir les vaisseaux qui correspondent directement au cerveau, plus sûrement réussirez-vous à soulager le malade : ceux qu'il convient d'ouvrir les premiers sont les veines jugulaires, les occipitales, celles des bras. D'autres n'établissent aucune distinction entre la révulsion et la dérivation; ces deux modifications étant de même nature, les effets qu'elles produisent sont les mêmes, disent-ils. Ainsi que la saignée soit faite dans l'une de ces deux intentions ou dans l'autre, elle ne tend toujours qu'à diminuer la quantité du sang, et par cela même la congestion qui s'est opérée vers un point particulier. Ce ne sera pas sans doute, disent *MM. Pinel* et *Bricheteau* (Art. Révulsion du Dictionnaire des sciences médicales), parce que la saignée agira tantôt sur une partie voisine du lieu malade, tantôt sur une autre plus éloignée, qu'il faudra admettre une différence dans le mode de son action. Il en est de même du mode d'action d'autres agens irritans qu'on fait agir, tantôt comme révulsifs, tantôt comme dérivatifs ; ils ont pour objet commun de rompre la tendance des fluides à se porter vers un centre malade, où il existe un foyer d'irritation avec exaltation des propriétés vitales. A la vérité, continuent ces deux médecins, on sait depuis long-temps que la saignée du pied appelée révulsive, que les vésicatoires aux jambes, les pédiluves sinapisés, etc. , doivent être employés de préférence dans les maladies de l'encéphale ; que la saignée du bras et les applications irritantes sur la même partie, agissent plus efficacement dans les affections de la poitrine ; mais est-ce une raison pour dire qu'il y a révulsion dans le premier cas, et dérivation dans le second ?...

Malgré notre respect pour de si grandes autorités, il nous semble que, quoique dans un afflux sanguin sur une partie, les saignées, en quelqu'endroit qu'elles soient pratiquées, tendent toujours à le détruire par leur effet évacuant, néanmoins il est des cas où l'on doit les distinguer

en dérivatives et en révulsives. Par exemple, à la suite d'une chute, il s'est établi un centre d'irritation qui a attiré le sang sur une partie très-incommodée de sa présence ; avant tout, ne doit-on pas faire une saignée locale qui détruise la congestion ? Dans ce cas elle sera considérée comme dérivative. Si l'irritation se soutient, la partie irritée restant disposée à appeler vers elle le sang, ne doit-on pas détourner celui-ci de s'y porter, en l'attirant, par une saignée, sur une partie éloignée de celle qui est affectée ? Elle sera, dans ce dernier cas révulsive. Aussi *P. J. Barthez* (dans ses mémoires sur le traitement méthodique des fluxions, etc, pag. 8, 2e principe, 1er mémoire) dit-il : « Il faut considérer avec soin dans
» le traitement des fluxions, si les humeurs se
» meuvent avec force et en abondance , ou peu
» à peu et doucement, continuellement ou par in-
» tervalle; afin de régler sur ces différences les
» révulsions et les dérivations. De là , continue
» ce grand médecin (pag. 6 , 1er principe , 1er
» mémoire), lorsque, dans une maladie, la fluxion
» sur un organe est imminente, qu'elle s'y forme
» et s'y continue avec activité ; qu'elle s'y renou-
» velle par reprises , on lui oppose des évacua-
» tions et des attractions révulsives par rapport
» à cet organe ; on imprime à la nature des en-
» sembles de mouvemens qui tendent vers des or-

» ganes éloignés et qui sont perturbateurs des
» mouvemens qu'affecte la fluxion.

» De là, au contraire, lorsque la fluxion est
» parvenue à l'état fixe dans lequel elle se continue
» avec une activité beaucoup moindre qu'aupara-
» vant (dans les maladies aiguës), ou, lorsqu'elle
» est devenue faible et habituelle (dans les mala-
» dies chroniques), on doit en général préférer
» les attractions et les évacuations dérivatives qui
» se font dans les parties voisines de l'organe qui
» est le terme de la fluxion de laquelle on ne
» connaît que vaguement l'origine. »

L'ouverture des artères temporales conseillée
par *Calderwood*, qui prétend qu'on doit dans
l'apoplexie avoir recours à l'artériotomie, de
préférence à la phlébotomie, n'est pas ordinairement pratiquée. Dans cette maladie elle serait d'un
faible secours, eu égard à la quantité de sang que
portent ces vaisseaux dans la tête, et comparativement à celle qui y arrive par les artères carotides et jugulaires. Toutefois, dans l'apoplexie imminente, quand le sang menace de faire irruption
sur le cerveau, nous pensons que l'ouverture des
artères devrait l'emporter sur celle des veines. On
arrête alors le mal dans son chemin. Mais si le
mal est fait, que l'épanchement ou engorgement
sanguin existe, que l'attaque soit décidée, il faut
faire disparaître de dessus le cerveau le sang qui
l'incommode, et pour cela lui faciliter le retour

par la section des veines qui reprennent le sang de la tête pour le diriger ailleurs.

La saignée aux veines jugulaires pendant l'attaque apoplectique est en général trop négligée, elle ne peut produire que de grands avantages dans tous les cas où il y a congestion sanguine dans la tête, surtout quand le sang n'a pas rompu ses digues. *Barthez,* en parlant des fluxions fixées sur un organe, dit « que la saignée de la jugulaire est bien indiquée, lorsqu'une fluxion inflammatoire qui se porte à la tête est parvenue à son état fixe, où elle se soutient sans variations.» Les veines jugulaires sont le tronc du plus grand nombre des vaisseaux qui reprennent le sang, lorsqu'il a parcouru les diverses parties de la tête, elles reçoivent surtout celui qu'y portent les artères carotides ; et il est prouvé que ce sont elles qui alimentent les congestions sanguines, causes de l'apoplexie, ainsi leur ouverture en détendant les vaisseaux trop pleins qui leur correspondent, vide en grande partie le sang qu'ils contiennent et leur donne l'aptitude à repomper celui qui s'y trouve en stagnation. Les avis des praticiens sont néanmoins partagés à cet égard ; les uns appréhendent avec quelque raison la compression que peut produire sur les veines jugulaires la ligature pratiquée d'ordinaire pour opérer la saignée, qui, en arrêtant le sang, pour peu de temps il est vrai, l'oblige à séjourner davantage dans le cerveau. D'autres redoutent jusqu'à la pression faite par le doigt de l'opérateur. Nous pensons bien que toute compression soutenue dans cette partie, peut nuire; on a vu des cravattes serrant le cou produire l'apoplexie : mais l'instant qu'il faut pour cette opération est bien court, et quelquefois les veines jugulaires sont si enflées qu'il suffit de les presser un peu avec le pouce pour les ouvrir. Le mal à craindre est loin de contrebalancer le bien à espérer ; en conséquence cette espèce de saignée doit trouver son application dans l'apoplexie sanguine. Quand on a demandé de quel côté il faut ouvrir la veine jugulaire, lorsqu'il y a hémiplégie pendant l'attaque d'apoplexie; si ce doit être du côté paralysé ou du côté sain ? *Stoll* a répondu que, comme il résulte de beaucoup d'observations dignes de foi que, dans les maladies de la tête, il est à propos de l'ouvrir du côté opposé à celui qui est paralysé, il faut, par conséquent, dans les apoplexies, le faire du côté sain : s'il n'y avait aucun côté paralysé, il faudrait rechercher le vice de la maladie du côté qui correspond à la contraction des lèvres, ou du même côté que le malade serait tombé, etc.... et saigner du côté opposé.

La saignée aux bras est aussi pratiquée avec le plus grand succès ; l'utilité en est assez constatée. Il y a des cas d'apoplexie, où la circulation du

sang est tellement interrompue, que l'ouverture
même la plus large d'une et de plusieurs veines
du bras ne donne souvent que quelques gouttes
de sang (N'est-ce pas une raison de plus pour
admettre la saignée des veines jugulaires ? La circulation du sang dans ces vaisseaux doit être
moins ralentie que dans ceux qui sont placés aux
extrémités).

L'ouverture des vaisseaux occipitaux est une
des plus essentielles, et de tout temps elle a été
recommandée par les meilleurs praticiens, tels
que *Heister, Hoffman, Méad, A. F. Walther,
Valsalva, Morgagni;* elle se pratique, comme
on le sait, au moyen de ventouses profondément
scarifiées. Elle est avantageuse dans toutes les
maladies de la tête. *Arétée* (de morb. acut. cur.
liv. 1, chap. 4.) dit : *Quum morbus diu trahi-
tur et caput in causâ est cucurbitula occipitio
affligenda, et sanguis largiter hauriendus : plus
enim quam venæ sectio proficit, et vires nequa-
quam labefaciat. Zacutus* parle d'un jeune homme qui, au moment de périr d'apoplexie, fut
sauvé par ce secours. *Apoplecticum enim juvenem,
resoluto pulso, ut in horas moriturus videretur,
ad ferenda vehementiora auxilia incapacem,
restituit cucurbitula bis in occipite profundè sca-
rificata.* Nous pouvons citer, comme ayant été
pareillement arraché des bras de la mort à une
première attaque d'apoplexie, au moyen de ce

secours , le sieur L......, homme abusant de sa constitution forte et vigoureuse. Apoplectique agonisant , il fut rappelé à la vie par l'application des ventouses scarifiées à l'occiput. Nous le vîmes, et les assistans le virent avec nous , reprendre ses sens à mesure qu'un sang séreux coulait dans la ventouse. Il commença d'abord par remuer la tête, il ouvrit les yeux, les fixa sur son épouse éplorée et les tourna vers l'opérateur comme pour le remercier. Cette attaque finit : quelques mois après, il en arriva une seconde qui emporta le malade, trop habitué aux plaisirs de la table pour se soumettre à un traitement prophylactique.

Méad parle très-avantageusement de pareils effets produits par cette saignée entre ses mains ; elle lui a été plus d'une fois d'un grand secours dans les apoplexies qui menaçaient du plus grave danger.

Stahl pense que les scarifications aux narines, suivant la méthode des Egyptiens, pourraient être très-utiles dans l'apoplexie sanguine. Les anciens étaient dans l'usage de scarifier l'intérieur du nez pour déterminer un épistaxis : ils comptaient sur l'efficacité de ce moyen dans certaines maladies aiguës et dans quelques affections chroniques de l'encéphale. M. *Mérat* dit avoir pratiqué plusieurs fois sur lui-même de pareilles scarifications qui ont produit un soulagement très-prompt dans les douleurs de tête. Ce moyen, comme on l'a dit , devrait être d'un usage plus fréquent dans la pratique.

L'usage des sangsues a prévalu aujourd'hui , elles sont d'un grand secours presque dans toutes les apoplexies , mais principalement dans les sanguines. Elles méritent même la préférence dans certaines circonstances , où l'on veut obtenir une irritation multipliée et plus soutenue , qui , attirant le sang avec douceur vers la périphérie ou vers les extrémités , puisse dégager le cerveau. Il m'a été rapporté qu'un médecin avait guéri une apoplexie sanguine , au moyen d'une forte saignée obtenue à la faveur d'une centaine de sangsues parsemées à la fois sur diverses parties du corps. M. *Pinel* , dans sa nosographie philosophique , tome 3 , page 63, cite l'exemple d'un homme de quarante ans , pléthorique , adonné à la bonne chère et d'une stature apoplectique , sujet depuis plusieurs mois à des vertiges, qui tout d'un coup fut pris d'une attaque d'apoplexie , et qui fut guéri principalement par ces sortes de saignées. Voici le fait :

Cet homme fut trouvé dans une abolition complète des sensations et des mouvemens volontaires : respiration grande , ronflement léger, pouls fort. On fit d'abord une saignée au bras , on appliqua trente sangsues à la cuisse et le sang coula pendant deux heures. On avait en même temps couvert les pieds et les jambes de sinapismes. Au

bout de trois heures, on aperçut de légers mouvemens des membres ; le malade fit entendre des
sons plaintifs , dont la force augmenta par l'action de la moutarde qui de plus développa de
larges vessies. Sept heures après l'invasion, quinze
sangsues furent appliquées aux cuisses. A la fin
du deuxième jour de l'attaque , douze autres le
furent encore : il s'écoula beaucoup de sang. Le
quatrième jour, dix nouvelles sangsues. De cette
façon on remédia peu à peu aux symptômes de
l'apoplexie , selon qu'ils se soutinrent ou qu'ils
semblaient vouloir se reproduire. Enfin , pour
parer à des vertiges qui survenaient de temps en
temps , outre les pédiluves et un régime végétal ,
on employa d'autres sangsues, toujours aux cuisses , et le malade recouvra la santé.

Les lavemens émolliens conviennent à ce
genre d'apoplexie , mais il ne faut pas les donner
chauds. *Stoll,* dans sa dissertation sur l'apoplexie,
dit. « *At cavendum summopere in hâc apoplexiâ
calidâ ab enematibus calidis quæ in hâc specie
neutiquam conveniunt , sed malum potius exas-
perant.*

On fait boire des potions laxatives , capables
de remuer et d'évacuer doucement les matières
alvines ; on se sert à cet effet de l'émétique pris à
petites doses et dissous dans des quantités de
boisson assez grandes, pour qu'il agisse en lavage,
selon l'expression triviale de certains médecins.

administré de cette manière , on le considère comme spécifique contre les maladies du cerveau. *Desault* aimait à le conseiller comme moyen dérivatif. Il faut se garder de l'employer , quoiqu'en disent certains auteurs , comme vomitif , ou comme purgatif énergique. Tous les remèdes de cette classe sont infiniment nuisibles , ce qu'ont justement remarqué un grand nombre de praticiens anciens et modernes. Nous reviendrons plus particulièrement sur ce genre de médicament.

Les boissons qui conviennent le mieux sont celles du suc de citron étendu de beaucoup d'eau ; de chiendent (1) nitré ; des acides végétaux , toujours avec une bonne quantité d'eau ; d'oxymel simple ; de sirops aigrelets et autres sem_ blables , dissous dans des tisanes simples. Ils tendent à modérer l'orgasme du sang.

Toutes ces boissons doivent être données froides.

On se sert également avec avantage des diurétiques doux , comme les feuilles et racines fraîches du pissenlit (2), du petit houx (3) , de la pariétaire (4) , le nitre (5) , et le sel de Glauber (6) , en solution , dans une quantité donnée des tisanes précédentes , ou d'eau.

---

(1) Triticum repens. (2) Leontodon taraxacum. (5) Ruscus. (4) Parietaria officinalis. (5) Nitrate de potasse. (6). Sulfate de soude.

Nous avons fait observer ailleurs qu'il ne faut pas imprimer de secousses aux apoplectiques. Ici, ce précepte est de rigueur : on doit, outre l'élévation de la tête, dans la position qu'on donne au malade, lui laisser les jambes pendantes, la tête nue, en la couvrant d'un oxycrat très-froid ou de glace. (Voyez l'usage de ce dernier moyen dans le traitement de l'apoplexie inflammatoire.)

Dans cet ordre d'apoplexies sanguines, on s'abstiendra de faire respirer des odeurs spiritueuses. Les fomentations chaudes aromatiques sont nuisibles, ainsi que les vésicatoires, dont on abuse toujours dans ces circonstances, surtout quand ils proviennent de mouches cantharides, qui favorisent l'apoplexie sanguine au lieu de la guérir. En effet, on reconnaît à ces mouches un sel âcre qui, étant absorbé, irrite les fibres musculaires du cœur et des artères. De cette irritation naît une contraction qui accélère la circulation du sang vers la tête. Le sang, disent *Baglivi* et *Trallesius*, y est d'autant plus vivement poussé par l'application des cantharides, qu'elles déterminent une moindre excrétion dans les urines, constipent et rendent le ventre paresseux. Des médecins assurent que les vésicatoires conviennent après des saignées assez répétées, pour diminuer la pléthore ; le danger en est, disent-ils, affaibli. La pléthore peut être réellement diminuée après quelques saignées. Mais si elle n'est pas entièrement détruite, si, à la suite des évacuations sanguines nécessaires, on doit compter dans le traitement comme moyen auxiliaire les irritations éloignées du cerveau, et produites par des vésicans ; il faut se tourner du côté des vesicatoires végétaux, et rejeter les cantharides. Avec eux, l'on obtient des irritations qui deviennent centres de fluxion, sans jeter sur les organes de la circulation sanguine, un stimulus capable de les resserrer et de repousser le sang.

Avant de terminer ce que nous avons à dire sur le traitement curatoire de l'apoplexie sanguine, nous devons rappeler que celle qui résulte d'un engorgement de sang lentement opéré dans la tête, et dont les symptômes, par leur marche peu rapide, pourraient la faire confondre avec les apoplexies du genre asthénique, ne doit pas être traitée par des émétiques, des purgatifs, des fortifians, des vésicans cantharidés, etc. . . mais, au contraire, par les moyens propres aux apoplexies sanguines. Les nausées, le vomissement, qui se manifestent, ainsi que nous l'avons dit, ne doivent pas induire en erreur, quand cette apoplexie se prépare, et qu'elle s'accompagne d'ailleurs des symptômes qui la caractérisent sanguine. En empêchant le sang d'arriver outre mesure dans le cerveau, on empêche le développement de l'apoplexie, et on arrête tous ces désordres sympathiques.

M. *Bland* a proposé comme un nouveau mode de traitement, dans l'imminence de l'apoplexie, la compression des carotides, moyen déjà indiqué par divers médecins, notamment par *Caleb*, *Hillier*, *Parry*. M. *Bland* le regarde comme propre à prévenir l'engorgement sanguin du cerveau, à y remédier lorsqu'il existe.

Cette compression s'exécute de deux manières; en rapprochant l'une de l'autre, au moyen du pouce et de l'index, les deux carotides qu'ensuite on presse fortement contre la partie inférieure des régions latérales du larynx : ou bien en prenant pour point d'appui la colonne vertébrale et exerçant la compression d'avant en arrière. Sa durée ne doit pas, dit ce médecin, dépasser une minute. Dans les observations qu'il rapporte et où ce moyen lui a réussi, elle n'a jamais excédé un petit nombre de secondes. La diminution des symptômes soporeux indique, selon lui, la nécessité de la suspendre : on y revient, on la réitère, on la prolonge plus ou moins, suivant les circonstances. Ces expériences, qu'il serait à souhaiter qu'on renouvelât, nous ont engagé, en parlant de ce mode de traitement, à ajouter de quelle façon il se pratique.

Les pédiluves aqueux, à une douce température, peuvent convenir dans l'apoplexie sanguine.

Quelques auteurs proposent les ligatures aux

extrémités inférieures. *Tissot* (dans son avis au peuple , tom. 1 , p. 86) dit , en parlant de l'apoplexie sanguine , qu'il faut lier fortement les cuisses sous le jarret ; qu'on empêche par-là le sang de revenir des jambes , et qu'il s'en porte moins à la tête. On peut , disent d'autres médecins, employer ce moyen dans les apoplexies sanguines , tenant à la suppression des hémorroïdes ou des menstrues , parce qu'alors ces ligatures engagent la nature à faire des efforts capables de rappeler le sang sur ces parties (sur les vaisseaux hémorroïdaires , l'uterus) , et de le distraire de la tête. « *Juvat quoque femorum ligaturas facere , refluxum sanguinis à partibus inferioribus cohibituras.* »

Ce moyen ne nous paraît admissible que dans le traitement secondaire ; nous ne pensons pas que dans le fort de l'attaque , on doive en aucune façon gêner la circulation sanguine.

Nous ne passerons pas sous silence , comme faisant partie du traitement consécutif , l'usage du séton à la nuque , qui, dans beaucoup de circonstances, achève de détruire l'apoplexie, ou du-moins certains dérangemens des facultés intellectuelles qui restent après elle. Le séton , par une irritation constante et renouvelée à chaque pansement , établit un centre de fluxion qui peut détruire celui qui existe encore sur l'encéphale. Le nommé André Reid , rapporte *Charles Ayton*

Douglas (vid. l'art. 52 des Essais et Observations de médecine de la société d'Edimbourg), presque guéri d'une apoplexie, avait sa raison égarée et sa mémoire perdue ; je lui conseillai de faire un séton. Il résista quelques jours à l'emploi de ce remède, mais huit jours après qu'il l'eut fait, il recouvra la mémoire et le jugement.

Il y a environ deux ans que le sieur C... fit une chute très-violente, il en résulta un état soporeux qui dura quelque temps ; cet état combattu, il lui resta une diplopie ; nous lui proposâmes le séton à la nuque, il s'y refusa obstinément pendant quelques jours ; enfin il s'y soumit, et bientôt après, il reprit ses travaux.

Traitement prophylactique.

Hæc cura prophylactica in eo consistit, dit *Stoll* :

1.º Ut caveatur genesis novæ plethoræ ;

2.º Ut evitetur stimulus ;

3.º Ut impediatur auctior humorum potus ad encephalum.

Nous avons déjà vu les diverses causes qui déterminent l'apoplexie sanguine ; elles doivent nous donner une mesure des moyens prophylactiques à employer. Il faut avoir connu déjà l'individu atteint ou menacé d'apoplexie, et cela dans toutes les conditions de son existence relatives à sa santé. Il faut être au fait de toutes les choses dont l'usage ou l'influence peuvent y porter atteinte , dans la vue d'établir sur des règles solides un régime analogue à l'état de ses facultés et des fonctions de son corps , aux variétés de son organisation , de sa constitution et de la condition où il se trouve placé. En s'initiant aux effets physiques et moraux de tout ce qui c'est passé ou se passe au-dedans et autour de la personne disposée à l'apoplexie , nous pouvons adopter des règles hygiéniques en rapport avec la conservation de sa santé.

On apprécie cet état des individus apoplectiques , en prenant connaissance , comme le disent MM. *Hallé* et *Thillaye* (art. sujet de l'hygiène , diction. des Scien. Méd.) , de leur régime ordinaire , c'est-à-dire , de la nature , de la mesure , de l'action brusque et rapide des influences qui, dans notre cas , les exposent à l'apoplexie ; du régime alimentaire dont ils ont usé ; du genre d'exercice , d'occupations même morales auxquelles ils se sont livrés et se livrent journellement. Les personnes qui méditent bien avant dans la nuit doivent suivre l'avis de *Tissot* ; quand on sent que la tête s'échauffe , que la vue se trouble , il faut rester quelques momens dans la plus parfaite immobilité , ne se permettre pas même de parler , et éviter toute application pendant plusieurs heures.

Il convient de prendre en considération l'idiosyncrasie du sujet, sa trop grande susceptibilité , sa structure , et d'aller autant que possible à la recherche des causes accidentelles qui tiennent à quelque vice organique, etc... Dans tous ces cas et autres semblables, il est nécessaire de s'occuper à détruire de pareilles causes avec les dispositions qu'on apporte au mal. Par exemple, quand une personne est menacée d'une attaque sanguine, par suite d'un abus habituel de liqueurs spiritueuses, il faut d'abord lui en interdire l'usage, puis lui faire éviter ce qui pourrait l'échauffer, l'irriter. Dans ces fâcheuses positions, aucun sacrifice ne doit coûter. Toutes les habitudes quelles qu'elles soient, qui agissent trop fortement, soit au physique, soit au moral, seront abandonnées. Est-on l'esclave de passions qui enflamment le sang, il faut en devenir le maître. Est-on accoutumé à ne vivre que d'alimens succulens, aromatiques, il faut leur substituer l'usage des herbes et racines potagères, des fruits acides ; s'abstenir de toute espèce de viandes, quand on s'aperçoit qu'elles engendrent trop de sang ; ne prendre presque pas de nourriture le soir, dormir peu ou point du tout après midi. Le sommeil, dit M. *Delpit* (Diction. des Scienc. Médic., art. Méridienne), pris au milieu du jour, et lorsque tout concourt à porter au dehors le mouvement et la vie, paraît un acte contraire aux sages dispositions de la nature. Aussi l'engourdissement des facultés physiques et morales succède-t-il à ces méridiennes ramenées par une habitude vicieuse, ou provoquées par une digestion laborieuse. Des maladies graves en sont quelquefois la suite. L'apoplexie est souvent le terme fatal où conduit ce sommeil intempestif, lorsqu'il est dû à l'intempérance, et non à l'exercice, au travail ou à l'influence d'un soleil ardent.

Il faut, en un mot, éloigner de sa conduite et de son régime tout ce qui peut augmenter la quantité du sang, en exciter la circulation, en provoquer l'abord à la tête, plus abondamment qu'il n'y arrive d'ordinaire.

Non-seulement quand on n'a pas eu d'atteinte d'apoplexie, on doit, aux moindres signes qui font craindre que le sang ne se porte en trop grande quantité vers le cerveau (ce que l'on reconnaît à la douleur de cet organe, à des étourdissemens, à des éblouissemens, etc..., joints à d'autres causes prédisposantes), tirer du sang par révulsion ; mais encore, sans autre indication que celle d'avoir eu déjà une attaque, il est essentiel d'obtenir de temps en temps quelqu'évacuation sanguine par le mode le plus convenable, savoir : la saignée avec la lancette quand il y a beaucoup de sang à tirer, et la saignée avec les sangsues, les ventouses scarifiées, les scarifications nasales, quand il est nécessaire de joindre un certain degré d'irritation à l'expulsion sanguine.

Nous aurons occasion de faire remarquer les cas où ces saignées conviennent mieux les unes que les autres.

M. *Bourbier*, dans sa thèse sur l'apoplexie, observe que la diète plutôt que les saignées , pour combattre la prédisposition à l'apoplexie sanguine , doit obtenir la préférence , quand toutefois le malade n'est pas dans l'imminence de l'attaque. Les saignées, dit-il, n'ont qu'un effet momentané; il faut les réitérer souvent ; dès que l'habitude en a été contractée, on ne peut plus en interrompre l'usage sans de graves inconvéniens : tandis qu'un régime sagement ordonné agit à tous les instans de la vie ; son effet est d'autant plus certain , qu'il est plus lent et mieux gradué.

Les lavemens sont ici d'un grand secours ; ils agissent non-seulement en rendant plus libre la circulation du sang dans le tube intestinal et dans le bas-ventre , en évacuant des matières qui , par leur présence, peuvent gêner les mouvemens sanguins ; mais encore à titre de révulsifs. *Tissot* parle d'un étudiant en médecine qui fut guéri d'accès apoplectiques par l'usage des lavemens fréquemment répétés , et en se nourrissant de cerises et d'autres fruits de la saison.

Cette remarque prouve , comme tant d'autres, qu'il faut , dans quelques cas d'apoplexie sanguine , se mettre à une diète totale ; ne prendre absolument aucun aliment solide ; se tourner entièrement du côté des végétaux et des fruits. Nous ne doutons pas un instant que ce régime ne convienne exclusivement aux personnes chez qui la sanguification s'opère en une proportion qui excède les autres humeurs, et surtout à celles qui ont lieu de croire que chez elles cette abondance tient à l'habitude de vivre de substances animales très-succulentes.

Les bains de pieds figureront dans ce traitement, quand déjà le système sanguin sera désempli ; et cela pour changer l'ordre de fluxion. Ils agissent efficacement, étant accompagnés de saignées locales à ces parties.

Un moyen mécanique dont nous parlerons plus tard, et qui convient ici, est l'usage de la palette sous la plante des pieds. Cet expédient hygiénique est sans contredit trop peu connu.

Nous ne finirons pas sans parler de la ventilation qui est un moyen à employer dans l'imminence d'une fluxion sanguine à la tête, comme dans tant d'autres circonstances où il faut procurer un air frais.

Que de douleurs n'épargne-t-elle pas aux personnes qui ont la peau plus ou moins enflammée par accident ou par maladie. On a vu une douce flabellation, disent *Percy* et M. *Laurent*, modérer les symptômes et détourner l'orage dans quelques varioles où, par un raptus insurmontable, tout se portait à la tête et à la face. On connaît des femmes qui pendant la crise dite de retour, n'ont trouvé que dans la ventilation, du soulagement contre ces insupportables bouffées de

chaleur qui leur montent si fréquemment au visage. Ces médecins citent Mme la duchesse de
M...., devenue, à raison de son âge, très-sujette
à des chaleurs ascendantes, qui chez elle sont
d'autant plus incommodes et même douloureuses,
qu'elle est depuis long-temps affectée de goutte-
rose et de dartres à la face. Elle a besoin d'être
ventilée une partie de la journée et de la nuit. A
cet effet une de ses femmes est auprès d'elle, qui
ne remplit d'autres fonctions que celle-là.

Il est un cas de congestion sanguine dans la
tête, où les traitemens que nous venons d'exposer, au moins quant aux évacuations sanguines,
seraient très-nuisibles ; c'est celui où le sang s'en-
gorgerait dans la tête par l'effet de l'atonie du
cerveau. Ce cas doit se confondre parmi ceux des
apoplexies par asthénie encéphalique ; car il ne
manifeste que les symptômes de ces dernières.
C'est sans doute l'espèce d'apoplexie qui fit périr
le célèbre *Daubenton*, au moment où il venait
d'être élu sénateur ; on n'employa aucune espèce
de saignée, l'âge trop avancé en étant une contre-
indication, quoique l'attaque eût lieu par un
froid très-vif : le thermomètre indiquait 9° au-
dessous de glace. On trouva près de deux onces
de sang dans le ventricule droit du cerveau.

ESPÈCE PREMIÈRE.

De l'apoplexie tenant à la compression du cou.

La rougeur, la saillie et le gonflement des yeux, la couleur rouge et plombée de la figure, la tuméfaction de la langue, son issue hors de la bouche, la rougeur des oreilles, un pouls lent qui se perd sous le doigt, la chaleur de la peau et la respiration petite, qui prend ensuite le caractère apoplectique; voilà les signes particuliers à cette espèce.

Causes.

L'usage des colliers, des cravates, des mouchoirs trop fortement serrés ; la compression forte et subite par une corde et une ligature quelconque au cou, en sont les causes; de même que certains corps étrangers qui peuvent s'arrêter intérieurement dans les conduits de la tête au thorax. Les unes et les autres agissent en interceptant la respiration et la circulation du sang.

Pronostic.

Le pronostic est d'autant plus fâcheux que la compression du cou a été plus forte et a duré plus long-temps, ce qui s'annonce par l'état de la respiration. Plus elle est stertoreuse, grande, plus la mort est prochaine.

Traitement.

Il faut au plus vite avoir recours aux saignées et les répéter plus ou moins, selon le degré de congestion qui existe dans la tête.

L'usage des pédiluves sinapisés convient beau-coup ici. Les frictions sèches sur la poitrine, sur le bas-ventre, sur les cuisses, conviennent aussi, et particulièrement les ventouses scarifiées, appli-quées vers les extrémités inférieures. L'on recom-mande l'insufflation de l'air dans la bouche, faite avec une force graduée, dans le cas où la respira-tion serait petite et presque détruite.

ESPÈCE SEONDE.

De l'apoplexie, suite de la suppression d'une évacuation sanguine.

C'est ordinairement tout d'un coup que l'apo-plectique, dans cette espèce, perd le sentiment et le mouvement volontaire; le visage est d'une couleur plombée ou d'une rougeur bleuâtre; l'albuginée est très-injectée; la respiration labo-rieuse, grande; le pouls ordinairement plein, fort et fréquent. Il est sans plénitude et sans force, quand l'attaque se décide après un repas; les yeux sont bouffis ainsi que les lèvres; la bou-che est pleine d'écume.

Causes.

Cette apoplexie trouve ses causes dans la diminution ou suppression du flux hémorroïdal, d'une hémorragie nasale, presque habituels, du flux périodique, des lochies ou de toute autre évacuation accidentelle sanguine, devenue nécessaire au corps, soit à raison de l'habitude qu'en a contractée la nature ; soit à raison de la constitution pléthorique du sujet. *Raymond*, dans son traité des maladies qu'il est dangereux de guérir, cite une dame, âgée de trente-quatre ans, qui avait une suppression menstruelle depuis quelques mois. Il se forma chez elle, entre l'os de la pommette et le nez, une tumeur variqueuse de laquelle il sortait du sang de temps en temps. La malade se fit guérir et l'hémorragie ne reparut plus : bientôt après il survint de la pesanteur à la tête, la mémoire se perdit, les idées se brouillèrent, le sommeil devint opiniâtre ; enfin, une apoplexie foudroyante mit fin à tous les accidens et emporta la malade.

Nous citerons l'observation de Madame F... de Saint-Pons, âgée de 65 ans environ, d'un tempérament sanguin ; chargée d'embonpoint, sujette depuis l'âge de 25 ans à une hémorragie au bout d'un doigt de la main gauche, jusqu'à 40 ans cette dame a eu périodiquement et chaque mois les maladies de son sexe ; il lui est né plusieurs enfans ; mais soit que l'évacuation mensuelle ait été insuffisante, eu égard à son état pléthorique, soit quelqu'autre cause inconnue, la nature a toujours cherché à provoquer cette hémorragie. Depuis l'âge de retour, elle a été sujette à des bouffées de chaleur ; la figure devient par momens haute en couleur et presque plombée ; elle reste exposée à des suffocations, à des pesanteurs de tête, à des vertiges, etc. Toutes les fois qu'elle se sent dans cet état, cette dame, en pressant le bout de son doigt, qui reste constamment comme gercé, en fait jaillir du sang en plus ou moins grande quantité, selon qu'elle en sent le besoin ; et tous ses maux disparaissent, jusqu'à ce qu'une nouvelle pléthore se reproduisant, une nouvelle hémorragie la dissipe. Il est hors de doute que ces saignées naturelles conservent cette dame dans une bonne santé et la préservent d'accidens graves.

M. de F..., , âgé de 78 ans, d'un tempérament vif, avait à plusieurs reprises éprouvé des hémorragies nasales très-considérables ; on eut recours à certains moyens pour les arrêter ; on crut y parvenir au moyen d'une amulette que quelque bonne femme conseilla (un crapaud vivant serré dans un sachet, appliqué sur la région épigastrique) : ces évacuations sanguines arrêtées, on ne chercha pas à y suppléer par d'autres, le malade se croyant en parfaite santé, quoique incommodé

par quelques maux de tête. Quelques mois s'é-
taient à peine écoulés sans hémorragie, que tout
d'un coup, en se levant de table, il se plaint d'une
douleur vive à la tête, pousse un cri et tombe dans
une apoplexie foudroyante. Voici dans quel état
il fut trouvé. Le sentiment et le mouvement volontaire étaient totalement détruits; la figure
était plombée et tuméfiée; les yeux injectés et
fermés; le nez et la lèvre supérieure étaient de
couleur bleue et gonflés; la bouche écumait; la
respiration, petite d'abord, devint bientôt après
stertoreuse et fort grande par intervalles; le pouls
était fréquent sans plénitude ni tension. Pendant
deux heures et demie que dura l'attaque, nous
tentâmes plusieurs moyens, mais inutilement.
Nous ne pûmes obtenir aucune évacuation sanguine au moyen de la lancette, quoique les vaisseaux fussent assez apparens; les ventouses scarifiées en donnèrent très-peu.

Nous ne devons point passer sous silence un
autre genre d'évacuation sanguine qui se fait par
les pores chez certains sujets, et dont la suppression a été souvent mortelle. *Rondelet*, professeur
à Montpellier, a observé cette évacuation chez
un jeune étudiant à qui elle était indispensable
pour se bien porter. *Aristote* et *Théophraste*,
Marcellus-Donatus, *Fernel*, *Benivenius* et autres citent de pareilles observations. Cette évacuation tenant à un état particulier du corps,

elle était salutaire et n'a pu être supprimée sans qu'il en résultât de funestes accidens. *Raymond* parle d'un négociant sexagénaire, sujet à une sueur sanguine des jambes et des pieds, avec laquelle il se portait parfaitement. Cette évacuation s'étant arrêtée, il périt, au bout de quelques mois, d'une apoplexie foudroyante, qu'il fut impossible de prévenir.

Les signes avant-coureurs de ces espèces d'attaques sont, lorsque l'évacuation sanguine commence à diminuer, ou qu'elle est suspendue, des douleurs de tête fort vives et de longue durée, des étourdissemens, de l'assoupissement, des vertiges, de l'engourdissement dans une des extrémités, de la difficulté à parler, une marche pesante et une respiration pénible. Quelquefois le mal survient tout d'un coup, sans qu'on ait pu le soupçonner.

Pronostic.

Il est presque toujours fâcheux, quand l'apoplexie est déclarée (v. le pronostic de l'apoplexie sanguine).

Traitement curatif.

Evacuer le système sanguin en quantité suffisante pour amener un changement favorable dans les symptômes pressans, telle est l'indication à remplir, en s'aidant, outre les saignées générales,

des saignées partielles , de celles d'élection , par
exemple, à la vulve , au haut des cuisses , dans
les suppressions périodiques ; aux ailes du nez ,
dans l'intérieur des narines , aux tempes, au
cou , dans la suppression d'un épistaxis reconnu
nécessaire ; enfin à l'endroit, quel qu'il soit, que
le sang s'était choisi pour émonctoire pendant la
santé.

Ce que nous avons dit dans le traitement général de l'apoplexie sanguine , trouve son application dans cette espèce , comme dans toutes
celles de ce genre.

Traitement prophylactique.

Il doit être mis en usage aux moindres signes
annonçant une incommodité causée dans la tête
par le sang qui y arrive en désordre ; nous les
connaissons , et ce qui les fait raisonnablement
soupçonner, c'est la diminution ou la suppression
de l'écoulement sanguin. On a recours à tous les
moyens capables de détourner le sang de la tête ,
et de l'appeler vers le lieu où il se portait et qui
lui était propre. Pour cela on doit ouvrir les veines le plus près possible de l'organe qui est le
siége de l'hémorragie. On ne risque rien de faire
plus , et on a tout à craindre en faisant moins.
On soumet la personne menacée de cette sorte
d'apoplexie à la diète , au régime , etc... , déjà
prescrits pour l'apoplexie sanguine.

ESPÈCE TROISIÈME.

De l'Apoplexie des nouveaux nés.

Les enfans peuvent naître dans un état apoplectique ; leur face alors est violette, livide et tuméfiée ; leurs paupières gonflées ; leurs yeux saillans ; leur cou et leur poitrine vergetés ; leur respiration gênée ; il y a perte du sentiment et du mouvement.

Causes.

La cause de cette apoplexie tient presque toujours, à la manière violente dont s'est terminé l'accouchement ; le sang a dû refluer vers le cerveau avec trop de force. Elle peut dépendre aussi de tout ce qui entrave la respiration ou l'empêche de s'exécuter librement, quelques heures après la naissance.

Traitement.

L'on traite cette maladie au moyen de la saignée par la section du cordon ombilical ; il en résulte une hémorragie qui débarrasse la tête et la poitrine surchargés de sang ; ce dégorgement fait cesser la compression du cerveau qui anéantit les forces vitales ; par une suite nécessaire, la poitrine devient libre, et les mouvemens de la circulation s'établissent : la respiration ne com-

mencerait pas si la compression n'avait déjà cessé
ou du moins diminué. L'action musculaire, indispensable pour que la respiration et la circulation
puissent avoir lieu , étant sous la dépendance du
cerveau , un irritant quelconque , employé auparavant pour exciter l'action des poumons et du
cœur, serait hors d'état de produire aucun effet.

Quelques physiologistes conseillent de ne jamais couper le cordon ombilical , avant que l'enfant ait jeté plusieurs cris : ce précepte, que l'on
doit suivre dans certains cas de mort apparente
du nouveau-né (la syncope), n'est pas applicable
ici; il est démontré que, dans l'état apoplectique,
on ne peut faire cesser les accidens et établir la
respiration qu'en coupant promptement le cordon et en ne le liant pas tout de suite. On doit
même n'en faire la ligature que quand les cris
et les mouvemens de l'enfant ont donné l'assurance que les fonctions s'exécutent. Si même
après on s'aperçoit que la respiration est suspendue , et que par le visage de l'enfant on soit
averti d'une suffocation sanguine, il faut délier
le cordon et provoquer une hémorragie suffisante.

Si la section ou la pression exercée sur le cordon ombilical une fois coupé , ne donnaient que
quelques gouttes de sang , alors on aurait recours
à l'application des sangsues derrière les oreilles.

ESPÈCE QUATRIÈME.

De l'Apoplexie , suite du peu d'étendue des membres.

Le peu d'étendue des membres est encore une cause assez fréquente d'apoplexie, chez les personnes dont le tronc est plus prononcé que les extrémités , et les viscères assez développés. Le sang alors n'a pas de longs trajets à parcourir : les viscères en sont toujours gorgés ; ceux de l'abdomen acquièrent une vitalité considérable ; les nerfs des intestins une susceptibilité plus ou moins grande , dit M. *Portal* , et les fonctions animales s'accroissent à proportion. La susceptibilité du cerveau , continue cet auteur , est constamment très-forte dans ces cas, ce qui détermine l'impulsion du sang artériel vers cette région. Entr'autres cas de cette espèce , nous citerons celui de M. R. . . . Ce respectable ecclésiastique tenait de la nature une organisation défectueuse : chez lui le tronc , court et difforme par-devant et par derrière , était placé sur deux membres abdominaux très-longs. Il était sujet depuis long-temps à des maux de tête fréquens et assez violens, qu'on attribuait à une forte contention d'esprit , mais qui probablement se rattachaient bien plutôt à la mauvaise configuration de son physique. Ces maux de tête ont fini par une attaque d'apoplexie qui a emporté le malade.

Pronostic.

L'attaque décidée, la mort la termine toujours.

Traitement.

Les divers traitemens sont ceux qui ont eté décrits dans l'apoplexie sanguine ; mais que peut-on contre les vices d'une pareille organisation ?

GENRE DEUXIÈME.

De l'Apoplexie inflammatoire.

Cette apoplexie tient à une fausse pléthore du système sanguin ; au lieu que l'apoplexie sanguine résulte d'une vraie pléthore. Là, comme dans toutes les maladies inflammatoires, elle est dite par raréfaction du sang.

« L'inflammation suppose toujours le déplacement du sang, ou sa trop grande contrainte dans les vaisseaux, dit *Raulin.* Les globules de ce liquide ne sont pas étroitement adhérens les uns aux autres ; les pelotons considérables de l'air, contenus dans les espaces qu'ils laissent de l'un à l'autre, se réunissent dès que le concours des liqueurs a cessé : ils font des efforts continuels pour se mettre en liberté, ils se dilatent, augmentent le volume du liquide. Mais ils sont retenus malgré leurs efforts dans les calibres déjà trop tendus. Tout concourt à opposer des résis-tances aux fibres voisines ; celles-ci acquièrent plus de force , leurs ressorts étant plus resserrés en acquièrent des vibrations plus puissantes; tout porte sur l'endroit engorgé. Les liqueurs dont la progression est arrêtée , revenant sur elles-mêmes , l'air contenu s'échauffe , se dilate de plus en plus, les liqueurs se décomposent insensible-ment , leur volume augmente par leur désunion , et l'engorgement devient plus considérable par la suppression du mouvement progressif d'un nombre de collatéraux qui y aboutissent ; ils s'enflamment également, la fièvre s'allume , il s'opère une putréfaction , il se forme un abcès , c'est le terme des inflammations.

Boërhaave qui , depuis les expériences de *Leuwenhoëck*, admet qu'un globule sanguin est composé de la réunion de six globules jaunes, et chacun de ceux-ci de six globules séreux, appropriait aussi un genre de vaisseau à chaque espèce de globules; de sorte que si un globule rouge s'échappait de la circulation dans ses vaisseaux sanguins, pour passer dans les vaisseaux lymphatiques propres aux globules jaunes, ou dans les vaisseaux séreux propres aux globules séreux ; les uns et les autres de ces derniers vaisseaux n'étant pas en rapport par leur forme avec celle du globule sanguin , celui-ci ne pouvait pénétrer bien avant , s'arrêtait et déterminait une obstruction. Le sang s'arrêtant de

proche en proche dans les vaisseaux qui aboutissent à celui-là , cette accumulation produite
par ce que *Boërhaave* appelait une erreur de lieu,
opérait l'inflammation.

On a combattu ce système, tout ingénieux
qu'on l'ait trouvé : nous ne suivrons pas les ad-
versaires de *Boërhaave* , dans leurs démonstra-
tions ; nous ne rapporterons pas ce qu'ils disent
pour prouver que l'obstruction , si elle a lieu, ne
peut produire l'inflammation , et que l'erreur de
lieu , dans le sens que lui assignait *Boërhaave* ,
n'existe pas ; ces détails , sans nous jeter absolument hors de notre sujet, nous entraîneraient trop
loin.

Parmi les pathologistes, il en est qui attribuent
l'inflammation à un état de spasme ou de constriction des artères ; d'autres à une diathèse particulière tendant à l'inflammation; quelques-uns
à une raréfaction du sang : le plus grand nombre
aujourd'hui, joignant leurs explications à celles des
anciens , tels qu'*Hippocrate*, *Vith* , *Vanhelmont* ,
attribuent. généralement l'inflammation à un stimulus , à un âcre que ce dernier a appelé épine
inflammatoire , et qui produit une irritation. Il
est certain que ces opinions sont conformes à ce
qui se passe dans les inflammations externes produites par une cause irritante ; que ce soit un
corps étranger qui ait décidé ou qui entretienne
l'irritation , ou qu'elle soit déterminée par la pré-

sence d'une humeur viciée , etc. , la partie qui en est le siége , devient centre de fluxion : *ubi dolor, ibi fluxus*. Selon que cette irritation est plus ou moins forte , elle attire à elle le sang qui arrive de toutes parts , en rétrogradant même dans ses propres vaisseaux , par l'effet , ajoute-t-on , d'un plus haut degré de vitalité qui s'établit vicieusement sur cette partie.

La différence donc qui existe entre les qualités du sang dans les apoplexies sanguines et dans les inflammatoires ; c'est que là le sang pèche par sa trop grande quantité , soit générale dans le système sanguin , soit particulière pour l'organe cérébral ; au lieu qu'ici , le sang en quantité naturelle , troublé dans sa circulation par un agent quelconque qui se mêle à lui , acquiert une activité plus forte , se presse dans les vaisseaux , et arrivant dans le cerveau avec trop d'impétuosité s'y engorge, s'y épanche. Dans ce cas , il se porte au cerveau , comme il pourrait se porter sur la poitrine ou ailleurs. Mais si déjà cet agent est fixé sur le cerveau , l'inflammation peut rester locale , ou devenir générale.

Le cerveau est aussi susceptible d'inflammation dans sa propre substance ; cette maladie mieux observée de nos jours , est plus fréquente qu'on ne l'avait pensé. Nous nous occuperons de cet état du cerveau dans l'ordre des apoplexies organiques. Là , nous en traiterons comme d'une ma-

ladie donnant lieu à d'autres consécutives qu'on a
nommées apoplexies organiques.

Nous nous arrêtons ici à la description des
apoplexies inflammatoires, tenant à une phlogose
générale, mais dont les effets se font particuliè-
ment ressentir sur le cerveau.

Dans l'apoplexie inflammatoire, il y a abolition
rarement graduée et presque subite des sens et
du mouvement volontaire, avec une rougeur âcre
et plombée au visage, quelquefois une pâleur
momentanée. Les yeux sont larmoyans et vifs,
souvent comme égarés; le pouls, quoique parfois
petit et concentré, est dur et très-fréquent. Il y a
beaucoup de chaleur, particulièrement à la tête
et sur la poitrine; la respiration est très-active et
courte. On doit donner à cette dernière considération une attention sérieuse. C'est la manière
dont se fait cette fonction, dit *Stoll*, qui annonce
le plus clairement le genre inflammatoire. La respiration courte, très-pressée, qui ne s'exécute
que par le mouvement du bas-ventre, est un des
signes qui annonce le plus l'état phlogistique.

Signes précurseurs.

Ces signes sont la rougeur de la face et du cou,
les yeux fixes et enflammés, ne pouvant supporter la plus faible lumière; quelquefois une toux
sèche, de grandes aspirations, des inquiétudes,
une extrême vivacité dans le pouls, qui devient

dur, fréquent, serré, souvent avec des inégalités et des intermittences marquées. Les urines sont rouges, se suspendent, ainsi que les autres sécrétions.

Les personnes menacées de ce genre d'attaque ressentent des battemens plus ou moins considérables, et des douleurs dans la tête. Elles croient parfois entendre des bruits qui troublent leur imagination ; leur langue est rouge, tremblante; leur bouche se dessèche ; le délire survient enfin et même les convulsions.

Causes.

Elles se trouvent communément dans une constitution atmosphérique, froide et sèche, propre à certains temps ; dans de violens exercices au soleil, quand on n'y est pas habitué; dans une matière âcre, déposée dans le sang, et y entretenant une irritation, comme une humeur dépravée ; une sécrétion rentrée, une émanation respirée, des corps introduits par les voies digestives. Toutes ces causes, comme agent secondaire, peuvent déterminer l'apoplexie.

Ouverture des corps.

L'autopsie découvre, comme dans les apoplexies sanguines, des engorgemens et des épanchemens de sang dans le cerveau et ses dépendances (Voyez l'ouverture des corps dans l'apoplexie sanguine).

Pronostic.

Le malade meurt, pour l'ordinaire, très prompt-
tement dans cette espèce d'attaque.

Traitement.

Le traitement consiste ici à tirer du sang en
assez grande quantité. *Hippocrate* recommandait
les saignées copieuses dans les apoplexies qui paraissent brusquement, et qui n'ont été précédées
d'aucune indisposition ; parce qu'il regardait ces
maladies comme éminemment phlogistiques.
« *Quum autem aliquis repentè voce privatur, ve-
narum interruptiones faciant ; si benè valenti hoc
accidat, sine occasione aut aliâ validâ causâ,
venam secare oportet.* »

On doit, dans l'apoplexie inflammatoire, distinguer l'état de la fluxion sanguine. « Dans le premier temps de l'invasion et des accroissemens de
la fluxion inflammatoire, dit P. J. *Barthez* (p. 15,
part. 12, 1er mémoire, ouvrage cité), on doit
ordonner d'abord la saignée révulsive ; et d'autant
plus, lorsqu'on est fondé à croire que le traitement de cette fluxion exigera plusieurs saignées.
Telle est la pratique que *Galien* a suivie, et qu'il
a attribuée à *Hippocrate* ; et le précepte en est
appuyé sur l'observation de tous les temps. Quand
la fluxion est dans l'état, ou bien fixée, s'il y a
lieu de penser qu'une seule saignée suffise, il faut

que cette saignée soit dérivative. On doit alors toujours suivre cette pratique, qui, d'ailleurs, était celle d'*Hippocrate*, comme *Prosper-Martianus* l'a démontré ».

Les saignées doivent d'autant moins être ménagées qu'on a lieu de présumer qu'une apoplexie, qui s'établit tout d'un coup, tient à un excès de force et de vigueur dans la plupart des cas. *Vallesius* (épid. lib. 7, pag. 835) soutient que les fluxions qui s'établissent brusquement, sont dues à ces causes.

Les saignées révulsives, dans ces circonstances, doivent d'abord être pratiquées aux bras, quoiqu'on ait cherché à établir que vers le principe d'une fluxion, il faut faire les saignées révulsives le plus loin possible de la partie qui en est le siége. La saignée du bras est révulsive, dit *Grimaud*, par rapport aux fluxions déterminées sur la tête; et cette saignée doit constamment être appliquée, tant que l'appareil de fluxion subsiste, ou bien quand cette fluxion s'établit tout d'un coup et par un mouvement brusque et très-manifeste. Mais quand la fluxion inflammatoire est faite, ce que l'on reconnaît, dit *Short*, aux signes pris de la tête accompagnés du refroidissement des extrémités, il faut user des saignées dérivatives : les saignées du pied, comme toute autre pareillement révulsive, seraient dans ce cas très-nuisibles, à moins que la fluxion qui paraissait être dans un état fixe, ne se renouvelât à plusieurs reprises.

Dès que le cerveau donne des signes qui manifestent le déplacement de la fluxion inflammatoire, on doit pratiquer les saignées révulsives au dos, à l'intérieur et au haut des cuisses, aux malléoles, etc., selon les circonstances. Avant tout, si l'on a déjà donné quelques antiphlogistiques intérieurement, on les continuera. On doit s'abstenir de faire respirer l'alkali, le vinaigre. *Brambille* a vu souvent les mauvais effets de l'application du vinaigre dans le principe des fluxions inflammatoires. Il établit avec beaucoup d'autres, que généralement parlant, ce moyen est pernicieux dans les inflammations vives.

Voici un cas d'apoplexie inflammatoire traitée avantageusement par les saignées. Le sieur A...., d'une stature petite et replète, fut tout à coup frappé d'apoplexie ; quand nous arrivâmes auprès de lui, nous le trouvâmes dans l'attaque avec hémiplégie ; sa figure était bouffie et plombée ; ses yeux rouges et larmoyans ; son pouls très-fréquent ; sa respiration pénible et abdominale. Nous n'hésitâmes pas un instant à faire une large et copieuse saignée au bras non paralysé. Le malade donna quelques signes qui nous aidèrent à comprendre que ses facultés intellectuelles reprenaient. C'est vers six heures du soir qu'il avait eu l'attaque. A minuit les symptômes reparurent avec plus d'intensité ; la respiration surtout devint

très-pénible et très-embarrassée. Nous fûmes apⁱ
pelés de nouveau : pressés par de vives instances,
nous nous rendîmes, quoique indisposé, auprès du
malade à qui nous tirâmes trois bonnes palettes
de sang. Cette seconde opération le sauva ; il recouvra presqu'à l'instant sa connaissance, au point
qu'il put apprécier l'effet de cette évacuation.
L'application des sangsues eut lieu plusieurs fois
dans l'espace de trois ou quatre jours ; et le malade fut soumis au régime anti-phlogistique.

Il convient d'être rigoureux pour la diète, en
ayant égard à la constitution de la personne : est-
elle très-robuste, on lui interdira toute sorte d'a-
limens, le bouillon de viande même. On ne le
fera qu'avec du veau, pour les individus d'un
tempérament faible. Au bout de quelques jours,
on leur fera prendre des substances végétales. Les
boissons seront acidulées en été ; en hiver on leur
préférera les mucilagineuses, de crainte que les
premières, par leur acidité, n'irritent l'organe pulmonaire, susceptible dans cette dernière saison
d'être attéint d'affections catarrhales.

L'usage du vin doit être écarté, à plus forte
raison celui des spiritueux.

L'air ne sera ni trop chaud, ni trop froid ;
l'un raréfie les solides et les liquides, l'autre les
condense. Un juste milieu est préférable.

Les excès de sommeil et de veille sont également nuisibles. On tiendra les évacuations libres

par les moyens appropriés à chaque émonctoire. On donnera cours aux urines à la faveur des diurétiques, comme les tisanes nitrées, légèrement acidulées. On entretiendra la liberté du ventre au moyen de lavemens dégagés d'irritans (a); on procurera la transpiration par des diaphorétiques très-légers, comme des infusions de fleurs de coquelicot, de sureau.

Trop d'exercice nuit aussi, comme toute émotion vive de l'ame.

Les vésicatoires peuvent s'appliquer au genre d'apoplexie dont nous traitons. Ils agissent efficacement dans les cas où la cause de la maladie est d'une nature très-mobile, et par cela facile à déplacer. Leur effet est d'opérer une révulsion. Ils doivent être tirés de la classe des végétaux et non des cantharides, toujours afin de ne pas augmenter les forces de l'agent qui excite le sang avec trop d'énergie.

Les répercussifs à employer, tels que l'application sur la tête, de glace, d'eau froide seule ou mêlée avec du vinaigre, sont subordonnés au temps et aux progrès de l'inflammation. Au mo-

______

(a) Il faut abandonner cette méthode assez généralement répandue, de conseiller dans tous les cas d'apoplexie, les lavemens irritans, comme révulsifs. On sent le vice d'une pareille méthode pour les apoplexies où il y a excitation générale dans le système vasculaire sanguin.

ment de l'imminence, ils agissent en resserrant les vaisseaux de la partie qui s'enflamme ; ils empê-chent par là les humeurs de s'y porter en quan-tité, expulsant en même temps celles qui ont commencé d'y aborder. On peut y recourir alors avec d'autant plus de confiance que ces topiques, selon plusieurs praticiens, diminuent la sensibilité nerveuse et par suite l'effet de l'irritation sur le cerveau. Mais dans une inflammation établie et forte ils ne seraient que préjudiciables, disent d'autres médecins, en décidant une stase humo-rale, une délitescence que favoriserait puissam-ment cette même constriction qui tout-à-l'heure était avantageuse. M. F. *Lallemand* explique comment ce topique agit mal dans de certains cas où il semblerait fort utile.

Il cite des observations sans nombre qui attes-tent l'heureuse application de la glace dans toutes les affections inflammatoires du cerveau et de ses membranes. Nous allons transcrire ce qu'il en dit (page 301 de sa deuxième lettre) : « Voici comme j'emploie la glace : je la fais mettre dans une ves-sie, afin qu'elle ne mouille ni le lit, ni le corps du malade ; je ne la fais remplir qu'à moitié pour qu'elle s'étale et se moule sur la convexité du front. Tant qu'il reste un morceau de glace qui n'est pas fondu, la température du liquide étant à zéro, il est inutile de la renouveler. Au bout de deux heures au moins, la peau du front est très-froide : Il faut la laisser réchauffer pendant un quart-d'heure ou une demi-heure ; mais aussitôt qu'elle se réchauffe , il faut réappliquer la glace , parce que sans cela la réaction qui commence à s'opérer produirait une vive congestion vers la tête , et l'on aurait produit plus de mal que de bien. Les effets de la glace sont très-prompts et très-énergiques ; on peut l'appliquer dans les cas même où la débilité est extrême , parce qu'elle ne produit pas un effet général comme les bains froids , les affusions fraîches. Son action étant locale et peu étendue , il ne peut en résulter de ces refroidissemens universels dont on a tant de peine à tirer les malades ; par conséquent, on n'a pas à craindre de produire d'autres maladies , en voulant guérir celle du cerveau. Enfin l'emploi de la glace est possible et même facile dans toutes les circonstances : on ne peut, à beaucoup près , en dire autant des bains froids et des affusions. La glace surtout convient dans les cas où l'on n'ose pas saigner , parce qu'elle diminue la congestion cérébrale , sans soustraire de l'économie des matériaux dont la réparation est difficile. C'est, avec la saignée, le moyen le plus efficace qu'on puisse employer contre les affections cérébrales. »

Les bains froids et les affusions fraîches , récusés par M. *Lallemand* , n'excluent pas, comme produisant un effet analogue à la glace , l'application de l'eau froide sur la tête , dans les congestions et inflammations qui peuvent y avoir lieu. Du moins nous lui reconnaissons cette vertu par une expérience journalière.

La veuve Arm..., de Riols, a été délivrée d'une céphalalgie tenant à une congestion sanguine au cerveau, dans une hémiplegie, par l'application de l'eau froide sur la tête, précédée de quelques saignées. L'hémiplegie même a éprouvé un changement favorable, puisque la malade a pu marcher sans trop traîner la jambe, et que le bras a recouvré le sentiment et une partie du mouvement.

Marie Aus..., du même lieu, tombe de dessus une charrette ; elle reste suspendue la tête en bas et par terre ; elle est ainsi traînée à quelques pas. Enfin elle reçoit des secours. On la porte chez elle avec une hémorragie considérable à l'oreille droite. On lui applique le lendemain des sangsues à cette partie et au cou. Le surlendemain on pratique des scarifications à la nuque qu'on recouvre de plusieurs ventouses. Une forte céphalalgie résiste à tous ces moyens aidés d'une diète totale. Mais elle disparaît le soir du même jour, grâce à des linges trempés dans de l'eau très-froide, renouvelés et constamment appliqués sur la tête, tandis que les jambes de la malade étaient plongées dans de l'eau d'une chaleur modérée. — Quatre jours après, la guérison était parfaite.

Les signes qui ont fait craindre l'arrivée ou la

récidive d'une apoplexie phlogistique étant cal-
més, il faut s'occuper des causes qui leur ont
donné lieu. Le mode prophylactique, qui devient
curatif, varie autant qu'elles ; aussi serons-nous
obligé de nous arrêter à certaines pour en faire des
espèces particulières, eu égard au traitement.

Traitement prophylactique.

Il est en très-grande partie le même que celui
de l'apoplexie sanguine ; le même aussi que le traitement curatif de l'apoplexie inflammatoire, au
mode d'action près, qui doit être moindre et plus
lent.

Nous ferons remarquer ici, par rapport aux
personnes qui s'exposent aux ardeurs du soleil, que
celles-là doivent surtout les éviter qui, en y restant quelques momens, ressentent une douleur
obtuse dans la tête.

ESPÈCE PREMIÈRE.

De l'apoplexie par excès de boissons spiritueuses.

Cette espèce, qui est très-commune, mérite bien
qu'on en parle séparément. Si la description que
nous allons en faire nécessite des répétitions, si
elle paraît surabondante à quelques-uns, elle ne
semblera point telle à ceux qui ont vu souvent des

détails minutieux conduire à de nouveaux moyens de sauver les malades.

Les symptômes en sont pareils à ceux de l'apoplexie inflammatoire, quand elle arrive par suite d'un usage immodéré, et quelque temps soutenu, de liqueurs échauffantes qui, en raréfiant le sang, lui donnent plus d'expansibilité et déterminent l'inflammation. Au contraire, lorsqu'elle succède à l'ivresse, outre la subite abolition des sens et des mouvemens volontaires, outre la respiration stertoreuse, l'on voit le visage plus fréquemment rouge que pâle, les vaisseaux des yeux distendus, les traits décomposés, et l'expiration exhale une odeur de vin.

Les signes précurseurs qui annoncent une apoplexie par abus de liqueurs spiritueuses sont : le démarche chancelante de l'individu menacé, les mains tremblantes, les sens comme engourdis, les étourdissemens, les vertiges, le vomissement le matin à jeun, un pouls plein et fort, un sommeil très-profond d'abord, puis inquiétant au moindre repos ; le teint haut en couleur, les yeux rouges ainsi que les paupières ; les lèvres grosses et tremblantes, le visage bourgeonné, le nez surtout qui quelquefois est couvert d'excroissances et de rougeurs. Ce trait de la figure chez l'ivrogne a fait dire à Fallstaf, dans une des pièces de Shakspeare : la figure de l'ivrogne Bardulph est un charbon allumé qui l'éclaire dans la nuit pour aller de cabaret en cabaret.

On remarque aussi qu'il y a oppression comme chez un asthmatique, constipation ou éjection de matières sèches et dures, que les urines sont un peu montées en couleur et troubles; que la mémoire et le jugement s'altèrent; que les plaisirs de l'imagination, les sentimens de l'ame vont en diminuant et s'éteignent. Les goûts deviennent puérils; le buveur indifférent à lui-même, respecte peu les autres; il ne vit que pour boire, il s'abrutit, s'appesantit, et périt enfin de l'apoplexie, le plus communément compagne de l'ivrognerie. *Sauvages* a reconnu une apoplexie témulente.

Causes.

L'abus des liqueurs spiritueuses ou fermentescibles, telle est la cause visible de cette apoplexie inflammatoire aigüe comme de celle qui s'établit lentement. On doit n'en boire que peu, s'en priver même, à moins d'être de ces personnes dont les fonctions vitales ont peu d'énergie, et qui ont besoin de quelque stimulant alkoolique pour faciliter et régulariser les fonctions digestives. Dans ce cas on préférera les liqueurs de table à l'eau-de-vie, malgré le préjugé contracté qui est généralement répandu même parmi la classe éclairée de la société. L'eau-de-vie pure est très-chaude, très-active et presque brûlante sur les parois de l'œsophage et de l'estomac. Les liqueurs étant essentiellement composées d'un liquide aqueux saturé de sucre, leur boisson en est infiniment plus douce, et bien moins mordicante.

Les liqueurs alkooliques, dans cette espèce d'apoplexie, entraînent ordinairement, coup sur coup (quand elle est inflammatoire aiguë), tous les désordres qui tiennent à une vive irritation, à l'agacement extrême des membranes de l'estomac gorgé de substances fermentescibles et presque corrosives. L'état violent de cet organe et son éré-tisme se répandent sur tout le système nerveux et vasculaire; il en résulte de la perversion dans les mouvemens de la circulation, de la confusion dans les fonctions du cerveau, comme nous l'avons dit, enfin l'attaque apoplectique.

Dans l'apoplexie inflammatoire chronique, te-nant aux mêmes excès de boissons spiritueuses, les mêmes désordres se font remarquer; mais comme ils agissent successivement et avec lenteur, ils ne ménagent la victime, que pour la frapper plus sûrement.

Pronostic.

On peut à tout âge périr de cette apoplexie : le jeune homme, comme l'adulte et le vieillard, y sont exposés, mais plus particulièrement ce dernier.

G. B...., âgé de huit ans, sentant un matin son estomac faible, demanda quelque restaurant à son père qui couchait dans sa chambre. Celui-ci avait à côté de lui de l'eau-de-vie tenant en infusion de l'écorce de citron ; il lui en donna un travers de doigt dans un verre, puis se leva laissant l'enfant tranquille. L'imprudent retourna à la bouteille dont il but une bonne portion. On ne monta dans l'appartement qu'assez tard et lorsqu'on ne vit pas l'enfant descendre : on le trouva dans un état apoplectique, où il périt au bout de quelques instans.

Il n'y a pas de remède quand l'abus des liqueurs est invétéré, soit que la maladie fasse une irruption subite, soit qu'elle ne vienne qu'à la suite d'indices plus ou moins graves. On peut guérir, quand elle est la suite d'une ivresse accidentelle.

Autopsie.

Le cerveau, quand il y a eu mort subite, présente des épanchemens sanguins ou séreux, dont *Morgagni* surtout nous a conservé les détails.

Traitement curatif.

Dès le moment que l'attaque s'est prononcée, il faut saigner aux bras, faire mordre des sangsues aux extrémités inférieures, mettre les jambes du malade dans des bains sinapisés, les couvrir ensuite d'un large cataplasme de moutarde ; faire prendre, s'il est possible, de l'eau saturée de tartrite acidule de potasse ; donner à respirer l'acide acétique qui agit heureusement dans ce cas. On

sait le succès que procure l'application de cet acide
sur les bourses d'un homme pris de vin. On doit
en outre prescrire des lavemens avec de l'eau saturée de tartrite acidule de potasse, et s'aider de tous
les moyens recommandés pour l'apoplexie inflammatoire.

Peut-on, comme moyen thérapeutique, arracher quelques poils de la barbe?

Voici une observation rapportée par *M. Pinel*
dans sa nosographie philosophique, et prise dans
un recueil de faits de médecine, par *Henricus-
ab-Heers*. Un homme ivre était plongé dans un
sommeil profond depuis quatre jours. Ce praticien
fait arracher quelques poils de la moustache,
l'ivrogne s'éveille en sursaut, s'emportant avec
violence contre celui qui l'a ordonné, avec menace de frapper, s'il ose encore toucher à sa barbe.

On conseille dans l'ivresse, comme un des meilleurs remèdes, l'éther sulfurique; il peut en effet
être employé avec avantage dans l'apoplexie qui
succède à l'ivresse, à la suite des saignées.

Traitement prophylactique.

Voit-on paraitre quelque symptôme, prélude
de l'apoplexie, il faut changer de régime, abandonner l'habitude des liqueurs, sinon tout d'un
coup, au moins successivement et par degré: user
intérieurement de rafraîchissans, surtout de boissons acidules, appeler l'appareil fluxionnaire du

sang vers les extrémités inférieures, au moyen des saignées, des lavemens, des bains, tenir enfin le ventre libre au moyen des minoratifs.

C...., s'étant habitué à boire tous les matins de l'eau-de-vie en assez grande quantité, et beaucoup de vin dans la journée, fut pris de vertiges, de balbutiement, d'incohérence dans ses idées. Il était constamment assoupi : il éprouvait des fourmillemens dans tout le corps; la figure était animée, les conjonctives injectées; le pouls plein. On crut un jour qu'il allait avoir une attaque d'apoplexie. Dans cet état on lui fit d'abondantes saignées; les symptômes se calmèrent un peu, mais non pas assez pour qu'on pût se contenter des premières. D'autres furent en conséquence pratiquées aux pieds. On appliqua des sangsues au dos, et la maladie qui se préparait avorta.

Souvent ce n'est pas par déréglement que l'on contracte l'habitude de la boisson. Voici comment la chose arrive d'ordinaire. D'abord on boit hors des repas, souvent pour l'agrément du goût et de l'odorat; on le fait ensuite pour hâter ou plutôt sous prétexte de faciliter la digestion. On place entre les deux services ce qu'on appelle *le coup du milieu*. Les Apicius modernes en mettent un autre après le potage. Ce qui devrait naturellement exciter un estomac froid et paresseux finit par l'engourdir. Cet organe accoutumé aux spiritueux en réclame sans cesse, on le contente, tout en satisfaisant ses goûts ; on mange moins et l'on boit davantage (1); le désordre intérieur va en augmentant, et l'usage des liqueurs aussi. On s'en gorge non-seulement pendant et après les repas, mais encore en se couchant, et souvent le matin à jeun, en se levant. C'est surtout alors quand l'estomac est vide, que les spiritueux sont nuisibles. Toute liqueur alkoolique agit sur les membranes de cet organe, en relève momentanément l'activité, égare et contente la personne : mais cette activité détermine une vive irritation ; ce qui n'a pas lieu quand l'estomac contient des alimens, les liqueurs y pénètrent et leurs effets sur les parois de ce viscère deviennent beaucoup moins sensibles. Le désordre dans l'état contraire passe de l'estomac aux autres organes ; l'irritation se propage dans tout le système vasculaire qui s'enflamme; et si elle se fait ressentir plus particulièrement dans la tête, il en résulte l'apoplexie.

Quant aux gens moins aisés, c'est l'abus de l'eau-de-vie et du vin qui les expose à cette maladie. La plupart ne sauraient commencer leur journée sans

---

(1) Au moment où j'écris ceci, j'apprends qu'un militaire, d'un grade supérieur, a bu, en passant dans cette ville, deux livres d'eau-de-vie à 24 degrés, après son dîner, avec son aide-de-camp. Il est malheureux que tant de militaires se livrent aveuglément à un usage si pernicieux.

boire. Ce moyen qui les excite momentanément en leur procurant une chaleur et un bien-être passager, est répété avec complaisance ; trop souvent on augmente la dose ; trop souvent aussi l'excès détermine une excitation organique, qui, elle-même, décide un trouble vital et l'apoplexie.

L'abus du cidre, du poiré, de la bière surtout, boisson qui contient diverses substances, mêlées avec l'alkool, peut entraîner les mêmes suites. Ces liqueurs, comme d'autres également fermentescibles, semblent agir en raréfiant le sang. On voit des gens qui font un usage immodéré de la bière et cela avec une pleine sécurité. Nous devons les prévenir qu'elle ouvre deux voies à l'apoplexie ; elle agit à la fois par la fermentation, et par la graisse qu'elle engendre. On objectera que dans plusieurs pays on en boit impunément sans redouter l'apoplexie ; impunément, voilà ce dont nous ne convenons pas. Il est vrai seulement que notre petite bière nuit beaucoup moins que la forte, moins surtout que les bières brunes et colorées de France et de Bruxelles, que les porters anglais, que le mumme des allemands ; mais cela n'empêche pas que, prise en quantité démesurée, dans les contrées même où elle est boisson ordinaire, elle ne produise de mauvais effets sur l'économie animale.

Bien d'autres maladies sont la suite de l'abus que nous combattons, nous avons dû nous bor-

ner à l'apoplexie, cependant nous ferons remarquer qu'il jette un brandon inflammable dans le
corps, tel, qu'on n'hésite pas de lui attribuer les
combustions humaines spontanées ; maladie singulière et terrible , dont l'existence est mise hors
de doute.

ESPÈCE SECONDE.

De l'apoplexie occasionée par des substances narcotiques.

Il y a de l'analogie entre l'action des substances
narcotiques et celle des liqueurs vineuses et alkooliques ; c'est dans leur effet sur l'organe cérébral qu'on la trouve. Voilà pourquoi nous plaçons cette espèce immédiatement après l'autre,
bien que plusieurs médecins n'admettent pas l'i-
dentité d'action entre l'opium et les spiritueux.
Nous les différencions par leur médication, narcotique dans l'une et diffusible dans l'autre.

Outre les symptômes généraux, on observe ici
en particulier, l'inégalité, la lenteur, la faiblesse
et l'intermittence du pouls ; un état convulsif, de
l'estomac avec vomissement, des yeux, quelquefois de la machoire ; le gonflement de la figure ;
la dilatation des tissus érectiles ; la rigidité des
membres. L'épigastre est dans un mouvement

violent, qui répond à celui de la respiration,
pendant l'ingestion de la substance narcotique:
mais après l'ingestion, l'inertie gagne cet organe,
elle se propage dans tous les autres, d'où résultent
les sueurs, la constipation, le ralentissement de
la respiration, etc.... On remarque l'odeur vireuse
de l'opium dans certaines excrétions, les sueurs
et les urines par exemple.

L'opium est entre les substances narcotiques,
comme la jusquiame (1), la ciguë (2), la bella
dona (3), le stramonium (4), etc...., celle qui
conduit le plus promptement à l'apoplexie. Elles
agissent toutes sur le cerveau, en provoquant une
médication presque semblable : toutefois chacune
d'elles suscite à sa manière des changemens phy-
siologiques et pathologiques. L'opium agit en
poussant le sang vers la tête, dit *Stoll* (V. sa
Méd. Prat., tom. 1, pag. 192); en retardant la
circulation du sang dans la tête, dit *Lazerme*. Les
poisons narcotiques, dit *M. Portal*, ainsi que le
méphitisme, n'occasionnent-ils pas une pléthore
locale dans le cerveau, qui est bientôt suivie d'inflammation, indépendamment de leur action dé-
létère sur les nerfs et sur les muscles, qui détruit
la sensibilité des uns et l'irritabilité des autres.
On est d'accord que l'opium agit fortement sur

____

(1) Hyoscyamus. (2) Cicuta. (3) Atropa bella dona.
(4) Datura stramonium.

l'appareil circulatoire ; mais on ne l'est pas sur le caractère de la puissance qu'il exerce et sur la nature des effets organiques qu'il suscite. Les uns croient qu'il agit en stimulant, les autres en affaiblissant. Ce que l'on admet généralement, c'est que les substances narcotiques mettent le désordre dans l'action naturelle et dans les mouvemens de l'appareil circulatoire, qui occasionent une congestion dans le cerveau, déjà disposé lui-même à la recevoir par l'effet direct du narcotique.

Pronostic.

Cette espèce d'apoplexie présente un grand danger, quand le narcotique a été pris en grande quantité; quand il n'arrive pas de vomissemens, un moment après qu'il a été avalé ; quand de sa présence sur l'estomac il résulte déjà le spasme des yeux et de la machoire, la respiration entre-coupée, le pouls irrégulier.

Les personnes d'un tempérament sanguin, d'une constitution pléthorique, sont plus sensibles à l'activité des narcotiques, que les personnes nerveuses lymphatiques : les premières sont donc plus particulièrement disposées à cette espèce d'apoplexie.

L'appareil cérébral ne se rétablit jamais dans l'état où il était précédemment ; il reste plus ou moins dérangé.

Traitement.

Puisque dans cette espèce, le sang se porte où séjourne en trop grande quantité dans la tête, il faut saigner le malade autant que l'état phlogisti que ou pléthorique le demandera, chercher immédiatement après à débarrasser l'estomac de la substance narcotique, ce à quoi l'on parviendra en donnant par cuillerées, jusqu'au vomissement, une dissolution de tartr. antim. de potasse dans de l'eau aiguisée d'un peu d'acide acéteux. On fait prendre pour boisson de l'oxycrat : on donne de quart en quart d'heure une cuillerée du mélange suivant : ℞ camphre ʒj, mettez en solution à la plus douce chaleur dans huile d'olives ℥viij.

On administre des lavemens composés de camphre demi-gros, miel quatre onces, délayés dans eau et vinaigre en parties égales, huit onces.

On fait fomenter la tête avec du vinaigre froid ; et le ventre avec quantité égale d'eau tiède et de vinaigre.

Le camphre est recommandé par plusieurs médecins dans l'apoplexie par effet narcotique, en quelqu'état que se trouve l'estomac. Agirait-il, tant que l'ingestion du narcotique n'est pas opérée, par sa vertu sédative du système nerveux, et par sa propriété diaphorétique? Une fois l'ingestion faite, agirait-il par sa propriété stimulante et diffusible? On l'a vu diminuer la fréquence du

(146)

pouls ; par conséquent, l'activité de la circulation.
On l'a vu produire une excitation dans d'autres
cas , par l'action prompte qui lui est propre et
qu'il communique rapidement à toutes les parties
de l'organisation. Ce médicament aurait-il l'heureuse alternative d'agir contre le fort et le faible ?
Ce qu'il y a de certain, c'est qu'on lui accorde la
propriété de neutraliser l'effet narcotique de l'o-
pium. (Voyez entr'autres observations, celle que
Hallé a consignée dans son mémoire inséré parmi
ceux de la Société royale de Médecine , pour les
années 1782—1783.)

Traitement prophylactique.

Ce traitement ne peut être appliqué que dans
des cas où un malade, pour une raison quelconque, serait obligé d'avoir recours à des substances
narcotiques pendant un certain temps. L'on arrive quelquefois, dans des maladies chroniques ,
pour soutenir l'effet hypnotique , à des doses qui
peuvent nuire et amener une attaque d'apoplexie.
Cet effet de l'opium se reconnaît principalement
aux symptômes suivans :

Un attrait puissant engage tout malade, en
proie à une irritation chronique , à user de l'o-
pium ; en modérant et dissipant pour un temps
cette irritation, l'opium , à faible dose , satisfait
le malade qui se croit dans un autre monde ; il

éprouve une douceur qui contraste avec l'état de souffrance et de malaise où il était auparavant (a), l'estomac éprouve une légère diminution d'énergie, ainsi que le cerveau et par suite tous les organes ; il en résulte un calme qui invite au repos et excite à dormir tranquillement. Pour maintenir cet état, l'irritation persistant, l'opium à petites doses devient insuffisant, il faut les augmenter ; car le malade continue à en demander avec instance. Si le corps s'habitue à cette substance administrée en quantités de plus en plus élevées, il ne peut quelquefois la soutenir long-temps : alors la sensibilité organique diminue, les sens sont frappés de stupeur et ne rendent plus leurs sensations naturelles. Le cerveau est gêné dans la distribution du principe de vie ; les diverses fonctions du corps s'exécutent lentement ; les organes digestifs refusent de remplir leur objet ; la vue et l'ouïe s'affaiblissent ; l'une et l'autre perdent leur finesse : le goût s'émousse, les impressions soit extérieures, soit intérieures, agissent faiblement sur les organes : les facultés morales se ressentent toutes de cet état d'apathie. Parmi ces désordres, si la congestion du sang à la tête

----

(a) Mlle P...., souffrant beaucoup et privée de sommeil, dans un état de phthisie très-avancée, réclamait l'opium comme calmant les souffrances et lui procurant un sommeil agréable.

se prépare ou commence à se prononcer; s'il y a pesanteur de tête et des paupières, étourdisse-mens, éblouissemens, scintillations dans les yeux, vertiges, sommeil pénible; alors l'apoplexie est imminente, il est pressant d'abandonner le narcotique et de parer à la congestion sanguine. On doit user de boissons acidules pendant long-temps, et prendre les premiers jours du camphre à petites doses.

A la suite de l'apoplexie provenant de ces substances narcotiques, qui peuvent devenir de vrais poisons, on serait en droit de placer celles qui ont pour cause d'autres substances d'une nature âcre et corrosive, telles que le mercure et ses diverses préparations. Ce minéral, comme l'on sait, porte son action sur le cerveau (voyez dans les transactions philosophiques le résultat des expériences sur ce métal par M. *Brodie*, physiologiste anglais); il est bien reconnu que les vapeurs mercurielles attaquent les organes du sentiment et du mouvement, déterminent quelquefois l'apoplexie. Les miroitiers y sont fort exposés (v. art. tain du D.re des S. M.). Après quelques mois d'un travail assidu, ces ouvriers, dit M. *Burdin* jeune, ressentent de légères douleurs dans les articulations, particulièrement dans celles des poignets, des coudes, des genoux et des pieds. Ensuite il survient une excitation générale incommode; la tête s'embarrasse et bientôt le tremblement, qui commence par les mains, devient général. Quand des circonstances impérieuses obligent les miroitiers à continuer de respirer cette atmosphère métallique, alors leur figure devient plus pâle et prend l'expression de l'ivresse. Leur intelligence et leur mémoire diminuent insensiblement, et ils arrivent à une sorte d'idiotisme qui ne se dissipe plus, quand il subsiste pendant quelques années : ils languissent dans cet état plus ou moins long-temps, et périssent ordinairement de consomption ou frappés d'apoplexie.

Nous nous abstiendrons de parler plus particulièrement de certains autres narcotiques, quoiqu'il ne manque pas d'observations de substances minérales, végétales et animales, qui introduites dans le corps ont été causes d'apoplexie. Comme elles agissent le plus communément en excitant une action locale énergique sur la partie avec laquelle elles sont en contact, et que par sympathie elles produisent sur le système nerveux une irritation qui provoque le plus souvent un état de pléthore ou de phlogose dans le cerveau, elles rentrent dans le genre d'apoplexie que nous venons de décrire, et les premières indications à remplir sont à peu près les mêmes. Les moyens secondaires, capables de détruire ou de neutraliser la cause, varient à la vérité selon la substance qui a produit la maladie; ce qui a autorisé certains auteurs à faire des cas particuliers de ces apoplexies. L'on peut néanmoins suppléer aisément à l'exposé de la médication subséquente, en s'aidant des traités de toxicologie qui décrivent les divers antidotes et donnent la manière de s'en servir.

ORDRE DEUXIÈME.

Des apoplexies par excitation encéphalique tenant à des humeurs dégénérées, à raison ou de leur qualité, ou de leur quantité, ou de leur rétropulsion.

GENRE PREMIER.

Des apoplexies tenant à des humeurs degenérées à raison de leur qualité.

ESPÈCE PREMIÈRE.

De l'apoplexie séreuse.

La sérosité est une humeur aqueuse que l'on rencontre pure dans le tissu cellulaire, dans les membranes séreuses, dans les kystes; c'est, des humeurs animales, la plus claire, la plus transparante, quoiqu'elle ne conserve pas toujours ces caractères. Elle est à divers degrés mêlée avec les autres humeurs.

Dans le sang, la sérosité ou sérum est dans une proportion variable. Jusqu'à présent les chimistes et les physiologistes paraissent avoir vainement cherché à la déterminer.

Dans le chyle, la sérosité existe en grande quantité, d'après les recherches fort exactes de M. *Dupuytren*.

Dans la lymphe, d'après l'analyse faite par M. *Chevreuil*, sur mille parties, elle en forme 926,4.

Elle constitue les neuf dixièmes environ du lait nouveau.

Elle est encore un produit de l'exhalation de ses vaisseaux propres (les vaisseaux séreux). Cette exhalation s'opère dans l'état de santé, sous forme de vapeur ou de légère rosée qui sert à lubrifier certaines parties et n'est ordinairement que dans une quantité exactement nécessaire à ses fonctions ; le surplus qui peut exister, est absorbé. Dans un état pathologique, il y a sécrétions abondantes et collections formées de ces produits.

La sérosité se fait remarquer sur le système cutané par l'effet des vésicatoires, des brûlures et de diverses autres phlyctènes que déterminent une foule d'autres causes irritantes.

Elle se compose d'une partie liquide, qui en forme les 8 ou 9 dixièmes ; d'une portion d'albumine, et d'une matière beaucoup moins abondante que cette dernière, qu'on nomme extracto-muqueuse; enfin de sels ou de phosphates.

Tant que les parties constitutives y sont dans une proportion naturelle, elle se comporte comme le reste des humeurs, pour soutenir l'équilibre organique qui maintient la santé. Mais si quelque agent étranger vient en troubler les fonctions, dans ce cas, ou elle s'altère en changeant les rapports de ses parties, ou l'addition d'un élément hétérogène la désorganise, et alors, sortant de ses limites, elle produit diverses maladies. Nous allons nous occuper de celles qui sont causées par une excitation.

La sérosité, dans un état pathologique, acquiert le plus souvent de l'âcreté et produit divers phénomènes. Elle est tour-à-tour effet et cause de l'inflammation soit de ses membranes propres, soit de tout autre organe. L'exhalation sanguine, qu'on observe pure ou mélangée, dans toutes les membranes séreuses, coïncide ordinairement avec un état inflammatoire de ces membranes.

Il paraît que dans le cas où la sérosité est cause de l'inflammation de ses membranes, la qualité en a été altérée soit par la quantité d'albumine qui se trouve augmentée, soit par la transformation qui s'opère dans les divers sels.

La sérosité est l'effet de l'inflammation, quand le système séreux, irrité par une cause quelconque, sécrète cette humeur plus abondamment que d'ordinaire. N'étant alors que peu ou point du tout absorbée, elle détermine une congestion à laquelle succède une inflammation secondaire des parties où elle séjourne. On conçoit facilement que la sérosité, sécrétion d'un organe très-excité, sera acrimonieuse ou irritable, au point de produire de grands désordres.

L'accumulation de la sérosité dans l'apoplexie, ne s'opère pas toujours de la même manière, quelquefois les collections séreuses, comme dans quelques cas d'hydropisie, tiennent à une faiblesse organique ou générale, au défaut d'inhalation des vaisseaux absorbans. Là, qu'elle acquière ou non un vice de désorganisation, c'est par sa pesanteur et par sa quantité qu'elle pèche. Dans ces circonstances, les collections séreuses déterminent des attaques d'apoplexie qui rentrent dans les apoplexies par asthénie encéphalique.

Nous venons de dire que tous les cas d'hydropisie ne tiennent pas à un état atonique, quand il y a surcroît de sécrétion dans la sérosité. Voici deux observations, tenant à une sérosité d'une âcreté extraordinaire, qui augmentent le nombre des exemples d'anasarque ou d'ascite par excitation.

La petite A. de St.-M....., âgée de trois ans, présenta en janvier 1822, des signes d'une infiltration séreuse dans le tissu cellulaire qui bientôt constituèrent une anasarque; l'ascite suivit de près, Pendant tout le temps que dura cette maladie, il y eut une telle excitation que la jeune malade était dans une agitation insoutenable, d'une inquiétude colérique surprenante : les facultés morales étaient singulièrement exaltées, ce qui donnait à l'enfant une subtilité d'idées et de réponses au-dessus de son âge : il se forma quelques phlyctènes sur les extrémités et aux parties sexuelles. Ici, il parut une tumeur inflammatoire qui s'abcéda. Elle laissa un point gangréneux qui décida une espèce de fonticule ; les sérosités , d'une âcreté très-forte, s'évacuèrent par là, peu-à-peu (a). Le reste fut expulsé par les selles avec des douleurs déchirantes et un fort ténesme. Cet état dura depuis le commencement de février jusqu'à la fin de mai. On voulut dans certains momens user des hydragogues excitans en très-petite quantité, tels que des préparations de scille (1), la digitale (2), le sirop de nerprun (3), le muriate de mercure doux associé avec le nitrate de potasse, etc... Aux premières doses, l'irritation dans tous les systèmes augmentait prodigieusement, et il fallait se contenter d'un simple essai.

Les toniques, même en topique, agissaient si

(a) Telle était cette âcreté , qu'il fallait à tout moment tenir dans cette partie des linges imbibés d'une eau mucilagineuse pour parer à l'irritation , ou plutôt à une sorte de corrosion que la sérosité déterminait en coulant.

(1) Scilla maritima. (2) Digitalis purpurea. (3) Rhamnus.

mal, que la présence du kina sur le point gangréneux dont nous avons parlé, irritait la partie,
et les douleurs qui s'ensuivaient étaient très-
aiguës. Il fallait remplacer ces applications par
l'eau de sureau, par les diverses eaux mucilagineuses. Un traitement adoucissant, comme le
petit-lait, les décoctions gommeuses, blanches,
les infusions des fleurs adoucissantes et les décoctions de riz, d'orge, etc... duquel on ne pouvait
s'écarter, un instant, sans danger, soulagea la
malade de ses souffrances qui la jetaient souvent
dans un délire presque frénétique; il décida la
guérison en provoquant une détente à la faveur
de laquelle survint une diarrhée séreuse très-considérable. L'enfant parut avoir recouvré la santé,
elle resta sans enflures jusqu'à la fin d'août. Vers
cette époque elles reparurent et avec elles l'irritation. On se trouvait alors à la campagne, un médecin du voisinage fut appelé; il voulut essayer
d'un hydragogue drastique, mais il l'abandonna
bien vîte, l'excitation ayant acquis une très-grande
intensité par cette tentative. Le traitement et le
régime adoucissans qu'on avait déjà employés
calmèrent comme la première fois les symptômes
d'irritation; et la maladie trouva de nouveau sa
solution dans l'éjection de sérosités par les selles
et par un petit dépôt qui, s'étant formé à la
cuisse, ne donna issue qu'à de telles matières.
Vers la fin de décembre, survint une seconde

rechute : la maladie présenta les mêmes phénomènes qu'auparavant. Mais, cette fois-ci, la poitrine
devint fort irritée ainsi que la tête ; et une congestion dans cette dernière partie, fit périr l'enfant dans une espèce d'attaque apoplectique.

Durant ces trois maladies, la poitrine comme
la tête manifestèrent souvent des signes particuliers d'irritation que l'on calma au moyen des révulsifs. Il en résultait bien un peu plus d'excitation; mais la tête et la poitrine se dégageaient. Il
fallut même, dans la première des trois, appliquer
des vésicans pour débarrasser les deux organes.
On craignait qu'ils ne déterminassent la gangrène;
ce qui aurait eu lieu par excitation et non par
faiblesse de la partie qui les recevait. Il y eut constamment rougeur et tension.

Nous ne finirons pas la description de cette
maladie sans consigner ici une remarque que nous
avons faite à plusieurs reprises. Elle est relative à
des plaques de la largeur de la main, dures et enflammées, recouvrant les infiltrations ; qui ne cé-
daient à aucune pression, imitant parfaitement
les tumeurs phlegmoneuses ou érysipélateuses;
disparaissant et se reproduisant dans quelques
heures, et occupant le système cutané dans la
région du ventre et aux extrémités inférieures.

2e *Observation*. M. F...., âgé d'environ 68 ans,
d'un tempérament sanguin et très-irritable,
était atteint depuis quelques années d'une mala-

die des yeux , qui le privait en partie des sensations de cet organe. Sortant d'une vie active , il
se retira au sein de sa famille , où il adopta des
habitudes entièrement opposées. Au manque
d'exercice il joignit une table somptueusement
servie ; il devint frais et gras. Dans le mois de
juillet 1819, il commença à s'apercevoir que son
ventre, d'un volume déjà considérable, augmentait
rapidement ; sa pensée fut qu'il y avait accroissement de graisse, opinion qu'aurait dû combattre
dans son esprit la maigreur répandue sur le reste
du corps. Le 4 août, il réclama les secours de la
médecine, se trouvant fort incommodé de son
ventre que nous trouvâmes ascitique ; les pieds
commençaient à se gorger et le malade était tour-
menté par la soif ; son pouls était élevé sans être
plein. Nous eûmes recours à quelques diurétiques
doux ; présageant une issue fâcheuse, nous de-
mandâmes d'autres médecins en consultation, parmi lesquels figura *M. Roucher*, praticien habile
et distingué de Montpellier. L'état de santé était
un peu alarmant à raison du progrès des infiltrations aux extrémités inférieures. M. Roucher nous
ayant fait remarquer que ces infiltrations, à la
différence de tant d'autres, laissaient une chaleur
mordicante sur les parties où elles se formaient ,
nous dûmes augurer que la sérosité qui y crou-
pissait était fort âcre. Il fut décidé que l'on com-
battrait cette hydropisie par la continuation des

diurétiques doux, rafraîchissans ; par l'administration des boissons tempérantes rendues diurétiques, par la digitale surtout qui, en provoquant
l'expulsion des sérosités, calmerait l'excitation
vasculaire. Nous établîmes un exutoire à la cuisse.
La saignée ne fut pas employée, vu que la maigreur subite du corps semblait nous l'interdire
bien plus que l'âge déjà avancé (a).

Tant que le malade s'en tint à nos remèdes, la
maladie fit peu de progrès, mais ceux des amis
arrivèrent et furent accueillis. On voulut suivre
les médications des personnes qu'on affectionnait
le plus ; mais agissant la plupart par une vertu
excitante, elles agirent mal. La maladie alla en
empirant ; les infiltrations devinrent plus considérables, l'épanchement dans l'abdomen était prodi-
gieux ; les cuisses et les jambes se couvrirent par
degré d'une rougeur érysipélateuse. Nous fîmes

(a) Pour prouver que l'âge n'est pas toujours une contre-
indication de la saignée, nous choisirons, entr'autres apoplectiques, les observations que cite *Morgagni*, d'un homme
de 60 ans ; d'une demoiselle de 80 ans, et d'une femme de
70 ans, chez qui par suite de congestions sanguines à la
tête, on trouva dans le cerveau des épanchemens de sang
provenant de la rupture du corps strié, etc.... *Lancizi* rapporte qu'un marchand trés-âgé, menacé d'une apoplexie,
en fut préservé par un épistaxis, qui donna d'abord onze
livres de sang, et au bout de quinze jours, quatre livres.

dès mouchetures qui donnaient issue, d'abord à
du sang pur et en quantité, puis à la sérosité.
Dans trois fois vingt-quatre heures, il fallait en
faire de nouvelles, parce que les premières, quoiqu'elles eussent coulé abondamment, étaient
guéries et présentaient sur la peau la cicatrice
qu'y laisse ordinairement une égratignure d'épin-
gle. Ce moyen qui apportait du soulagement fut
continué du 20 septembre jusqu'au huit octobre.
Les enflures avaient diminué : le malade était plein
d'espoir, quoiqu'il souffrît de violens maux de
tête. Le 5 octobre il survint une hémorragie nasale
très-considérable, et le 7, une autre par l'anus
des plus abondantes. Le sang qui sortait se caillait
à mesure qu'il tombait, conservant un rouge vif
qui en montrait l'excellente qualité. Cette hémorragie s'arrêta ; le malade tomba dans le délire et
par suite dans un état comateux, où il périt la
nuit du 9 au 10 octobre.

Dans cette observation on remarquera une sérosité acrimonieuse qui a fortement excité le système vasculaire et l'a vraisemblablement corrodé
dans ses membranes ; de là toutes ces hémorragies et celle probablement qui eut lieu dans le
cerveau.

Une autre remarque que nous avons faite, c'est
que l'infiltration aux extrémités ne cédait point
aux pressions que l'on y exerçait.

L'humeur séreuse qui forme en grande partie

la plupart de nos liquides, peut être envisagée dans plusieurs états; mais, ce qui doit le plus nous intéresser ici est l'âcreté, l'irritation qu'elle provoque par un changement exercé sur ses parties constitutives. Dans ces deux cas, il y a une raréfaction humorale qui provoque une inflammation cérébrale et l'apoplexie.

Plusieurs auteurs ont confondu, sous la dénomination de pituiteuses ou séreuses les apoplexies par asthénie (froides). ces dénominations ne sont pas exactes, puisqu'elles tendent à faire méconnaître deux humeurs bien distinctes. La sérosité acquiert dans le plus grand nombre des cas pathologiques une propriété irritante qu'on accorde rarement à la pituite.

En conservant la dénomination de membrane pituitaire, à celle qui occupe l'intérieur du nez et quelques parties voisines, la pituite se trouverait d'ailleurs en quantité infiniment petite dans le corps (a). Ces humeurs répandues sur les organes, auxquelles les anciens donnaient le nom générique de pituiteuses ou froides, sont considérées aujourd'hui comme muqueuses. Quelque nom qu'on leur donne, elles sont ordinairement l'effet de

---

(a) Cette membrane même ne sécrète pas dans un état pathologique, dans le coryza, une humeur inerte, qualité qu'on a donnée à la pituite.

l'inertie des organes (a). Les engorgemens qu'elles déterminent, surtout ceux de la peau, sont presque toujours de véritables empâtemens ; au lieu que les engorgemens séreux sont communément avec rénitence à la peau. Ces deux caractères, joints à quelques autres que nous verrons, prouvent que la sérosité mérite d'être soigneusement distinguée de la pituite, des mucosités. *Boërhaave* a senti le vice de la division de l'apoplexie en sanguine et en pituiteuse. Voici ce qu'il dit : « La division de » l'apoplexie en sanguine et en pituiteuse n'est » pas parfaite ni très-exacte, cette maladie pou- » vant être encore séreuse. » Ailleurs, en parlant des abcès de la tête, il les distingue sous les noms de *serosi*, *pituitosi*, *steatomatosi*, etc.

Dumas, une des lumières de l'école de Montpellier, dit, dans son cours de maladies, en parlant de l'apoplexie, que les matières qui y donnent lieu peuvent être produites par le sang, par la sérosité, par la pituite et même par la bile.

Stoll a reconnu dans ses autopsies une apoplexie

(a) S'il y a des cas où les mucosités elles-mêmes sont la cause ou le produit d'une excitation ; s'il en est quelques autres où les sérosités sont l'effet du relâchement, il faut nécessairement reconnaître, que le plus fréquemment, les matières séreuses dénaturées manifestent un état d'âcreté allant jusqu'à la corrosion. Pour preuve, on n'a qu'à considérer certains ulcères, certains épiphores, certaines pertes utérines, dont l'écoulement séreux trace un sillon sur les parties qu'il parcourt.

séreuse et une pituiteuse ; envisageant cette dernière comme gélatineuse et la première comme
fluide. Il dit que mal-à-propos considérerait-on ce
fluide au premier abord comme pituiteux, attendu
qu'il devrait plutôt être nommé séreux sanguin :
et il prévient qu'il ne faut pas croire cette distinction minutieuse. Voici ses propres termes : *Levioris*
» *quoque momenti hæc observatio posset videri :*
» *qui tamen hoc serum pro verâ pituitâ haberet,*
» *erraret pessimè ex malè institutâ aut planè non*
» *intellectâ caduverum sectione.* » (a)

Dans les deux observations que nous avons
rapportées et dans quelques autres que nous allons
présenter, nous faisons remarquer une rougeur
qui , dans les maladies séreuses par excitation, paraît sur le système cutané. Nous n'offrons pas ce
caractère comme propre aux apoplexies séreuses,
quoique nous l'y ayons rencontré : il faut un certain nombre de faits pour établir un diagnostique,
nous y attachons cependant beaucoup d'importance et nous désirons que les praticiens y donnent
leur attention.

Ce symptôme se rencontre particulièrement
avec l'endurcissement du tissu cellulaire (maladie
du premier âge), qu'on juge tenir à une infiltration séreuse. Voici les symptômes assignés à cette
maladie : « Le tissu cellulaire est engorgé et dur,

(a) Vid. sa dissertation (*de apoplexia in genere , de morbis chronicis.*)

» surtout aux extrémités thoraciques et abdomina-
» les , aux joues , à la région du pubis. L'engor-
» gement des membres inférieurs est tel qu'on
» dirait qu'ils sont arqués , et la plante du pied
» convexe , au lieu d'être concave. Cette partie
» présente en outre une couleur d'un rouge pour-
» pre, et la rougeur s'étend bien souvent sur les
» jambes , les cuisses et le bas-ventre. La dureté
» est telle que l'impression des doigts est nulle et
» ne laisse aucune trace , après qu'on l'a cessée ,
» quoiqu'il y ait bien évidemment une infiltration
» séreuse (a) ».

Causes.

Elles se trouvent dans la sérosité pervertie par divers agens qui , la plupart du temps, la rendent acrimonieuse. *Baillou* lui a reconnu cette perver-sion , en la distinguant sous le nom de *serum acre*. Enumérer tous ces agens serait peut-être difficile. Tout stimulus qui s'unit à elle la rend plus mo-bile , transforme sa nature ; de là naissent les dé-sordres qu'elle entraîne.

La sérosité , une fois devenue âcre et circulant dans le système vasculaire , comment se compor-te-t-elle ? Ecoutons *Stoll :* « Si nous voulons con-

______

(a) C'est pour ne pas distinguer la sérosité des mucosités, que l'on paraît étonné dans cet engorgement du tissu cellu-laire qu'il y ait infiltration , malgré la dureté de la partie infiltrée , et la difficulté de faire conserver à l'infiltration l'impression des doigts.

sulter attentivement les autopsies cadavériques,
il en résultera que les apoplexies ne sont pas produites par une grande, mais par une petite quantité de sérosité âcre qui en irritant et picotant le
système vasculaire sanguin, oblige ses vaisseaux
de se resserrer. De cette constriction il résulte
que la circulation du sang dans la tête est inter-
ceptée ; d'où il arrive que, quoique cette sérosité
âcre soit la cause du resserrement des vaisseaux
et de l'interception de la circulation du sang dans
la tête, il n'en est pas moins vrai que cette apoplexie tient à la présence du sang accumulé dans
cette partie ; d'où il arrive encore que cette
apoplexie n'est pas uniquement froide ou séreuse,
mais bien séreuse sanguine; et dans cette circonstance, non-seulement la saignée est indiquée, mais
même elle est indispensable, afin que les vaisseaux étant devenus moins pleins, la compression
n'existe plus. » (Dissertation citée.)

La sérosité sécrétée par les membranes séreuses
agit sur le cerveau de deux manières : ou ces
membranes irritées, enflammées d'une manière
quelconque, déterminent une sécrétion plus forte
qu'à l'ordinaire. Telles les apoplexies survenues
brusquement chez des personnes où, par suite
de l'inflammation, on a trouvé de la sérosité dans
le cerveau (v. la 2.ᵉ lettre de M. Lallemand,
pag. 320). Ou bien cette sérosité, devenue irritante, détermine l'inflammation de ses membra-

nes, et par suite l'apoplexie. Celle-ci est donc l'effet, tantôt de l'inflammation du système séreux, tantôt d'une congestion séreuse qui attire le sang avec véhémence sur le cerveau.

Le cerveau est d'autant plus disposé à cette espèce apoplectique, qu'il est entouré du système séreux. Ce système, dit *Bichat*, occupe l'extérieur de la plupart des organes. On le voit autour de ceux qui sont essentiels à la vie, comme autour du cerveau (v. le t. 2 de son anatomie générale, du système séreux, article 1.er, page 496, 497).

Pronostic.

Il est toujours fondé sur le degré d'activité du stimulus qui désorganise la sérosité, soit en elle-même, soit dans ses organes, et sur les effets qu'il a déjà produits. Plus l'attaque apoplectique est décidée, moins il y a à espérer, comme dans toutes les autres sortes d'apoplexie.

Elle présente moins de dangers, quand elle est l'effet de l'inflammation des membranes séreuses.

Ouverture des corps.

On trouve l'humeur séreuse dans presque toutes les parties du cerveau. Il y a tant de personnes mortes de cette espèce d'apoplexie, chez qui on a trouvé cette humeur épanchée, avec un état phlogistique du système séreux, que nous sommes dispensés d'en citer des exemples. La sérosité que contiennent les kystes trouvés dans le cerveau des personnes mortes à la suite de plusieurs attaques, est-elle en effet une sécrétion de la membrane qui les forme ; ou bien le travail de la nature, qu'on y remarque, agit-il d'abord, dans les épanchemens sanguins, sur la partie rouge du sang, pour s'occuper ensuite de la partie séreuse ? Ce qui doit nous intéresser particulièrement, c'est la sérosité contenue dans ces kystes. Nous ne reviendrons pas sur les observations qui prouvent que les épanchemens formés dans le cerveau peuvent être resorbés au moyen d'une membrane qui s'organise autour du fluide épanché ; mais nous rappellerons qu'une des fonctions qu'on attribue à cette membrane est de fournir une sérosité propre à faciliter l'absorption du sang réduit en caillots, et de resorber ensuite cette même sérosité ; ce qui lui a fait donner le nom de membrane séreuse.

Traitement curatoire.

Il est le même que pour l'apoplexie inflammatoire. Il faut en premier lieu vider le système sanguin et opérer la révulsion du sang par tous les moyens connus. Ensuite il faut ôter à la sérosité cet âcre mordicant qui irrite les solides aussi bien que les fluides, en contact avec lui, et qui ayant déjà occasioné beaucoup de désordres, peut en occasioner encore. Pour cela on doit employer un régime adoucissant pris dans la classe des mucilagineux , des gommeux , des gélatineux ; telles sont les décoctions d'orge , de riz , de racines d'althœa , de racines de symphytum , celles de gomme arabique , de gomme adragant ; les crêmes de fécule de pomme de terre , de gruau , de sagou , de salep ; le lait , le petit-lait , les émulsions ; les corps gras , les diverses gélatines animales ; les bouillons adoucissans. Ces divers moyens agissent en tempérant l'excitabilité trop forte du système nerveux , et en relâchant la fibre ; que cette excitabilité tienne directement à l'état primitif des solides , ou à un état secondaire provoqué par un désordre dans les liquides.

Traitement prophylactique.

Il est le même que le traitement secondaire curatoire. Le régime doit être adoucissant , tempérant , et de nature à écarter tout ce qui peut irriter.

Une cause bien connue d'orgasme dans les systèmes séreux , ce sont les sécrétions cutanées supprimées ou répercutées.

ESPÈCE DEUXIÈME.

De l'apoplexie catarrhale.

La matière de la sueur ou de la transpiration répercutée ou retenue en plus ou moins grande quantité dans le système absorbant, par les variations de l'air, ou par toute autre cause, détermine une maladie très-fréquente, l'apoplexie séreuse catarrhale.

On sait que cette matière, considérée dans un état excrémentitiel, doit nécessairement être dégénérée et pécher par sa qualité; qu'elle peut alors devenir la source de beaucoup d'accidens, quand elle est refoulée et se trouve dispersée dans la masse des liquides. Surcharge-t-elle le sang, elle occasionne la fièvre; se jette-t-elle sur les membranes séreuses, muqueuses, elle y produit différentes douleurs. Est-elle déposée sur les articulations, elle y cause des douleurs rhumatismales. Ces accidens deviennent plus graves encore, lorsque cette matière fait irruption sur la poitrine ou sur le cerveau. Si les surfaces des membranes séreuses sont mises en contact avec la matière de la transpiration répercutée, il s'opère par l'exhalation une sécrétion d'un liquide aqueux, d'une nature salée, mordicante et presque corrosive, qui, en séjournant sur le cerveau, y détermine une inflammation et l'apoplexie.

L'irritation, occasionée par la répercussion de la transpiration, se manifeste dans certaines maladies de la tête; le coryza par exemple. La personne qui en est atteinte commence par être enchifrenée ; inutilement veut-elle , en se mouchant, se débarrasser de ce qui l'incommode dans les conduits nasaux. Cet embarras est une inflammation qui tend les membranes répandues sur ces conduits et les empêche de se lubrifier : aussi voit-on alors le nez ordinairement sec et livrant issue par momens à quelques gouttes de sang ; des douleurs vives se font sentir dans les sinus frontaux et sphénoïdaux. Un ou deux jours après, l'inflammation détermine la sécrétion d'une matière aqueuse très-âcre, au point de provoquer de fréquens éternuemens , d'excorier l'intérieur du nez et jusqu'à la lèvre supérieure. Cette matière s'écoulant en partie par les arrière-narines , arrive dans la poitrine , occasionne le même désordre parmi les membranes qui sont sur son passage, et jusque dans les bronches.

Nous ne discuterons pas la question de savoir , si cette matière limpide détermine les affections des voies aériennes et des poumons ; ou bien si les membranes qui tapissent ces parties s'irritent, s'enflamment par suite de l'affection des membranes nasales ; mais, ce qui est incontestable, c'est que ce désordre est ordinairement la suite d'une sueur ou transpiration arrêtées; qu'il s'opère une forte sécrétion de sérosité qui manifeste son âcreté à des signes non équivoques.

La sérosité pervertie par l'humeur transpirable déposée sur le cerveau, peut donc y déterminer une apoplexie du genre inflammatoire. Ce point est prouvé avec évidence, même par des remarques anciennes, parmi lesquelles nous pouvons citer celles de *Morgagni* (lib. 1, de morb. capitis, epist. anat. med. 3, art. 11, 12, 13, 26); il parle des collections de sérosité et de sang chez des apoplectiques qui s'étaient exposés à des sueurs ou transpirations rentrées.

Causes.

Les causes de cette espèce d'apoplexie tendent surtout à diriger l'appareil fluxionnaire vers la tête. Nous avons cherché à le démontrer ailleurs (Analyse du mémoire de M. *Granier* sur les fièvres catarrhales, annales de la société de médecine pratique de Montpellier, tome 18, page 223).

Les promptes et fréquentes variations de l'air et son humidité sont en général les causes, qui interceptant la matière de la transpiration, décident cette espèce d'apoplexie, comme tant d'autres maladies, et donnent même presque subitement à un grand nombre d'autres déjà existantes une forme nouvelle. M. *Roucher* (pag. 8, 1.er vol. de sa méd. clinique), en parlant des mouvemens fréquens et subits qui s'opèrent dans l'atmosphère et qui influent singulièrement sur la marche des maladies, cite l'observation suivante : « J'ai vu, dit ce médecin, plusieurs exemples de maladies, changer de mode du matin au soir. Un octogénaire demeurant à Montpellier, au faubourg du Pila Saint-Geli, nommé Gouges, ancien charpentier, éprouva le soir du 6.e jour d'une fluxion de poitrine catarrhale muqueuse, un redoublement qui fut accompagné de plusieurs signes caractéristiques du mode inflammatoire ; tels que la rougeur de la face, la difficulté de respirer, la fréquence et la dureté du pouls, une violente douleur de côté, et une chaleur extrême. Ce phénomène s'opéra le jour même que l'atmosphère changea de température ; car d'humide et d'australe qu'elle avait été pendant plus de quinze jours, elle devint brusquement sèche et boréale. »

Les personnes les plus exposées à l'apoplexie catarrhale sont d'abord celles qui ont quelque disposition aux fluxions cérébrales et qui par tempérament suent ou transpirent facilement. Que d'apoplexies qui sont la suite de la répercussion ou de la suppression des sueurs habituelles de la tête, des pieds, des mains, des aisselles ! On a vu, dit un professeur qui illustre son école (M. *Baumes*), des personnes assez imprudentes pour obtenir la suppression des sueurs de cette sorte, payer bientôt de leur vie la funeste erreur d'un moment ; ce sont ordinairement les personnes grasses, quoique toutes les complexions y soient disposées, les femmes surtout, qui sont le plus sujettes à ces sueurs abondantes. Comme ces évacuations ont une odeur désagréable et qui frappe l'odorat, elles n'ont rien tant à cœur que de les faire disparaître : il n'est pas de remèdes qu'elles n'emploient dans cette vue; elles réussissent quelque fois à s'en débarrasser; qu'arrive-t-il? Des maladies subséquentes des plus terribles , la phthisie, l'apoplexie, etc.

Sont encore exposées à ce funeste mal les personnes qui négligent de s'habiller d'une manière qui soit en rapport avec l'état de l'atmosphère; celles qui boivent des liqueurs très-froides dans un moment où leur corps est échauffé; celles, en un mot, qui ne prévoient point et ne savent pas éviter tout ce qui peut arrêter, suspendre, répercuter les évacuations cutanées.

Voici, entr'autres exemples, une apoplexie de cette espèce, que nous avons décrite au long dans le mémoire cité plus haut sur les fièvres catarrhales, année 1807.

Mad. de B...., âgée de 26 ans, s'exposa, un jour où le temps était très-chaud, à un courant d'air frais, étant en transpiration. Dans la soirée, elle éprouva quelques frissons qui se répétèrent le lendemain. Le troisième jour, cette dame ressentit encore quelque horripilation et du dégoût; nul autre symptôme provoqué par la répercussion

de la transpiration ne se manifesta jusqu'au quatrième jour ; la langue seulement était recouverte
d'un enduit blanchâtre. Ce jour-là , vers les onze
heures du matin , la matière de la transpiration
se porta à la tête, les facultés intellectuelles se
dérangèrent, un état léthargique survint ; les
forces musculaires furent anéanties vers le soir ;
le pouls devint petit et très-précipité ; la respiration courte ; la figure pâle, quoique les yeux ,
qui étaient fixes, fussent rouges : et la malade
expira vers les cinq heures du lendemain matin
dans un état apoplectique, quelque temps après
qu'une rougeur , avec chaleur, gonflement et
dureté, se fut manifestée sur les extrémités inférieures. (*Nous avons fait remarquer dans notre
mémoire ce dernier phénomène.*)

Les personnes jeunes et adultes sont plus que
toutes les autres exposées à cette espèce d'apoplexie, par la raison que le système exhalant est
plus en vigueur alors qu'à tout autre âge.

C'est en grande partie au génie catarrhal qui a
dominé exclusivement jusqu'à présent, que nous
devons attribuer la plus puissante de ses causes.
Il provient des perturbations atmosphériques qui
se font remarquer depuis quelques années : voici
ce que dit le rédacteur de la gazette de santé, 11
janvier 1809, considérant les apoplexies comme
une affection dominante.

« Quelle influence ne doivent pas exercer sur

» les liquides contenus dans les divers canaux du
» système vasculaire ces vastes agitations du fluide
» aérien qui nous presse en tout sens ; et à quoi
» peut-on mieux attribuer qu'à elles ces sidéra-
» tions apoplectiques qui tuent de la même ma-
» nière qu'un coup de siphon asphyxie un oiseau,
» sous le récipient de la machine pneumatique. »

Pronostic.

Cette apoplexie est le plus communément foudroyante ; quand elle ne l'est pas , c'est par l'intensité des symptômes qu'on doit augurer bien
ou mal de l'issue de la maladie.

Autopsie.

On trouve dans la tête les vaisseaux qui suivent
la direction des méninges ou qui pénétrent dans
le cerveau , fort gorgés de sang , et , dans l'intervalle de ces membranes , des fluides séreux.
On rencontre ces mêmes dépôts de sérosité dans
les ventricules latéraux , et toujours avec engorgement des vaisseaux sanguins. *Morgagni (de
sedibus et causis morborum,* lib. 1 , de morbis
capitis epist. anat. med. art. 20.), cite un jeune
sujet mort d'apoplexie , par suite d'une sueur
arrêtée , dont la tête offrit du sang , mais principalement une grande quantité de sérosité , épan-
chés. *Brunner* (vide sepulchretum, etc.), *Malpighi* (epist. de struct. glandul.), *Valsalva,*

rapportent des observations semblables, tendant toutes à établir que les organes des personnes mortes par suite de la répercussion d'une sueur ou transpiration ont été trouvés remplis d'une sérosité pure ou plus ou moins sanguinolente.

Traitement.

Quand l'apoplexie catarrhale laisse le temps d'agir, il faut d'abord mettre en pratique le traitement anti-phlogistique, parce qu'un afflux séreux ne survient presque jamais sur un organe sans y déterminer ou une raréfaction dans le sang, qui décide l'inflammation, ce qui est le plus ordinaire ; ou un abord de sang plus abondant qui entretient la pléthore. *Raulin* a dit, que le sang est communément inondé ou perverti par la matière de la transpiration répercutée.

Dans l'exemple d'apoplexie catarrhale que nous venons de rapporter, on nous dira peut-être qu'il ne se manifesta pas de symptômes inflammatoires bien évidens : mais y aurait-il de la témérité à considérer comme tels la compression du pouls, et l'injection des yeux ? Le praticien est souvent trompé dans les maladies aiguës et de très-courte durée, sur la présence d'un caractère inflammatoire par la concentration du pouls ; et dans l'espèce qui nous occupe, doit-on trouver étonnant que le pouls disparaisse presque sous le tact, quand le cerveau privé subitement de l'usage de ses fonctions, celles du cœur se trouvent par suite suspendues ?

Si, après avoir pratiqué les saignées convenables, on peut employer d'autres remèdes, on doit recourir au traitement secondaire qui est de rétablir les fonctions de l'organe cutané ; de l'exciter même assez pour déterminer une sueur, en employant néanmoins pour cela des diaphorétiques doux ; tels que des infusions de thé (thea), de sureau (sambucus), de chardon bénit (carduus), de scorsonère (scorzonera), de bourrache (borrago officinalis), de bardane (arctium lappa), le bouillon de corne de cerf ; ces boissons chaudes ouvrent les pores de la peau et laissent tous les organes dans une sorte de relâchement nécessaire ici. On ne recourra pas aux diaphorétiques spiritueux ou très-actifs, qui disposeraient le sang à une nouvelle effervescence, et produiraient de nouveaux dérangemens dans le cerveau. Un moyen qui agit bien dans cette circonstance, c'est une fumigation générale avec la vapeur de décoction des plantes émollientes mêlées de quelques plantes aromatiques ; ou l'application de linges trempés dans l'eau provenant de cette décoction. En effet, il ouvre les pores, provoque une transpiration et même une sueur forte, sans produire d'excitation. Si la maladie du premier âge (l'endurcissement cellulaire) dont nous venons de parler, tenait, comme le croit M. *Andry*, à l'im-

pression du froid, cause possible, quoique peut-
être justement contestée ; les bains chauds avec
une décoction de feuilles de sauge, qui guérissent
cet endurcissement cellulaire, en établissant la
transpiration, pourraient être appliqués dans
l'apoplexie catarrhale, comme dans toute autre
circonstance, où il s'agirait de rétablir les fonctions de la peau et du tissu cellulaire.

Le choix des diaphorétiques n'est pas indifférent, il faut en les administrant avoir en vue de
pousser les humeurs vers la peau ; on doit bien
se garder d'employer ceux dont les principes sti-
mulent tous les appareils organiques, et procurent une grande excitation, une véritable fièvre.

Les frictions légères à la peau conviennent aussi;
il en est de même des vésicatoires végétaux. On
soumettra le malade à un régime adoucissant, à
l'eau de veau, de poulet, au petit-lait, etc.

ESPÈCE TROISIÈME.

De l'Apoplexie des femmes en couche.

Les femmes en couche sont exposées à cette
maladie de plusieurs manières ; d'abord par suite
des grands efforts qu'elles sont quelquefois obli-
gées de faire pendant l'accouchement ; ensuite
par la diminution ou la suppression des lochies ;

enfin par la déviation de la matière destinée à former le lait. Dans tous ces cas, c'est la congestion
du sang dans la tête qui détermine l'apoplexie.

Nous ne saurions passer sous silence ce dernier
acte maladif qui, dans certaines circonstances,
tient aux désordres survenus dans les matériaux
chargés de fournir à la sécrétion du lait. Ces matériaux, comme tant d'autres, restant dans la
masse humorale, y deviennent étrangers, et changeant eux-même de nature, ils ne peuvent que
produire diverses maladies, quelquefois l'apoplexie.

Ainsi, que l'on abandonne le nom d'apoplexie
laiteuse, comme le veulent les médecins, qui ne
reconnaissent de métastase laiteuse et de dépôts
laiteux, que ceux des seins ; et qui rigoureusement parlant, n'appellent lait l'humeur attirée
par la nature aux seins, que quand elle est sécrétée ou au moment de l'être ;

Ou bien que, d'après d'autres, on conserve à
l'apoplexie, qui est une suite de la déviation de
cette humeur l'épithète de laiteuse :

Il n'en est pas moins reconnu presque universellement qu'il existe une matière première fournissant au lait, laquelle produit par aberration
des phénomènes morbifiques, souvent remarqués
chez les femmes nouvellement accouchées.

Voici ce que l'on observe dans cette sorte d'apoplexie ; manque de lait aux seins : une douleur de

tête plus ou moins vive se fait sentir tout-à-coup avec tintemens continuels dans les oreilles, accompagnés d'un délire profond, mais de courte durée. Le pouls est plein, fort et accéléré.

Cette apoplexie arrive pour l'ordinaire le second ou le troisième jour après l'accouchement, quelquefois plus tard.

Causes.

Elles sont rapportées à ce qu'on appelle la fièvre de lait ; l'humeur que la nature destinait pour le lait se déposant dans quelques cas sur certains organes, dans celui-ci sur le cerveau, y détermine une irritation capable de décider un engorgement sanguin, et mieux encore une phlogose. On sait combien ces deux états, l'irritation et la phlogose sont analogues à celui des femmes en couche.

Pronostic.

Si la malade ne succombe pas à cette espèce d'apoplexie, son esprit, dit-on, reste aliéné. Il doit, sans doute, en être ici comme dans toute autre apoplexie inflammatoire ou par métastase (genre que nous allons voir) ; les chances ne doivent pas être plus rigoureuses.

Traitement.

Dès que les premiers symptômes de cette affection commencent à se montrer, il faut saigner la malade, au pied principalement et aux cuisses, s'il y a quelque dérangement dans les lochies, c'est-à-dire, si elles coulent peu ou ne coulent point : il importe de réitérer les saignées, jusqu'à ce que le pouls perde beaucoup de sa force et de sa vitesse ; proportionnant toujours ces sortes d'évacuations à l'intensité des symptômes, au tempérament, à l'état de force de la malade.

On applique la moutarde aux jambes, on donne des lavemens aiguisés d'un sel neutre ; on a recours en général au traitement et au régime adoptés pour l'apoplexie inflammatoire.

On se sert en outre des ventouses qu'on applique aux seins pour y appeler la matière qui doit fournir au lait ; on use encore dans cette intention de la teterelle ; on fait sucer les seins.

On fait frictionner avec de la flanelle ou une brosse à poil doux, non-seulement le pourtour des mamelles, mais encore le ventre, les cuisses, les jambes, on fait tenir plus chaudement la poitrine et les extrémités supérieures.

Enfin, si après ces moyens, on avait quelque révulsion de plus à faire ; nul doute qu'on ne dût de préférence recourir aux lavemens et aux purgatifs usités en pareille circonstance ; tels que le petit-lait de Weïsse, le sel de duobus, etc.

GENRE DEUXIÈME.

Des Apoplexies tenant à des humeurs dégénérées à raison de leur quantité.

ESPÈCE PREMIÈRE.

De l'Apoplexie par excès d'embonpoint.

Ce qui annonce l'apoplexie par excès d'embonpoint, c'est un désir excessif de repos, une pesanteur de tout le corps, un penchant continuel vers le sommeil, des étourdissemens, des vertiges, une douleur gravative de la tête, laquelle se fait plus particulièrement ressentir après les repas. Le pouls est ordinairement concentré et il se soutient tel durant quelques heures quand l'attaque est décidée : il devient ensuite plein, fort et inégal. Le tronc pendant l'attaque est chaud, ainsi que les extrémités supérieures, à la différence des extrémités inférieures qui sont froides.

Tous ces symptômes ne se remarquent pas à la fois, et souvent il n'y a que quelques étourdissemens et de la propension au sommeil. Ces légers maux doivent pourtant suffire pour persuader qu'on est menacé d'une maladie grave, quoiqu'on soit en apparence dans un état de parfaite santé.

Voici ce que disent à ce sujet deux grands praticiens, *Thyeri* et *Tissot*.

« Ne méprisez pas ces légers avertissemens que
» vous donne l'apoplexie qui vous menace, quoi-
» que souvent de loin ; sachez qu'à de si légers
» symptômes le médecin prévoit son attaque ; que,
» s'il y a quelques moyens pour l'arrêter, il n'y
» en a presque pas pour la repousser. *Præcavetur*
» *hæc species apoplexiæ, rarò integrè sanatur.* »

Pronostic.

La sentence de ces deux praticiens et l'expérience, prouvent que le pronostic est ordinairement fâcheux.

Traitement.

Il faut évacuer le système sanguin, ouvrir les veines du bras, appliquer des sangsues aux cuisses, à l'anus, jusqu'à ce qu'on s'aperçoive d'un amendement, ou qu'on n'espère plus rien de l'emploi des saignées : l'abus en serait nuisible. On administre alors des bains de jambes fortement sinapisés ; on prescrit des lavemens avec la dissolution de sulfate de soude. On fait flairer les acides acéteux et acétique. On donne pour boisson une forte infusion de thé.

Il est recommandé dans cette espèce de ne pas se servir de l'émétique, quand même il existerait des envies de vomir, des vomissemens ; d'éloi-

gner l'odeur de l'ammoniaque, l'application des
emplâtres cantharidés, celle des ventouses même
à la nuque, dont l'irritation, dit-on, est, dans
ce cas, fâcheuse.

On donne, quand il y a facilité pour avaler,
une décoction de pissenlit (taraxacum), de fu-
meterre (fumaria officinalis), tenant en dissolution le sulfate de soude, de magnésie, ou bien
le tartrite de soude et de potasse.

Traitement prophylactique.

Les personnes grasses suent ordinairement beaucoup dans l'état de santé, et souvent sans faire
aucun exercice immodéré ; car, il faut observer
que plus un corps a de graisse, plus ses vaisseaux
sont comprimés ; que plus ils sont comprimés ,
plus ils sont étroits ; les liqueurs y coulent avec
plus de rapidité ; le moindre exercice les rendra
encore plus rapides. D'un autre côté, la graisse
supprime beaucoup de pores, la transpiration ne
saurait se faire qu'en petite quantité; l'humeur
aqueuse étant surabondante dans le sang, s'é-
chappe par les plus grands tuyaux excrétoires et
paraît en forme de sueur, notamment pendant
le sommeil.

M. C..., âgé de 68 ans, chargé d'embonpoint,
a résisté aux assauts de l'apoplexie, tant que la
sueur, très-forte pendant la nuit, s'est mainte-
nue ; dès qu'elle a diminué, l'attaque s'est décidée, et la mort s'en est suivie.

Les sueurs sont donc nécessaires, elles préviennent cette maladie et beaucoup d'autres. *Hippocrate*, dans son 41.ᵉ aphorisme, dit : *Sudor multus ex somno factus absque causâ manifestâ, corpus uti pluri cibo significat. Si verò cibum non accipienti hoc accidat, scire oportet quod evacuatione indiget.*

Dans le traitement prophylactique, on doit être fort circonspect sur les saignées ; leur abus engendre la graisse.

Si l'on avait affaire à une personne, dont l'embonpoint fût obésité, il faudrait éloigner d'elle toutes les causes affaiblissantes, parce qu'elles contribuent à augmenter la graisse : les bains, par exemple, d'immersion ou de vapeur ne conviennent aucunement. On connaît le goût des Orientaux pour les femmes très-grasses ; celles-ci n'emploient pour acquérir cet embonpoint que des bains fréquens.

L'insouciance et une vie sédentaire doivent être soigneusement évitées ; une existence active est nécessaire dans ce cas. Les substances animales et succulentes sont également nuisibles ; on doit par conséquent se tourner vers un régime végétal, et l'usage modéré des acides.

Un autre écueil à éviter est l'excès de sommeil. Des auteurs ont prétendu qu'il est bon de susciter aux personnes menacées, quelque chagrin, mais ce n'est pas toujours un moyen sûr ; quelquefois il produit l'effet contraire à celui qu'on attend. *Gretry,* dans ses mémoires sur la musique, dit qu'il était maigre et sujet aux hémorragies du poumon, surtout lorsqu'il travaillait avec passion. Il perdit trois filles qu'il idolâtrait ; la tristesse que cette perte lui occasiona, diminua l'activité de son imagination, et il lui survint un embonpoint considérable : preuve que ces peines ne doivent pas aller jusqu'à diminuer, à éteindre la sensibilité physique et les facultés de l'intelligence ; un tel effet augmenterait la corpulence, loin de la diminuer. Resserrés dans ces bornes, les soucis et l'inquiétude l'empêcheront de s'accroître outre mesure.

Dans un état de polysarcie, un long et fréquent usage du savon de Venise, de l'oxymel scillitique, une diète légère, atténuante, un peu fortifiante, et l'exercice de la pipe à fumer ne sont pas à dédaigner.

Si l'on a affaire à des personnes dont l'embonpoint consiste dans un état de santé qui ne puisse plus s'améliorer, état que *Suidas* a appelé *robur corporis, intensa sanitas, summitas sanitatis et excellentia,* et qu'*Hippocrate* nomme athlétique; il faut faire déchoir le corps de cette bonne disposition, au moyen de saignées et de purgatifs proportionnés à l'état des forces corporelles : cette précaution est d'autant plus nécessaire que le corps arrivé à ce degré de bonté se porte trop bien

et se trouve réellement dans un état maladif.
« *Habitus athletarum qui summum bonitatis at-*
tingunt, periculosi si in extremo constiterint, ne-
que enim in eodem possunt permanere, neque
quiescere ; cùm verò non quiescant et non possint
proficere in melius, reliquum est ut decidant in
deterius ». *Hippocrate*, aph. 5, liv. 1.

ESPÈCE DEUXIÈME.

De l'apoplexie bilieuse.

On remarque dans cette affection, outre les
symptômes essentiels de l'apoplexie, une rougeur
sur la langue, qui est couverte, vers le milieu,
d'un enduit blanchâtre, jaunâtre ; la peau est
très-aride, les membres, ajoutent certains médecins, conservent en partie la faculté du mouvement et sont dans une agitation fréquente.

Causes.

Dans la recherche des causes de cette espèce d'a-
poplexie, l'on doit beaucoup s'aider des signes
avant-coureurs. Ceux qui indiquent l'action de la
bile sur les viscères abdominaux et leur irritation,
sont la blancheur, la fermeté de la langue, le développement de ses papilles ; la sécheresse de la
bouche, sa chaleur, son empâtement, son amer-

tume, la soif, l'irrégularité de l'appetit, la céphalalgie frontale, la sécheresse, l'état variable
de la peau, les boutons fréquens qui la recou-
vrent en quelques cas, la constipation, l'odeur
vive et piquante des matières, la coloration et la
rareté des urines. On observe que, outre l'irritation provoquée par la présence de la bile sur ces
viscères, ceux-ci deviennent encore phlogosés ;
que cette irritation et cette phlogose s'étendent
sympathiquement sur le cerveau. Il en résulte alors
des phrénésies, des léthargies, d'autres maux qui
partent de la même source, enfin l'apoplexie.
Dumas dit que ces sortes d'apoplexies sont très-
rares en ce sens, qu'elles sont presque toujours
sympathiques. Il paraît même, ajoute-t-il, que
les auteurs qui nous en ont fait l'histoire, les ont
confondues avec une apoplexie sympathique qui a
pour cause des congestions dans les premières voies.

On sait, dit *Stoll*, combien la bile est douée
d'un génie versatile et combien elle entretient de
maladies différentes.

Pronostic.

Il est d'autant plus fâcheux, qu'une émission de
bile plus abondante a déterminé une irritation ou
une phlogose plus vives.

Galien prétend que les apoplexies qui viennent
de quarante à soixante ans, sont seulement celles
qui proviennent d'une humeur atrabilaire.

Cette prétention est trop exclusive ; on en observe de toute nature à ces époques de la vie.

Ouverture des corps.

On trouve dans les personnes mortes de cette
apoplexie bilieuse (atrabilaire par quelques-uns)
des matières bilieuses en abondance, dans les intestins grêles et le coecum des vers tricurides ou
ascarides qui y sont développés. La membrane
muqueuse de ces viscères est phlogosée et exco-
riée ; le cœur, les gros vaisseaux sont plus ou
moins gorgés de sang. Les vaisseaux du cou et de
la tête en contiennent des quantités qui varient
suivant l'intensité des signes qui ont eu lieu. On
trouve des engorgemens sanguins considérables ,
tantôt dans une, tantôt dans plusieurs parties du
cerveau. Nous ne croyons pas qu'on ait jamais
trouvé de congestion de bile dans la tête.

Traitement.

Il est basé sur deux indications, celle qui doit
remédier à l'épanchement ou engorgement sanguin, et celle qui tend à détruire la cause qui les
entretient. La première est remplie par les divers
moyens phlébotomiques, généraux ou partiels ;
la seconde l'est par de légers purgatifs et des lavemens surtout acides ; par l'emploi de tous les
moyens qui expulsent la bile et lui ôtent son
âcreté, cause de l'irritation des viscères abdomi-

naux, laquelle à son tour détermine la congestion du sang sur l'encéphale.

On doit être en garde contre les vomitifs, même dans le cas où ils sembleraient bien indiqués. Ils ne peuvent que produire le plus grand mal, quand l'attaque est imminente ou décidée.

Madame S...., âgée de 70 ans, d'un tempérament bilieux, fut prise d'hémiplégie avec amnésie. Il se déclara presque en même temps une sorte de regorgement de matières glaireuses et bilieuses, qui se soutint avec force jusqu'au lendemain matin, où il fut moins violent, et où l'apoplexie parut être dans l'imminence. Tous les signes qui annoncent une pléthore bilieuse existant, nous nous décidâmes avec M. *Pech*, médecin distingué de Narbonne, en ce moment à Saint-Pons, à donner l'émétique : nous obtînmes une prodigieuse évacuation de bile, ce qui n'empêcha pas l'apoplexie de se déclarer avec une succession rapide desymptômes que les vomissemens aggravaient à mesure qu'ils se répétaient. Cette dame expira inondée de bile.

Traitement prophylactique.

On donne de temps en temps des purgatifs acides, les tamarins (tamarindus), le tartrite acidule de potasse ; le sulfate de soude, avec le sirop de fleurs de pêcher, dans une décoction de bourrache, de chicorée (cichorium intybus), de

cerfeuil (scandix cerefollium); des boissons végétales acidules ; des décoctions de pruneaux,
d'oseille (rumex acetosa); de la limonade. On
interdit l'usage du lait, du beurre, du fromage ;
on soumet le malade à un régime capable de prévenir la formation outre mesure de la bile. Des
individus y ont une disposition naturelle ; chez
d'autres cette polycholie résulte d'une abondante
nourriture animale, de l'abus des liqueurs spiritueuses ; des passions vives ; des contentions d'esprit ; de la chaleur inaccoutumée de la saison ou du
climat. Ces diverses causes doivent être repoussées
par leurs contraires. On éloignera en un mot ce
qui peut exalter les propriétés vitales du foie et
déterminer une exubérance bilieuse.

ESPÈCE TROISIEME.

De l'apoplexie par distension de l'estomac.

Cette apoplexie prélude par des assoupisse-
mens après les repas, par une propension insurmontable au sommeil ; lorsque le sujet menacé
dort, il ronfle, les vaisseaux sanguins du cou et
du visage sont gonflés : il s'éveille tout étourdi,
éprouvant des vertiges, son corps est dans un état
d'apathie, la langue embarrassée, la mémoire en
défaut.

Pendant l'attaque, l'on observe parmi les symptômes qui annoncent généralement l'apoplexie,
que la figure est d'un rouge violet, que le malade
fait des efforts pour vomir, vomit même des alimens ; qu'il y a à la région épigastrique un gonflement plus ou moins considérable selon la quantité
des matières contenues dans l'estomac.

Cette apoplexie que l'on nomme aussi gastrique,
parce que le vice et la cause qui l'entretiennent
siégent dans l'estomac, peut tenir, non-seulement
à une plénitude de substances alimentaires, mais
encore à une matière saburrale en fermentation
ou devenue âcre.

Suite d'un excès d'alimens, elle est rare. On ne
doit pas caractériser telles toutes celles qui arrivent pendant ou après les repas, par l'unique raison que le malade aura des envies de vomir, vo-
mira même des alimens. Ces accidens, souvent
sympathiques, peuvent avoir lieu, sans que l'a-
poplexie soit gastrique. Tel homme est constitué
de manière que son cerveau est disposé à l'apoplexie, au point que la plus légère compression de
l'estomac sur les principaux vaisseaux du ventre
et de la poitrine décide cette maladie.

Lorsqu'elle est causée par la plénitude de l'estomac, la distension de cet organe et les symptômes
avant-coureurs peuvent la faire reconnaître.
Quand elle est le résultat de quelque matière visqueuse, âcre, probablement le malade aura éprouvé

auparavant quelque ardeur ou douleur dans l'estomac, quelque symptôme provenant de l'irritation ou de l'embarras de cet organe.

Au reste, comme, en vertu de ces causes, le sang, gêné dans sa circulation, reflue vers la tête et décide l'apoplexie, on a recours au traitement suivant :

Traitement.

On commence par dégorger les vaisseaux sanguins de la tête par les saignées, et l'effet ne pesant plus sur le cerveau, du moins autant, on cherche à s'assurer que la cause part de l'estomac.

Le Clerc rapporte qu'à un homme pléthorique, chez qui une indisgestion avait décidé une apoplexie, il donna l'émétique, après avoir fait ouvrir la veine (histoire de l'homme sain et malade); et dans les commentaires des aphorismes de *Boërhaave* par G. L. B. *Vanswieten*, à propos de contre-indication de l'émétique donné dans une attaque d'apoplexie, suite d'un repas copieux, sans qu'on ait fait précéder la saignée, il est dit, « *undè prudentes medici sanguinis missionem* » *præmittere solent, ubi in morbis remedio eme-* » *tico opus est.* »

Lazerme dit (maladies de la tête, chap. 2) que si une attaque se fait ressentir au sortir d'un repas somptueux, et qu'après les saignées il convienne encore d'évacuer le malade, on peut donner quelques grains d'ipécacuanha, auxquels on doit faire succéder une tisane laxative : il importe de renouveler les saignées, ajoute-t-il, si l'on voit qu'il y ait encore des signes qui annoncent une trop grande agitation dans les humeurs.

» Lorsque l'apoplexie survient après un repas copieux, et qu'elle a lieu chez un homme robuste, on provoque aussitôt le vomissement, dit *M. Pinel* (V. le traité de l'apoplexie dans sa nosographie philosophique), à moins qu'il n'y ait des signes de congestion très-grands dans le cerveau. Alors il faudrait recourir d'abord à la saignée. »

Avancerons-nous trop en établissant que ces signes de congestion existent presque toujours dans cette sorte d'attaque; et que plus le sujet sera robuste, plus cet état de congestion est présumable. Etayons-nous des observations des autres et citons les plus concluantes.

M. *Mérat* (art. indigestion, du dictionnaire des sciences méd.) rapporte l'observation d'une indigestion qui simule une attaque d'apoplexie, extraite du journal de médecine, août 1763. La voici.

« Un garçon cordonnier, après avoir plus déjeûné qu'à l'ordinaire, tomba dans un état caractérisé par les symptômes de l'apoplexie, comme perte de connaissance, sterteur, pouls dur et fréquent. On lui donna du vin émétique; il revint un peu à lui dans quelques heures, en ne conservant pourtant que peu ou point de souvenir de ce qui avait eu lieu auparavant ; le malade montrait de l'étonnement, les yeux étaient égarés, la parole entrecoupée, le visage pâle, le pouls plein ; deux heures après l'ingestion de l'éméti-que, le vomissement ne se déclarant pas, on fit une petite saignée de pied ; le vomissement eut alors lieu, ce qui rendit au malade presque toutes ses facultés, et le délivra de son assoupissement. On réitéra deux fois la saignée dans la journée, et le malade fut entièrement guéri. »

Dans cette observation, non-seulement les sai-gnées étaient indiquées, pour parer à la conges-tion sanguine de la tête ; mais on remarque encore que le vomissement n'a pu avoir lieu qu'après la saignée. Tant qu'un organe comme le cerveau, qui est le principe excitateur de tous les autres organes, sera gêné dans ses fonctions, que pourra-t-on espérer de l'action de ces derniers qui n'ont de sentiment et de mouvement qu'autant que le cerveau peut leur en transmettre. Cependant, à forte dose et dans les apoplexies légères, l'esto-mac se laisse soulever par l'émétique, mais si l'on y avait d'abord recours, il s'en suivrait le plus grand mal ; on aurait à craindre, comme dans beaucoup d'autres circonstances, que, par les efforts du vomissement qui poussent le sang avec plus de vélocité vers le cerveau, ce même sang qui n'était qu'engorgé, ne s'épanchât par la rupturè de ces canaux ; certainement alors la maladie deviendrait plus décidément mortelle.

Après avoir suffisamment désempli les vaisseaux sanguins, on donne la décoction d'ipécacuanha, à la dose d'un à deux gros, par cuillerée de quart d'heure en quart d'heure, jusqu'à ce que le vomissement se manifeste : on le hâte par de l'eau tiède, en cherchant à rendre les oscillations aussi légères que possible. Si ce vomitif n'agissait pas après quelques cuillerées, on aurait recours à l'émétique (tartrate de potasse et d'antimoine).

Nous redoutons tellement les efforts que le vomissement occasione par le transport des humeurs qu'il entraîne vers l'encéphale, que nous jugeons nécessaire en général, mais surtout chez les personnes jeunes et robustes l'établissement, durant l'effet du vomitif, d'un écoulement sanguin à la tête, qui peut avoir lieu à l'aide de sangsues appliquées aux tempes, derrière les oreilles, etc... après le vomitif, il faut, comme le dit *Lazerme*, renouveler les saignées, si l'on observe encore des signes qui annoncent la trop grande agitation des humeurs et leur tendance vers le cerveau.

On donne des lavemens légèrement purgatifs, après que le ventricule s'est distendu en grande partie, soit par l'effet du vomitif, soit parce que les matières alimentaires sont déjà passées dans les secondes voies.

Ce traitement paraît être celui qui convient le

mieux à l'espèce d'apoplexie qui tient à la plénitude de l'estomac et qui est la suite de la présence
des alimens accumulés. Quand l'apoplexie provient d'une distension dans l'estomac déterminée
par la présence de matières âcres, visqueuses,
etc..., le traitement se rapporte aux espèces que
nous avons déjà vues; seulement le vomitif peut
être employé avec les précautions indiquées, si ces
sortes de matières sont susceptibles d'évacuation.

Traitement prophylactique.

Manger peu et, autant que possible, des alimens peu faciles à fermenter et peu venteux.

ESPÈCE QUATRIÈME.

*De l'apoplexie tenant à des matières dures irri-
tant les intestins.*

Il suffit de savoir de quelle manière agissent
ces matières dans les intestins, pour connaître
l'effet sympathique qui peut résulter sur le cerveau de leur accumulation ou de leur séjour sur
les viscères du bas-ventre. Ecoutons *Prost* : « On
trouve souvent dans le cadavre des apoplectiques
le colon étroit et rempli de crottins très-durs,
mais fort petits et isolés par les valvules qui s'é-
largissent et forment des espèces de cellules où

ils sont logés ; les matières alors n'arrivent que lentement dans le rectum, vu les contours que forme la dernière extrémité du colon, qui est tantôt contournée au-dessus du pubis, d'autres fois repliée et enfoncée dans le petit bassin où elles l'engorgent. Le rectum se laisse de plus en plus dilater par les crottins qui deviennent ensuite si abondans que cet intestin remplit toute cette cavité, comprime les vaisseaux et les nerfs hypogastriques, ainsi que tous ceux qui l'entourent. Il s'oppose ainsi à la circulation du sang dans les extrémités inférieures et détermine une irritation dans le système nerveux.

Ces deux effets de l'engorgement de ces matières durcies en entraînent d'autres, le reflux du sang vers la tête et le spasme du cerveau, qui à leur tour déterminent l'apoplexie.

Traitement.

On cherche à évacuer le rectum par des potions, des lavemens adoucissans, huileux, mucilagineux, propres à rendre les matières alvines durcies, plus ou moins glissantes et plus aisées à expulser, après avoir détruit ou tout en détruisant, par les saignées nécessaires, la congestion sanguine de la tête.

Traitement préservatif.

Pour se préserver des récidives d'une attaque

de cette nature, il faut empêcher l'amas des matières alvines, et pour cela tenir le ventre libre,
au moyen de purgatifs doux, huileux surtout.
La personne menacée doit contracter l'habitude
des clystères, adopter l'usage des boissons délayantes, du petit-lait par exemple avec du miel,
de temps en temps ; éviter tout ce qui pourrait
échauffer, afin que la nature, pour parer à la
sécheresse d'un régime de cette espèce, ne soit
pas obligée de distraire des matières qui filent
dans le tube intestinal, l'humidité qui leur est
nécessaire pour y couler sans produire des désordres.

GENRE TROISIEME.

Des apoplexies par répercussion d'humeurs mor-
bifiques.

Quand il y a répercussion d'humeurs morbifiques dans la tête, présentant quelque caractère
d'acrimonie et susceptibles de causer par leur présence de l'irritation dans cet organe, l'apoplexie
doit être rangée parmi les apoplexies phlogistiques, telles sont les rétropulsions des humeurs
psorique, dartreuse, teigneuse, goutteuse, rhumatique, syphilitique, scorbutique, cancéreuse, etc.
Dans le plus grand nombre des cas, c'est moins

leur présence à la tête que l'afflux sanguin qu'elles y attirent (nous allons les considérer sous ce rapport), qui détermine la mort apoplectique. En conséquence nous ne doutons pas que ces mêmes métastases ne provoquent quelquefois la maladie par la seule pression que l'humeur exerce sur le cerveau, et par le défaut de réaction de ce dernier. Cela arrive ordinairement chez des sujets faibles par une cause quelconque : en ce cas, l'apoplexie rentre dans l'ordre par asthénie encéphalique dont nous nous occuperons plus loin.

Dans ces espèces, la perte du sentiment et du mouvement est d'autant plus subite, que la qualité de l'humeur répercutée est plus acrimonieuse, et qu'elle est douée d'une activité plus prompte, pour se jeter précipitamment sur le cerveau.

Le malade à la figure animée, gonflée; les yeux sont injectés, la respiration fort gênée, le pouls assez développé, sans être toujours fort. Il y a chaleur à la peau.

Avant d'aller plus loin, nous sommes obligés de dire que tous les médecins n'admettent pas les répercussions et métastases humorales, et que beaucoup se plaignent d'un abus de langage, quand on emploie, par exemple, les dénominations de goutte rentrée, de péripneumonie goutteuse, cette maladie de poitrine survenant à la suite ou pendant le cours de l'arthritis. La seule chose qu'il faille exprimer, disent certains, c'est que la maladie du poumon existe durant ou après celle des surfaces articulaires. En conséquence, les désignations d'apoplexies goutteuses, dartreuses, etc... sont sans fondement.

Ces médecins rejettent également le principe âcre, que tant d'autres accordent à certaines humeurs déplacées et désorganisées, qui se développent accidentellement dans le corps, et qui arrivent sur un tissu ou sur un organe.

Cependant combien d'histoires de maladies, qui semblent prouver jusqu'à l'évidence les métastases humorales.

Un arthritique, dans un violent accès de goutte aux pieds, sent tout-à-coup sa poitrine affectée, il suffoque ou bien éprouve une toux des plus fatigantes dans le temps que ses douleurs goutteuses diminuent et disparaissent. On applique des irritans sous les pieds, siége premier de la douleur ; la goutte y reparaît et la poitrine est dégagée. Nous-mêmes nous avons bien des fois vu le sieur G...., perclus depuis longues années par l'effet d'une goutte principalement fixée sur les extrémités inférieures, ne pas souffrir de ces parties pour un instant, et éprouver une forte cardialgie avec vomissement. On rappelle la goutte sur les extrémités avec la moutarde (moyen qui est entre les mains des parens et dont ils usent sans autre conseil que celui qu'ils ont reçu il y a long-temps), et la cardialgie cesse.

Une dartre plus ou moins récente disparaît de dessus la surface cutanée, le dartreux éprouve bientôt après une céphalalgie intense; rétablit-on la dartre, le mal de tête cesse.

Comment se rendre raison de ces phénomènes, si ce n'est par des métastases réciproques : peut-on se contenter de dire ou de penser que la suffocation de la poitrine existe durant ou après la maladie goutteuse, la complique, ou vient accidentellement à sa suite. Mais pourquoi cette suffocation a-t-elle remplacé les douleurs de goutte, et comment, après le rétablissement de ces douleurs, la suffocation disparaît-elle ? par sympathie, répond-on : aussi arrive-t-il que fréquemment la simple irritation sympathique d'un organe se transforme en une maladie sympathique véritable, tandis que l'organe qui avait été affecté primitivement est rendu à son état naturel : l'irritation sympathique devient la principale affection et dans beaucoup de cas la seule. Toutefois l'organe, comme le remarquent ces médecins, qui en a été le point de départ, peut à son tour être le siége d'une réaction, et se trouver de nouveau atteint.

Cette observation qui n'échappe à aucun praticien, est une des plus concluantes en faveur des théories humorales métastatiques, surtout quand elle présente avec la disparition d'une humeur cutanée, le transport pour un temps sur un autre organe sympathique, et le retour au premier siége, accompagné de la cessation des accidens là où elle avait fait une incursion.

Qu'une irritation en enfante d'autres, c'est un point incontestable ; mais l'irritation mère a bien une cause, et si cette cause est une humeur psorique, comme des achores, des dartres, etc.... comment, si elle ne quittait pas ses couches, pourrait-elle produire ailleurs, sur des organes sympathiques, un résultat quelconque ? C'est bien certainement par l'effet de son déplacement qu'ont lieu les désordres sur les autres organes. Cela paraît de toute évidence. Comment se rendre raison, autrement que par métastase, de l'apoplexie qui succède à un ulcère intempestivement guéri ? On voit tous les jours une humeur couler par un ulcère et le malade se bien porter ; puis à la moindre diminution de cet écoulement, la santé s'altérer, et la mort en suivre, le plus souvent, la suppression. S'il n'y avait qu'irritation, l'ulcère guéri, l'irritation disparaîtrait pour ne plus se reproduire là ni ailleurs. Il y a donc un agent qui, causant d'abord l'ulcère, occasione ensuite par son transport une autre maladie, dans une autre partie.

Les exemples d'apoplexie, suite d'un ulcère ainsi supprimé, sont très-fréquens ; il est peu d'auteurs qui n'en rapportent quelques-uns : en voici un que nous avons observé en 1819.

M. M...., prêtre retiré, âgé d'environ soixante

ans , chargé d'embonpoint , d'un tempérament séroso-sanguin , avait depuis long-temps des ulcères aux jambes avec œdème. Il se portait bien , malgré ses infirmités qui ne l'incommodaient que pour monter à cheval. C'en fut assez pour qu'il se décidât à chercher la guérison. Il fut assez malheureux pour l'obtenir. Les ulcères cessèrent de couler, mais les jambes ne cessèrent pas pour cela d'être infiltrées. On substitua des cautères, on donna des purgatifs, on fit ce qu'on put pour diriger sur un autre centre cutan, même voisin des ulcères, le superflu des humeurs dont l'évacuation se faisait par cette voie ; toutes les précautions furent inutiles, l'ecclésiastique mourut quelque temps après d'une attaque d'apoplexie foudroyante, sans avoir éprouvé d'autres incommodités que quelques douleurs de tête et un dérangement dans les fonctions digestives.

Il y a des ulcères liés dans leur existence à celle de la personne qui en est atteinte : émonctoires salutaires établis par la nature, il faut les respecter là où ils sont ; les déplacer, c'est risquer la vie.

Voici, selon nous, une observation bien concluante qui prouve les métastases humorales.

Sans entrer dans les raisonnemens destinés à établir que la galle est produite par des insectes qui s'introduisent sous la peau, on ne peut guère refuser d'admettre que, dans la cellule où se loge

le sarcopte (nom qu'on donne à cet insecte), il se
trouve une humeur séreuse ; par le séjour qu'elle
y fait, ou par toute autre cause, elle change de
nature et acquiert des propriétés malfaisantes.
C'est de son transport que résultent les maladies regardées comme la suite d'une galle répercutée.

C....., jeune homme d'une vingtaine d'années,
assez robuste, gagna la galle en dansant. Il la
garda près de trois mois, soit qu'il ne s'en doutât
pas, soit parce qu'elle ne l'incommodait point. Il
fréquentait quelques jeunes personnes qui, s'aper-
cevant de sa maladie, ne le voulurent plus avec
elles : il pensa aussitôt à guérir. A cet effet il se
frotta d'une composition qui fit disparaître la galle
de dessus la peau. Peu de temps s'était écoulé,
lorsqu'il fut atteint d'une toux sèche, éprouvant
en outre une difficulté de respirer mêlée de douleurs dans la poitrine. Il s'affaiblissait de jour en
jour : enfin il vint nous consulter. Nous le trouvâmes dans un état de phthisie imminente. Après
plusieurs questions, nous crûmes devoir nous
arrêter à la répercussion de l'humeur psorique,
comme cause des désordes de la poitrine. Nous lui
conseillâmes de reprendre son mal. Ce qu'il fit.
Tous les symptômes d'une grave affection pulmonaire disparurent à mesure que l'éruption se fit;
elle fut très-considérable. C'était dans le mois de
novembre ; sur notre conseil, il garda la galle

quelque temps , mais trop peu pour un traitement méthodique. Ses travaux agricoles furent repris avec la même santé qu'auparavant. Le carnaval arrive, C....*, veut s'associer aux plaisirs de ce temps , il tente une seconde guérison et réussit : le carnaval va assez bien ; mais vers la mi-carême, la maladie de poitrine revient avec plus d'intensité que d'abord. Un autre médecin fut consulté , qui n'eut aucune connaissance de notre manière d'envisager la maladie. Supposant d'autres causes, il prescrivit un traitement infructueux ; la phthisie parvint peu à peu à son dernier degré. Appelé de nouveau pour donner nos soins au malade, nous ne pûmes que lui porter des paroles de consolation ; il mourut huit jours après.

A cette observation nous pourrions en ajouter d'autres aussi concluantes.

La fille cadette de D...., est atteinte d'une teigne faveuse ; cette teigne disparaît en grande partie , et cette enfant devient sujette à des coliques très-fortes avec des borborygmes tels , qu'à chaque accès, qui se renouvelait plusieurs fois le jour, on voyait distinctement sous la peau du ventre, les mouvemens des intestins.

On fit plusieurs remèdes pour arrêter ces fâcheuses coliques, mais les seuls qui réussirent furent ceux qui rappelèrent à la tête l'humeur teigneuse.

Ainsi l'acrimonie humorale doit, aux yeux des

praticiens qui admettent les métastases, jouer le plus grand rôle , et l'humeur produire , par l'effet de cette qualité, les divers phénomènes qu'on observe. Si l'humeur goutteuse ou dartreuse , puisque ce sont celles que nous mettons en avant, déterminent l'une, des douleurs telles qu'il semble aux goutteux qu'on leur arrache les membres; l'autre, un prurit si incommode , que le dartreux lui préférerait souvent une douleur aiguë , il faut bien supposer à ces humeurs un vice *sui generis* , qui agace avec plus ou moins de force l'organe où elles se développent, vice qu'elles n'abandonnent pas, quand elles se transplantent. Quel nom lui convient mieux que celui d'acrimonieux , attendu que journellement on le voit corroder les parties sur lesquelles il se fixe, et celles qui se rencontrent sur son passage : cette âcreté donc n'est pas un être imaginaire.

L'acrimonie qu'on accorde généralement aux éruptions cutanées, nous paraît incontestable, nous allons, pour surcroît de preuves, choisir parmi ces affections la plus bienfaisante pour le genre humain (la vaccine); cette matière, qu'on a avec juste raison appelée virus, produit-elle de si grands phénomènes , si non par son âcreté? Déposée sous l'épiderme, elle décide au bout de quelques jours un petit bouton qui grossit progressivement; elle parcourt les systèmes lymphatique et vasculaire sanguin, excite plus ou moins de fièvre et engorge certaines glandes ; mais c'est aux boutons que s'opère le plus grand travail ; ils deviennent très-enflammés et phlegmoneux. A quoi rapporter tous ces symptômes d'irritation et d'inflammation, si on ne leur assigne pour cause l'âcreté du virus vaccin : la fluxion qu'on remarque peut-elle en avoir une autre, et la matière vaccinale devient-elle autrement stimulante que par le principe âcre qu'on lui reconnaît, et dont elle laisse des empreintes jusque sur l'acier (1).

Aussi *P. J. Barthès* dit-il (dans ses nouvelles

------

(1) Que les détracteurs de la vaccine ne cherchent pas à tirer parti de cette âcreté du virus vaccin. Ils pourraient ou ils ont pu dire que s'il agit sur l'acier, il doit aussi faire sentir à l'homme son énergie. Oui, mais avec l'unique résultat, comme l'atteste une expérience de vingt-cinq ans, de repousser la petite vérole, ce fléau destructeur des familles , désormais affranchies de ce hideux tribut, payé trop long-temps et trop malheureusement à une maladie plus terrible que la peste, qui du moins n'atteignit jamais un si grand nombre de victimes. Nous avons prouvé, il y a déjà quelque temps , dans notre mémoire sur la vaccine, couronné le 17 mai 1806, par la société de Médecine pratique de Montpellier, et inséré dans le tom. 1er des actes de cette société, tout ce que cette éruption nouvelle pouvait sur les différens systèmes de notre organisme , et contre la petite vérole. Une suite d'expériences non-interrompue pendant dix-neuf ans, n'a fait que nous confirmer dans nos idées, et n'a rien démenti de ce que nous avons avancé.

observations sur les coliques iliaques qui sont
essentiellement nerveuses, ouvrage cité, pag. 65):
« Malgré les préjugés de certains médecins qui
» ont voulu rejeter la pathologie humorale, il
» faut absolument reconnaître que des vices des
» humeurs ou des désordres de leur cours sont
» des causes essentielles d'un très-grand nombre
» de coliques, comme d'autres maladies, et que
» le traitement de ces maladies doit être princi-
» palement rapporté à ces causes. »

Pronostic.

Ces espèces d'apoplexies offrent toujours le plus
grand danger.

Autopsie.

On trouve ordinairement dans le cerveau un
épanchement d'humeur séreuse mêlée de sang.

Stoll parle d'une apoplexie rhumatismale, dans
laquelle l'on trouva beaucoup d'humeur aqueuse,
épanchée entre les méninges et les ventricules,
avec une humeur aquoso-sanguinolente au-dessus
de la tente.

Traitement.

Les indications à remplir sont de faire tous les
efforts possibles dans la vue de rappeler l'humeur
à sa première place; mais comme l'on n'y peut
parvenir assez tôt pour préserver l'organe cérébral

de la pléthore sanguine ou de l'inflammation qui en résultent, on pratique quelques saignées, afin de détourner le sang de la tête et de le ramener dans la circulation, en ôtant la congestion. Plus l'irritation phlébotomique est multipliée, mieux elle doit agir : aussi, en général, les sangsues en nombre proportionné à l'âge, aux forces du malade, etc..., les ventouses scarifiées, conviennent-elles mieux que les saignées avec la lancette, quoique, dans des cas d'engorgement sanguin considérable au cerveau, celle-ci soit indispensable.

Par exemple, pour le traitement de l'apoplexie tenant à la répercussion de l'humeur dartreuse, on conseille d'appliquer les sangsues d'abord aux veines jugulaires, puis aux cuisses et aux saphênes; de placer en même temps sur la dartre, si elle était partielle, un vésicant; et si elle était répandue en plusieurs lieux à la fois, notamment aux extrémités inférieures, d'employer les bains sinapisés, la moutarde en différens endroits, et les frictions. Si ces moyens ne suffisent pas et qu'il faille une irritation plus forte et plus subite, on a recours aux irrigations d'eau et d'huile bouillantes. De tels excitans employés sur un malade, M. D..., qui périt d'une apoplexie par humeur dartreuse, agissaient si efficacement durant l'attaque, que si cette humeur n'eût pas déjà fait, avant l'apoplexie, d'autres progrès au gozier, au palais, aux arrière-narines, nous aurions pu concevoir l'espoir fondé de la déloger du cerveau. En effet à chaque irrigation, le malade reprenait partie de ses sens pour un temps.

La saignée générale convient encore chez les sujets qui étaient frais et bien portans avant l'attaque, quoique entachés du vice dartreux. Dans ces cas, le traitement et le régime anti-phlogistique doivent être placés en première ligne.

Si l'on est parvenu à enlever la congestion, et à rappeler l'humeur, qui en est la cause, sur son premier siége ; il faut alors avoir recours aux moyens qui combattent cette humeur particulière.

L'espèce variant, nous pourrions faire pour chacune un article à part; d'autant mieux que la présence de toute sorte d'humeurs sur le cerveau, ne présente pas les mêmes caractères, et que certaines paraissent en avoir de distincts, comme nous allons le faire remarquer à propos de l'apoplexie rhumatismale. Mais comme en général la manière d'agir du plus grand nombre est l'irritation, nous nous bornons à décrire leur effet commun et les moyens généraux à leur opposer, renvoyant aux ouvrages pratiques pour les traitemens à appliquer à chaque cause humorale individuelle.

L'apoplexie par métastase rhumatismale, lorsqu'elle se prépare, s'annonce, dit *Sarconne*, par une grave somnolence, une insomnie opiniâtre, ou une insupportable céphalée, ou le délire ; et par l'absence des douleurs aux parties où était

fixée la matière rhumatique. L'humeur rhumati-
tique, arrivant au cerveau, y détermine tous les
accidens qui annoncent une irritation, une inflammation des méninges, tels que ceux qui sont rapportés par *Sarconne*, et les suivans, donnés par
Rodamel : « Douleur de tête qui ne se prononce
» d'abord que dans un point, le plus souvent à
» l'occiput, et qui occupe ensuite toute la tête;
» s'il y a du sommeil, il est interrompu par des
» rêves fatigans et des soubresauts ; facultés intel-
» lectuelles troublées ; sensibilité extrême de la
» vue, de l'ouïe, en un mot, signes de frénésie. »

Quand cette humeur est fixée dans la substance
du cerveau, elle détermine le vertige, le coma et
l'apoplexie. M. *Guérin*, dans une thèse soutenue à
Montpellier en 1807, rapporte le fait d'un jeune
homme qui fut pris d'un épistaxis considérable, à
la suite de la diminution de quelques douleurs
rhumatismales, diminution causée par l'immersion
des pieds dans l'eau froide. Quoique ce jeune
homme perdît beaucoup de sang par le nez, il
tomba dans l'assoupissement et périt. L'auteur
rapproche ce fait de l'apoplexie rhumatismale,
dont parle *Stoll*, qui causa aussi en peu d'heures
la mort d'un autre jeune homme.

On ne manque pas d'observations cliniques,
prouvant que l'apoplexie peut être l'effet d'une
métastase rhumatismale, dont la matière attaque
d'abord les membranes du cerveau, comme elle le

fait pour toutes les autres membranes du corps ; et ensuite la substance encéphalique elle-même.

GENRE QUATRIÈME.

De l'Apoplexie gazéiforme.

Nous faisons de l'apoplexie gazéiforme un genre à part, et nous le plaçons ici, parce que les gaz pouvant être transportés par le sang ou par toute autre voie (quoique dans quelques circonstances fort rares , ils se développent dans le cerveau); cette apoplexie doit trouver sa place entre les apoplexies métastatiques humorales et les organiques : ces gaz agissent d'ailleurs par une raréfaction dans les humeurs, le sang surtout , et en excitant l'encéphale.

Ceux qui se sont particulièrement occupés de l'anatomie ont remarqué dans les vaisseaux sanguins, artériels et veineux , dans les membranes et les cavités du cerveau, des distensions gazeuses, et des collections d'air. Les uns ont pensé que ces gaz existaient dans les cadavres atteints de putréfaction, et que cela n'avait ordinairement lieu qu'après la mort. Les autres soutiennent au contraire qu'il se fait des amas d'air dans le cerveau, pendant la vie; que ces amas sont la cause d'accidans très-graves, dont le vertige , les convulsions et un assoupissement mortel sont communément le terme funeste.

On sait que les vaisseaux peuvent se gonfler par l'air; il peut y avoir de plus, dit M. *Portal*, collection d'air. *Willis* est un des premiers qui aient fait cette distinction. On a trouvé dans l'arachnoïde des collections de gaz qu'avait déjà reconnues *Fienus Dodoneus. Cullen* parle de l'apoplexie flatulente. *Bosquillon* donne ce nom à la mort subite produite par l'air qui distend les ventricules ou les artères du cerveau. *Morgagni* rapporte des faits propres à constater une semblable affection. M. *Reydellet*, art. Tissu (Dic. des Sc. Méd.), dit : « Nous avons vu des gaz dans les veines du » cerveau, sans qu'ils fussent dus à la décompo- » sition des parties. » Il rapporte que tout récemment M. *Magendie* a reconnu que, pendant l'inspiration, l'air extérieur peut pénétrer dans une veine ouverte, surtout dans la jugulaire, lors de la saignée de ce vaisseau, et faire périr le malade, si cet air arrive au cœur, ce qu'il fait en causant un bruit particulier.

Comment cette espèce d'apoplexie peut-elle avoir lieu, se demande-t-on ?.... Les expériences par insufflation dues à des médecins anciens et modernes nous l'expliquent. Voyez entr'autres celles de *Wepfer*, de *Camerarius*, de *Rhedi*; celles de M. *Portal*, rapportées dans son cours de physiologie au collége de France, année 1771 ; et plus près de nous, celles de *Bichat* et de M. *Nysten*. Ce dernier dit, qu'on détermine une mort apoplectique chez un animal, lorsque l'insufflation de l'air se fait par la carotide ; dans ce cas, le gaz, ajoute ce physiologiste, détruit les propriétés vitales du cerveau, qui s'éteignent par la compression exercée, sans doute, dans le système capillaire cérébral par l'air qui le distend, au moment de son arrivée.

Si l'art peut faire passer assez de bulles d'air à travers les vaisseaux sanguins, pour occasioner une apoplexie gazéiforme, il doit y avoir des cas maladifs, où le sang surchargé lui-même d'un gaz quelconque (d'oxigène, par exemple, inhérent au sang à la suite de la respiration de l'air atmosphérique), pénètre ainsi au cerveau et y détermine l'apoplexie.

On a vu des gaz sortir en bulles avec le sang des veines ouvertes par la saignée. *Joubert* fit cette observation, il y a deux siècles (le fait est rapporté par M. *Nysten*) : « J'ai ouï plusieurs fois, » dit-il lui-même, sortir du vent aussitôt que la » veine était ouverte, laquelle n'ayant vidé guère » du sang, était bien désenflée. » *Peyrilhe*, professeur de matière médicale à la faculté de Paris, a fait plus d'une fois une semblable remarque.

A quoi peut-on mieux attribuer qu'à la présence des gaz, distendant les vaisseaux sanguins du cerveau, les apoplexies qui en présentent des col-

lections, sans qu'il existe d'autres lésions capables
d'occasioner ces attaques.

Wepfer en parlant des tumeurs gazeuses qui
peuvent comprimer le cerveau, parmi les observations des médecins célèbres qu'il rapporte dans
son ouvrage *(de apoplexiá p. 612 et seq.)*, cite
l'observation suivante de *Willisius* : Sœpiùs vidi,
» in capite recèns post mortem aperto, piam ma-
» trem vesicæ instar distentam ac pellucentem,
» ut, aquâ plurimâ subtus inclusâ, eadem intu-
» mescere videretur; quod tamen omninò fieri
» compertum est à flatu membranam distendente;
» ipsâ enim dissectâ, sine lymphæ effusione,
» tumor ilicò subsidebat. »

Il suffit, continue M. *Nysten*, pour que les gaz
produisent l'apoplexie, que ceux-ci soient assez
abondans pour embarrasser la circulation cérébrale
et comprimer la partie essentielle de l'organe :
c'est à cette cause qu'on doit rapporter la mort
subite de l'éthiopien dont *Morgagni* trace l'observation dans sa lettre 5e. J'ai vu, il y a quelques années, avec M. *Hallé*, poursuit M. *Nysten*, l'exemple d'une mort inopinée qui a dû dépendre du
même phénomène, que nous avons remarqué à
l'ouverture du cadavre.

Nous ne connaissons pas de signes qui puissent
faire reconnaître cette apoplexie; elle a en général
pour effet la compression du cerveau, par la distension des membranes qui enveloppent cet or-

gane, ou de ses vaisseaux ; soit que les gaz y arrivent par la voie de la circulation, soit qu'ils se développent dans l'organe même.

Elle peut également être l'effet d'une irritation produite par le gaz selon son espèce ; en conséquence, le traitement doit être basé sur les symptômes que présente l'affection. Reconnaît-on une congestion sanguine avec excitation, il faut avoir recours aux saignées et aux anti-phlogistiques. La saignée est d'autant mieux à sa place, que nous ne voyons pas d'autres moyens à employer pour donner issue aux gaz que l'ouverture des vaisseaux sanguins. Si l'on reconnaissait un état de faiblesse au cerveau, on aurait recours aux divers toniques que nous énumérerons ailleurs, notamment à ceux qui ont une action directe sur ce viscère.

ORDRE TROISIÈME.

Des Apoplexies nerveuses.

Cet ordre est contesté par plusieurs auteurs ; depuis peu on a taxé d'inexactitude le nom même d'apoplexie nerveuse, parce que après les recherches anatomiques les plus minutieuses on n'a pas trouvé dans le cerveau des apoplectiques, l'épanchement sanguin ou séreux regardé comme le caractère essentiel de l'apoplexie, et qu'on n'y a vu

aucune trace de la maladie présumée. Mais n'est-ce
pas aussi, en vertu des symptômes d'une maladie,
qu'une dénomination et une classe lui sont assi-
gnées? Si aux caractères essentiels de l'apoplexie,
reconnaissables pendant la vie, se joignent d'autres signes plus positifs de lésions nerveuses, n'est-
on pas en droit d'admettre une apoplexie essentiellement nerveuse? d'ailleurs on ne trouve pas
de lésion apparente dans le cerveau, probablement parce que le spasme a détruit ses fonctions.
Nous pouvons ajouter que si après la mort on ne
rencontre point de traces d'affections cérébrales
qui, présentant les caractères apoplectiques, aient
pu recevoir le nom de nerveuses; cela peut tenir
au peu d'attention apporté jusqu'à présent à l'é-
tude de ces altérations. Ce sont surtout, dit M.
Lallemand, les ramollissemens du cerveau qui
ont dû en imposer souvent, attendu que quelquefois ils sont d'une très-petite étendue, et qu'ils
n'offrent aucune coloration particulière.

Mais quand, pendant ou après un accès hystérique, il se décide subitement une apoplexie, sans
qu'auparavant la personne ait jamais rien éprouvé
dans la tête qui pût faire soupçonner une maladie
de cet organe; quand on ne trouve dans le cerveau rien autre chose que son affaissement, à quoi
attribuer cette apoplexie mieux qu'au spasme?

Cet ordre est plus commun qu'on ne pense ;
tous les organes sont sujets à des névroses, que

détermine souvent une affection morale. Comment le cerveau, centre des sensations, en serait-il exempt ? Serait-ce à raison de sa contexture molle et flasque ? Mais, dans tous les temps, on lui a reconnu la possibilité de se contracter (*cerebrum convellitur*, a dit Hippocrate).

Nous sommes donc autorisés à donner ici une place à cet ordre d'apoplexies ; nous la diviserons en genres et en espèces, attendu qu'elles sont, tantôt avec excitation vasculaire, tantôt avec excitation purement nerveuse, souvent avec atonie nerveuse.

———◦◦———

GENRE PREMIER.

ESPÈCE PREMIÈRE.

De l'Apoplexie nerveuse sanguine.

La rigidité des muscles des extrémités du tronc et de la mâchoire ; la respiration laborieuse et entrecoupée ; le pouls concentré, mais fréquent et plein ; le visage bouffi et d'un rouge foncé , sont les symptômes qui, joints aux symptômes généraux, caractérisent le genre.

Cette première espèce s'annonce par des crampes douloureuses de l'estomac à la moindre vivacité où l'on s'abandonne, par une sorte de sensation de vapeur qui, partant tout d'un coup de l'estomac, arrive à la tête, détermine des rougeurs à la figure, et donne aux yeux un brillant que l'on semble remarquer à travers un brouillard, par une chaleur générale. Le pouls est fort, quoique concentré. Les sens perdent par momens leurs fonctions. Le tronc et les extrémités se roidissent quelquefois. Il y a douleur aiguë à la tête, tintement presque permanent, vertiges, étourdissemens fréquens; les jambes semblent plier sous le poids du corps; enfin, l'apoplexie se décide.

Les personnes irritables, jeunes ou adultes, particulièrement celles qui, après des contentions d'esprit, éprouvent une douleur profonde à l'occiput, et se sentent une espèce de bandeau très-douloureux autour des orbites, sont exposées à cette sorte d'apoplexie.

Causes.

On les trouve avec une constitution assez forte de l'individu, dans la frayeur, les passions, une susceptibilité vive, une joie immodérée; dans la colère excessive, la fureur; dans un mépris outré.

Un magistrat, outragé dans l'exercice de ses fonctions publiques, en conçoit tant d'indignation qu'il reste immobile, sans parole et dans un véritable état de catalepsie; l'impression même en est si profonde qu'il est bientôt frappé d'une apoplexie mortelle. (Essai sur les névroses par *Montaigne.*)

Stoll pense que la cause la plus active est dans les spasmes abdominaux, ce que l'on remarque visiblement chez les personnes sujettes ou en proie à des maladies nerveuses, telles que l'hypocondrie, l'hystérie. Ces spasmes, en resserrant les viscères abdominaux, empêchent le libre mouvement des humeurs qui, refluant vers la tête, s'y accumulent et compriment le cerveau. N'est-ce pas à peu près dans le même sens qu'agissent les spasmes des organes génitaux, qui décident une excitation cérébrale telle qu'il en résulte l'apoplexie? *Henricus-ab-Heers* en cite des exemples.

Dans d'autres circonstances, le spasme même de l'organe encéphalique détermine vers la tête l'affluence du sang, qui, y parvenant avec un excès de force, y occasione des accidens capables de produire l'apoplexie par congestion ou par raréfaction.

L'observation suivante est relative à une dame menacée depuis long-temps de cette espèce d'apoplexie nerveuse sanguine, et dont la conservation tient sans contredit à l'exactitude qu'elle met à suivre le régime et le traitement prescrits.

Agée de 58 ans, d'un tempérament très-sensible, née d'une mère qui mourut d'une attaque d'apoplexie, cette dame eut elle-même à 23 ans une légère attaque de paralysie qui affecta un côté seulement de la face. La maladie se guérit, quoiqu'elle se fût reproduite quelques années après. Mariée vers cette époque, elle eut deux enfans de sexe différent; elle eut la douleur de les voir périr tous les deux. Inconsolable d'une telle perte, elle a traîné pendant plusieurs années une vie fort chagrine, ce qui a singulièrement exalté sa sensibilité, jusque là que la moindre contrainte et certains bruits la jettent dans un état de spasme violent. Voici la position où elle se trouve depuis plusieurs années, à la vérité par accès d'une durée plus ou moins longue.

Cette dame souffre tantôt de cardialgie, tantôt de céphalalgie; elle a des spasmes dans l'hypocondre droit; elle éprouve des tintemens d'oreille. Ses sensations sont accompagnées de spasmes dans la tête qui a besoin d'être fortement appuyée. Le plus léger mouvement y occasione une douleur si aiguë qu'il semble qu'on la détache du tronc. Cette manière d'être, quoique passagère, revient à la plus faible émotion. Ce qui est plus fréquent encore, ce sont les vertiges, à tel point que, pour éviter par fois de tomber, il y a nécessité de s'arrêter, de se coller presqu'au premier objet venu; puis des spasmes musculaires généraux, qui déterminent des mouvemens convulsifs ou éteignent pour quelques instans fort courts les facultés motrices. Quant aux facultés intellectuelles, elles se troublent rarement. Le son d'une clochette ou des orgues, amène des resserremens d'estomac qui obligent cette dame à s'asseoir ou à s'appuyer sur quelque personne. Elle voulut dernièrement voir des gens qui tournaient autour d'un feu allumé dans une rue; elle fut obligée de rentrer, de s'asseoir, pour ne pas tomber par l'effet d'un violent tournoiement de tête. Ces divers spasmes, quelle qu'en soit l'origine, déterminent par leur irradiation une bouffée de chaleur, qui arrive précipitamment à la tête. Une ardeur brûlante et une rougeur extrême montent à la figure; les yeux sont rouges, hagards et larmoyans, etc... le grand air et le frais deviennent indispensables. Les croisées doivent rester ouvertes par le temps le plus froid. Une simple coiffe suffit sur la tête. Le pouls varie notablement, il n'est presque jamais uniforme aux deux bras. Mais quel qu'en soit le développement ou la fréquence, toujours les évacuations sanguines ont été salutaires soit durant, soit après les accès. Peu importe que les saignées soient faites avec la lancette, les sangsues ou les ventouses. Ces évacuations soulagent la malade. On emploie certains anti-spasmodiques, comme le musc, le camphre, l'hoffmann, l'éther, les teintures de succin, de castor, etc... quand les saignées ont abattu la trop forte excitation, qu'elle persiste, on se borne au petit lait, à l'eau de riz, de veau, d'orge, à la tisane gommeuse, aux diverses crêmes et fécules, aux bains.

Les accès durent quelquefois plusieurs mois. Le dernier s'est soutenu pendant ceux de mai, juin, juillet et août. Il s'est manifesté dans le cours de cette affection nerveuse, une périodicité avec un caractère insidieux qui a nécessité l'emploi du kina. La malade n'en put supporter l'écorce, mais son estomac s'accommoda du sulfate de quinine. Les exacerbations quittèrent bientôt leur caractère de malignité et cessèrent après quelques jours d'usage du sulfate.

Pendant ces accès nerveux, il y a quelquefois des évacuations de bile assez abondantes, qui n'arrivent que quand par intervalles les spasmes cèdent. Cette évacuation n'empêche pas les spasmes de se reproduire, ce qui prouve qu'ils ne sont pas sous la dépendance de cette humeur.

Les révulsifs phlébotomiques sont d'un grand avantage, ainsi que ceux qui se tirent des végétaux; et en outre les pédiluves et les applications chaudes sur les extrémités inférieures. Vers la fin du dernier accès, une ressource qui a été fort utile pour calmer les maux de tête, en détruisant le spasme et l'afflux de sang qu'il y cause, c'est l'application de l'eau froide sur cet organe préalablement rasé, et la ventilation : rien n'arrête mieux que ce dernier moyen les bouffées de chaleur de la tête.

Voici quelques particularités que nous noterons en passant, quoiqu'elles ne soient pas rares dans les affections nerveuses. Cette dame dort dans la nuit pendant trois, quatre heures consécutives ; à son réveil, elle sent des spasmes si pénibles dans la tête, ou dans l'estomac, qu'il lui arrive souvent de faire tous ses efforts pour veiller. Les douleurs de tête sont parfois si fortes et les élancemens tels, que fréquemment elle prie les assistans de la tenir et de lui serrer fortement la tête, qui va, dit-elle, se détacher du tronc ou se fendre.

Le régime, cette partie si essentielle du traitement, est une diète presque entièrement végétale, avec exclusion de toute boisson stimulante. Si l'estomac, qui a beaucoup souffert des spasmes, paraît, vers la fin de l'attaque, avoir perdu en partie ses facultés digestives, on en rehausse le ton, non avec les spiritueux qui sur-le-champ feraient monter le sang à la tête, mais avec des toniques pris dans la classe des végétaux et joints à quelques anti-spasmodiques.

Pronostic.

Cette apoplexie est ordinairement funeste, quoiqu'elle présente plus d'espoir de guérison que certaines autres. C'est qu'elle est produite par des spasmes qui souvent tombent avec facilité et promptitude ; les humeurs alors reprennent leur cours ordinaire. Les rechutes sont aussi plus communes à raison de la reproduction des spasmes, que fait renaître la plus légère cause.

Autopsie.

Le cerveau présente un engorgement sanguin
et séreux, avec diminution de son volume.

Traitement.

On doit s'aider des causes procatarctiques qui
ont déterminé l'attaque. Est-elle la suite d'un
violent accès de colère, chez une personne bouil-
lante, par exemple, il faut recourir aux saignées
repétées, comme à un moyen indispensable (*in
sanguinis apoplexiis, vitanda quævis major seu
animi seu corporis commotio, cum primis ira,*
dit *Quarin*). La colère peut entraîner une apoplexie sanguine, comme nous l'avons dit ailleurs.
Pour n'avoir aucun doute sur la présence du sang
dans la tête au milieu d'un vif emportement, on
n'a qu'à envisager l'homme courroucé. Sa figure
est enflammée; ses yeux pétillans sortent de
l'orbite et sont extrêmement rouges; son corps
est dans un mouvement continuel et dans un tel
état de contraction que le sang montant à la tête
avec rapidité, s'y engorge et rompt ses vaisseaux.
Il y a plus, il reste chez lui une telle disposition à
un afflux de sang dans la tête, qu'il est rare qu'il
ne périsse pas d'un coup de sang.

La frayeur, la terreur subite produisent un
semblable effet, aussi bien que cette disposition

du corps qui, le rendant de sa nature sensible et très-vif, ne saurait être expliquée.

Les diverses saignées et les différens anti-phlogistiques doivent être mis en usage (*curatur fermè apoplexia nervea ut calida*), il est à propos d'y joindre des anti-spasmodiques analogues, tels que la combinaison du camphre et du nitre, et autres sédatifs de cette espèce.

On doit pourtant ici ménager les saignées plus qu'on ne le fait dans les apoplexies uniquement sanguines ou inflammatoires. On use de boissons délayantes, d'huiles mucilagineuses, de lavemens de même nature : on conseille l'application chaude des émolliens sur le bas-ventre, dans l'intention sans doute de détruire le spasme qui, dans certains cas, part de cette région. Ce moyen est avantageux : nous l'avons vu souvent réussir, appliqué sur la poitrine dans des circonstances ou l'éréthisme de cet organe empêchait l'expectoration et la respiration.

Traitement prophylactique.

Cette espèce n'affectant que des personnes d'une susceptibilité et d'une mobilité nerveuses excessives, elles doivent avant tout chercher à enchaîner ces émotions de l'ame, dues principalement à l'activité de l'esprit, à l'agitation du sang et à l'irritabilité des nerfs. La plupart ont besoin de modérer de tout leur pouvoir et de détruire

tout-à-fait ces mouvemens tumultueux qui com-
promettent à la fois la raison, la santé et la vie.

Il est à propos d'user de temps en temps de
moyéns sédatifs, particulièrement de ceux dont
la vertu opère sur les fonctions de l'encéphale.
Le camphre, qui a la propriété de ralentir la circulation, en même temps qu'il calme, est ici
fort utile, pourvu qu'on ne l'emploie pas dans
l'intensité du mouvement fluxionnaire sur la tête.
Dans ce cas, il serait dangereux, dit *Franck*, il
vaudrait mieux se servir du musc.

On conseille aussi l'usage de la digitale pour-
prée qui, à un effet hypnotique, joint la propriété
de calmer l'activité trop forte de la circulation ;
son action, dit-on, se rapproche de celle du camphre. Ce moyen n'est certainement pas à dédaigner; il calme ordinairement les palpitations de
cœur, même vives et très-fréquentes. Dernièrement encore le sieur P..... avait, par suite d'une
frayeur, un battement de cœur à mouvemens de
systole et diastole si précipités qu'ils se confon-
daient presque. Il durait depuis six jours; il céda
néanmoins à l'usage de la digitale, en deux fois
vingt-quatre heures. La douche est recommandée
pour diminuer l'irritation du cerveau ; on la dirige vers le vertex, et on en continue l'usage
pendant un temps plus ou moins long, selon la
susceptibilité de l'individu.

On n'est pas parfaitement d'accord, sur l'emploi des bains chauds; les uns les admettent pour leur vertu expansive; les autres les craignent comme pouvant déterminer une stase de sang dans la tête.

Le froid appliqué sur la tête convient pour cal-mer l'excitation encéphalique.

On use de certaines substances qui, données intérieurement ou appliquées extérieurement, jouissent d'une propriété sédative.

On administre l'eau froide légèrement vineuse, les émulsions, les gélatines, les sels acidules, comme le tartrate acidule de potasse, l'oxalate acidule de potasse; les acides végétaux surtout, suffisamment étendus.

On évite enfin toutes les causes physiques et morales, capables de déterminer le strictum des anciens.

ESPÈCE DEUXIÈME.

De l'Apoplexie suite d'un coup ou d'une chute.

Dans cette apoplexie l'on remarque, outre les symptômes pathognomoniques, la contraction spasmodique de la mâchoire et des yeux; le vi-sage est rougeâtre, quelquefois pâle; les traits sont décomposés, la respiration courte.

Pronostic.

Si l'apoplexie, qui est la suite d'un coup violent sur la tête, dure quelque temps, elle est mortelle; il faut, pour qu'on puisse espérer guérison, que bientôt après le coup ou la chute, le malade commence à sentir ou à se mouvoir. Si elle survient quelques jours après une vive commotion, résultant d'une chute ou d'un coup sur l'épine du dos, sur l'os sacrum, et même sur les pieds, lorsque le corps est tombé d'une hauteur considérable, elle est presque toujours mortelle.

Hippocrate dit que l'apoplexie décidée par des coups sur la tête, se guérit par une forte fièvre allumée promptement et qui ne soit pas précédée de frissons..... En effet, il est à craindre que le spasme ne soit augmenté par le frisson, ce spasme partant de l'origine des nerfs, qui est la vraie cause de l'apoplexie, dit *Duret.*

Autopsie.

On trouve les vaisseaux sanguins du cerveau très-engorgés, quelquefois avec épanchement de sang. Plusieurs jours après la chute ou le coup, le cerveau présente un abcès dans sa substance même, renfermant une matière purulente ou fluide, d'une couleur rousse et d'une odeur fétide (Voyez les observ. nos 14, 15, 16, la lettre troisième des recherches anatomico-pathologiques sur l'encéphale et ses dépendances, par M. *F. Lalle-mand*), toujours avec engorgement considérable des vaisseaux sanguins, fréquemment avec complication d'abcès au foie.

Traitement.

Le traitement doit être basé sur les symptômes qui ont précédé ou qui accompagnent l'apoplexie, et sur l'état du corps avant la chute. Si ces symptômes, quoique nerveux, sont entretenus par une congestion sanguine à la tête, ce qui arrive presque toujours, particulièrement chez les personnes jeunes et robustes, il faut avoir recours aux antiphlogistiques. (Voy. l'histoire de Larisse, épid. liv. 5, *Vallesius*, p. 473.)

On applique de l'eau froide sur la tête. (Voy. *Schmucker, Richter* de fracturis; *Theden.*)

On a recours aux saignées générales et partielles, autant qu'on les juge nécessaires. On prescrit pour boisson de l'eau fraîche, dans laquelle l'on a fait dissoudre du nitrate de potasse, et pour lavement, de l'eau avec ce même nitrate. Il faut en même temps chercher à rompre le spasme avec les divers anti-spasmodiques.

Cette espèce d'apoplexie peut tenir à l'atonie du système nerveux, ce qui s'annonce, dit-on, par la faiblesse du pouls, la pâleur du visage, l'état de la respiration, la froideur des membres, etc. Alors il faut être avare de la saignée, s'en abstenir même, comme le recommande *Hippocrate*, et chercher à relever le ton des nerfs au moyen des anti-spasmodiques toniques, appliqués extérieurement et donnés intérieurement. Au reste, bientôt nous nous étendrons plus particulièrement sur cette atonie nerveuse.

S'il y a fracture ou enfoncement à quelque partie des os du crâne, on ouvre avec le bistouri les tégumens dans l'endroit où l'on soupçonne la fracture ; on laisse saigner abondamment la plaie et on la panse avec des plumasseaux imbibés d'eau-de-vie. Si l'on voit que l'os soit enfoncé ou qu'il y ait quelque esquille sous la fracture, l'on pratique une couronne de trépan pour enlever ces esquilles ou relever l'os enfoncé.

Sur cinq ordres d'apoplexie que nous admettons dans notre division, en voilà trois où la saignée est un remède indispensable. Si le quatrième dont il va être parlé l'exclut, il n'en est pas de même du cinquième, puisque certaines apoplexies organiques ont pour cause un état inflammatoire qu'on peut prévenir ou guérir dans la première période, au moyen de la saignée faite et répétée selon le besoin, avec autant de profusion que dans les apoplexies essentiellement sanguines ou phlogistiques ; de cette manière il n'existe à la rigueur qu'un ordre, celui des apoplexies par asthénie encéphalique, qui ne réclame pas la saignée.

Ce sentiment se trouve en opposition avec celui

de plusieurs médecins justement célèbres ; mais il est celui de beaucoup d'autres non moins estimables, et leur nombre augmente tous les jours depuis les découvertes mieux appréciées des phlegmasies cérébrales.

Cette manière d'envisager l'apoplexie est surtout bien différente de celle de M. *Gay* (V. une analyse des vues sur le traitement et le caractère de l'apoplexie, par ce médecin ; l'histoire de la société de Méd. prat. de Montpellier, tom. 4, p. 184). Il critique l'opinion de M. *Portal* sur le traitement de l'apoplexie, que ce respectable et savant médecin a basé sur l'observation médicale et sur l'anatomie pathologique. Il ne veut pas de saignée, parce que, dit-il, il n'y a pas d'apoplexie sanguine, parce que l'étiologie de cette maladie doit se trouver tout entière dans l'acrimonie, la raréfaction et la dissolution du sang, effet du calorique interposé entre les molécules de cette humeur animale ; que c'est là ce qu'on doit entendre par apoplexie sanguine ; que la raréfaction et le défaut de sang étant des expressions identiques, il s'ensuit que la saignée est pernicieuse dans l'apoplexie sanguine à laquelle ce praticien aime mieux opposer l'émétique. Ce remède était le plus dangereux qu'on pût choisir ; car les faits passent avant tout.

GENRE DEUXIÈME.

De l'Apoplexie essentiellement nerveuse.

Dans ce genre, aux symptômes communs, se joignent des symptômes particuliers, tels que la rigidité des muscles du tronc, des extrémités, et le trysmus de la mâchoire. On le distingue de l'apoplexie nerveuse sanguine, par l'état du pouls qui est constamment concentré, petit et lent; par la pâleur de la figure et par la froideur des membres.

Cette apoplexie s'annonce par des défaillances à la moindre frayeur, par des accès hystériques ou hypocondriaques, par des crampes céphalalgiques.

Causes.

Elle est d'autant moins rare que les affections nerveuses sont beaucoup plus multipliées qu'autrefois. On attribue cette multiplicité au défaut de vigueur de la nature, qui, du temps de *Galien*, se faisait déjà remarquer, et qui depuis a été toujours en augmentant, au point de menacer l'homme d'une énervation sans terme. D'un autre côté, on assigne en partie la cause de cette énervation à l'état de contrainte et d'angoisse où vivent la plupart des hommes dans les sociétés extrêmement civilisées. Ne pourrait-on pas depuis un demi-siècle trouver une autre cause non moins puissante des maladies nerveuses, dans l'ambition qui bouleverse toutes les têtes ? Qu'on nous présente comme autrefois un seul chef de famille qui ne désire pas que son enfant sorte de la classe où il est né !

Un tempérament d'une sensibilité vicieusement répartie ; des peines d'esprit ; des passions malheureuses, surtout chez les femmes et dans les hommes aussi faibles qu'elles ; l'amour non satisfait, peuvent amener cette affection. Les hommes de lettres, qui mènent une vie trop peu d'accord avec les vues de la nature et qui, d'ordinaire jaloux de leurs propres succès, le sont plus encore de ceux de leurs concurrens, s'y voient encore exposés.

Tout ce qui peut décider dans le système des nerfs un état de spasme, peut décider aussi l'apoplexie nerveuse.

Il faut, dit-on, rapporter à ce genre les apoplexies qui s'observent pendant les éclipses du soleil, parce qu'elles dérivent ordinairement du sentiment de crainte ou de terreur qu'éprouvent certaines personnes, d'un esprit faible et d'une susceptibilité nerveuse exagérée. On conseille en conséquence, pour traitement assorti au mal, d'éclairer l'ignorance sur la nature de ce phénomène astronomique, et de suspendre l'action cérébrale pendant la durée de l'éclipse, à l'aide de quelques préparations stupéfiantes. Dans ces sortes d'apoplexies, la perturbation australe, ne peut-elle point être accusée , plutôt que les sentimens de crainte ou de terreur?

Les causes véritables de ce genre d'apoplexie sont parfois si fugitives , qu'on est assez embarrassé à les apprécier; aussi amènent-elles souvent la difficulté de reconnaître s'il y a spasme par sthénie ou par asthénie nerveuse. Cependant lorsqu'on a à faire à une personne robuste, d'une vie occupée , forte , sujette à des émotions multipliées et d'une grande activité d'esprit, on peut avec raison induire de cette connnaissance que le spasme est sthénique. Si au contraire le sujet est d'une constitution débile, d'habitudes sédentaires, d'un tempérament triste; s'il est exposé à certaines évacuations affaiblissantes , s'il est hystérique ; en un mot, s'il réunit sensibilité et faiblesse , on doit , selon *Haller* , juger le spasme asthénique.

Les femmes y sont plus exposées que les hommes par l'habitude qu'elles ont des hémorragies et de l'appareil spasmodique. Leur état habituel de santé , dit *Grimaud* , est pour ainsi dire une constitution spasmodique imminente.

Pronostic.

Il est bien moins funeste que dans les apoplexies précédentes ; la fièvre y est avantageuse. C'est ainsi, dit *Martian* (lib. 2. de morb. sect. 1. vers. 67.), que les apoplexies qui tiennent au spasme, ou à l'action vicieusement augmentée du cerveau, peuvent céder à l'action du système vasculaire, à la fièvre proprement dite, pourvu que cette fièvre prenne tous les caractères d'une fièvre éphémère; qu'elle soit aussi purement nerveuse, dépendante de la seule réaction du système vasculaire, et qu'elle ne reconnaisse pour cause (au moins concomitante) aucune altération humorale.

Autopsie.

On varie sur l'état dans lequel a été trouvé le cerveau après les apoplexies nerveuses.

On dit que cet organe diminue de volume, à cause du spasme et de la contraction qui s'y opèrent ; le cerveau est en effet doué d'une contractilité qui augmente dans un état maladif. La contraction décidée et quelque temps soutenue peut entretenir sur cet organe une congestion nerveuse qui intercepte la communication avec les autres parties, diminue et suspend les mouvemens intérieurs du cerveau, principes d'action, de sentiment et de pensée. *Morgagni* rapporte avoir ouvert plusieurs apoplectiques sans y rencontrer aucune humeur apparente qui pût décider l'apoplexie, laquelle dans ces cas était due à une cause fugitive, détruite avec la vie, et telle qu'une contraction spasmodique. Cet habile anatomiste, qui a fait tant de recherches pathologiques avec une patience et une sagacité également admirables, aurait-il si souvent parcouru le cerveau pour y méconnaître des lésions infiniment petites; lui qui peut revendiquer les nouvelles découvertes encephalico-pathologiques, si honorables pour ses successeurs ?

Traitement.

Il y en a deux sortes, selon que l'apoplexie tient à un excès ou à un défaut de ton dans les nerfs.

Dans le premier cas, on emploie les débilitans, les adoucissans , les rafraîchissans ; mais surtout les calmans ou sédatifs, comme le camphre, l'opium. M. *Lordat* cite *Barthez*, comme ayant dû d'heureux effets à l'opium, et *Triller,* comme en ayant éprouvé de complets avec ce remède dans l'apoplexie nerveuse. Le safran, les extraits de jusquiame et de coquelicot , dont la vertu sédative est beaucoup vantée par *Fouquet,* sont pareillement employés avec succès.

Dernièrement nous nous sommes bien trouvés de l'usage de la thridace, dans une céphalée spasmodique.

On conseille l'application de quelques sangsues. L'usage de demi-bains à peine tièdes conviendrait beaucoup ; mais comme on ne peut s'en servir, on a recours, pour y suppléer, à l'application de linges trempés dans l'eau chaude et étendus sur les extrémités inférieures. Pendant cette opération, on place de la glace sur la tête.

On donne des alimens tempérans, le lait, le riz, les farineux, les corps sucrés et acidules.

On a recours aux topiques de ciguë, de morelle, de nénuphar ; à des décoctions nervines céphaliques, même excitantes. *Hippocrate* conseillait ces dernières comme moyens révulsifs. « *Pars verò excarna per medicamenta et potiones diffunditur et à calefactoriis extrinsecùs adhibitis, ita ut morbus per totum corpus dispergatur.* » (de Morb. lib. 1 , n.º 44).

On fait mettre dans la bouche de l'apoplectique des morceaux de glace, on applique la moutarde ; mais on l'enlève, dès que le malade donne des signes de sensibilité.

On recommande d'éloigner du traitement l'émétique. Les nausées, les vomissemens n'en établissent pas l'indication. Ces vomissemens, nous le repétons, sont idiopathiques dans la majeure partie des cas, leur cause se trouvant dans le cerveau, comme *Tissot* le fait observer.

Outre les sangsues, on peut même employer quelquefois la saignée. *Hippocrate*, traitant la pleurésie purement nerveuse, avec dominance de spasmes, se servait de la saignée comme révulsive et tendant avec beaucoup d'avantages à déplacer le spasme, en déterminant les forces vers l'habitude du corps.

Dans le second cas, le traitement doit être entièrement excitant ; à cet effet, on emploie l'odeur de l'acide acétique, de l'ammoniaque, les sons forts, une lumière vive. Ces moyens à la vérité n'excitent que momentanément le cerveau, mais ils agissent avec force. On se sert des huiles essentielles ou volatiles les plus odorantes, des huiles empyreumatiques et ammoniacées comme l'huile animale de Dippel, celle de corne de cerf.

On a recours aux divers anti-spasmodiques toniques, tels que l'assa-fœtida, le sagapenum, le castoreum, le galbanum, etc...

On se sert du kina, des préparations martiales avec les aromatiques. On emploie les sternutatoires, la rubéfaction cutanée aux pieds, à la partie interne des jambes et des cuisses, au dos, à la nuque, au derme chevelu; en se déterminant pour le choix de ces diverses régions, selon que l'apoplexie est plus ou moins avancée. Dans son imminence, on choisit les parties les plus éloignées du cerveau, afin d'opérer une révulsion. Quand elle est formée, on applique ces sortes de rubéfians sur les régions de la tête ou sur les plus voisines de cet organe, pour opérer la dérivation. Ces rubéfians sont la moutarde, les cantharides, les frictions sèches alkooliques, les irrigations bouillantes, le moxa que recommande *Pouteau,* l'ustion, l'acier incandescent, moyen qui est vanté par *Fabrice d'Aquapendente,* et qui est conseillé par *Percy.*

La douche convient également, mais à un léger

degré ; il ne faut pas qu'elle soit trop forte, ni trop soutenue ; c'est sur le vertex qu'on la dirige.

On peut se servir des commotions électriques, particulièrement avec la bouteille de Leyde qu'on dirige vers un des points du crâne ; elles doivent être légères et de courte durée, parce que, trop long-temps continuées, elles agissent en stupéfiant. Bientôt nous parlerons particulièrement de l'électricité.

On donne du vin spiritueux, du café qui a de l'énergie, comme excitant encéphalique et qui n'a pas l'inconvénient d'amener le narcotisme, à la différence des vins généreux et de l'alcool, dont l'abus produirait cet effet.

On conseille de provoquer la fièvre, quand elle n'existe pas. Elle est en général nécessaire ; nous l'avons vu dans ce genre d'apoplexies. Pour l'obtenir, on a recours aux sinapismes appliqués sur plusieurs endroits à la fois, aux frictions, à l'insufflation du lait, de l'oxigène dans le tissu cellulaire (V. le traité de mat. méd. par *Schwilgué*), aux bains froids suivis des bains chauds ; mais ce moyen ne saurait être pratiqué chez les apoplectiques, pendant l'attaque. C'était le mode qu'employait *Hippocrate*; il se servait encore de la combinaison des substances émollientes avec l'administration des substances échauffantes.

Voici une potion où entre l'émétique à dose insuffisante pour faire vomir et que *Frédéric*

Hoffmann mettait fréquemment en usage dans les apoplexies. Elle doit bien agir dans la nerveuse asthénique.

℞ Eau spiritueuse, de lis. . . . ℥ij.
De fleurs de tilleul. . . ⎫
De primevère. . . . . ⎬ aa. ℥ij.
De canelle. . . . . . ⎭
Esprit de corne de cerf. . . . ʒj.
Tartre émétique. . . . . . s. q.
Sirop d'écorce d'orange amère. . ʒij.

On se sert avec avantage du liniment suivant :

Prenez des huiles d'aspic, de succin, de castor, de chaque deux scrupules ; d'huile d'hipericum, de suc de rhue, par expression, de chaque trois gros ; mêlez le tout pour en frotter la nuque.

Traitement prophylactique , pour l'apoplexie nerveuse sthénique.

Nous trouvons ce traitement dans un passage de *Grimaud* (Traité des fièvres, tom. 1, p. 145). Considérant le traitement méthodique des affections nerveuses par spasme, dont l'effet doit être analogue à ceux que la nature produit d'elle-même dans le second période de la fièvre, *Grimaud* dit : « Ces moyens vont aussi à déployer avec force l'activité du principe expansif ou du principe de chaleur, à agrandir sa sphère d'action et à porter son énergie d'une manière plus libre, plus uniforme, plus égale sur chacun des points de la masse

16

du corps ; tels sont les bains tièdes, les frictions douces, l'exercice, les vésicatoires ou les différens écou-
loirs établis à l'habitude du corps, dont *Cheine* a vu
de bons effets dans le traitement des maladies nerveuses (de fibrâ laxâ), qui vont évidemment à porter les forces et les mouvemens sur l'habitude du
corps; tels sont les moyens qui sollicitent doucement
tous les organes sécrétoires ; moyens si fortement
recommandés par tous les praticiens qui disent ordinairement qu'il faut tenir tous les couloirs libres ;
car, comme les organes sécrétoires sont distribués
çà et là sur toute l'habitude du corps, les remèdes
qui mettent les organes en jeu , multiplient donc
les foyers d'irritation , les établissent et les trans-
portent successivement sur différens points du
corps; par là , la nature est invitée à déployer et
à étendre ses forces d'une manière égale ; et en suivant ces moyens assiduement et par reprises fréquemment répétées, elle perd peu à peu l'habitude
des spasmes qu'elle avait contractée ; tel est encore
l'usage soutenu du régime végétal; car, comme les
végétaux résistent plus à l'action de la force digesti-
ve, ils restent plus long-temps arrêtés sur l'estomac
et les intestins, et portent dès-lors sur ces organes
une excitation plus vive et plus long-temps soutenue. »

*Traitement prophylactique, pour l'apoplexie
nerveuse asthénique.*

Les anti-spasmodiques toniques, et les divers

moyens stimulans qui tendent à aller au-devant des causes affaiblissantes, principe de l'état spasmodique, conviennent à cette position. L'action de certains de ces moyens qu'on appelle diffusibles est prompte, intense, vive, et donne lieu à des phénomènes généraux très-marqués, mais peu durables, comme celle de l'alcool, des éthers. On s'en sert avec avantage, particulièrement dans l'imminence de cette apoplexie. Les autres, pris dans la classe des végétaux et des animaux, sont les vins spiritueux, le camphre, la canelle (1), la muscade (2), les feuilles et fleurs d'oranger (3), l'arnique (4), la valériane (5), le café (6), le safran (7), la pivoine (8), la mélisse (9), l'assa fétida (10), le galbanum, le musc (11), le castor (12), l'ambre (13), le succin (14) et autres.

M. *Coindet*, qui, comme tant d'autres auteurs, range l'apoplexie parmi les névroses, a eu l'idée de traiter cette maladie par le phosphore ; il rapporte avoir vu produire à ce médicament des effets magiques dans les cas d'apoplexie, toutes les fois que les symptômes étaient dûs à un état spasmodique (a).

---

(1) Laurus cinnamomum. (2) Fruit du myristica aromatica. (3) Citrus aurantium. (4) Arnica. (5) Valeriana. (6) Caffea arabica. (7) Crocus officinalis. (8) Pœonia officinalis. (9) Melissa. (10) Assa-fœtida. (11) Muscus. (12) Castorum. (13) Ambarum. (14) Succinum.

(a) Cet état spasmodique peut être placé ailleurs que dans le cerveau et n'agir sur lui que par sympathie.

Nous aurons occasion de revenir sur ce genre de remède.

Quant aux causes morales, telles que les cha-grins, la tristesse, etc... on doit leur opposer tous les moyens de distraction possibles; la fréquentation des sociétés où préside la gaîté; la musique; l'exercice, en pleine campagne surtout; les voyages, etc....

En finissant de parler de cet ordre, remarquons que nous ne nous sommes pas dissimulé la difficulté de décrire et de traiter les maladies nerveuses, au moins d'après des caractères et sur des bases sûres. Nous avons cherché à faire ressortir tout ce qui peut conduire à la connaissance de chaque espèce, ainsi que les moyens thérapeutiques qu'on leur applique, et que le plus souvent on peut rationnellement leur opposer. Nous aurions pu décrire à part chaque espèce d'apoplexie nerveuse, selon qu'elle est l'effet de l'excitation ou du relâchement spasmodique. Nous l'aurions fait, si céla nous eût conduit à de meilleurs résultats; et si par là nous eussions pu éviter une certaine confusion, qui règne toujours dans la description des affections nerveuses, et dans l'indication particulière de tel anti-spasmodique sthénique ou asthénique. Quelquefois l'on ne peut le préciser, parce qu'il y a des médicamens qui agissent comme sédatifs, et qui néanmoins, dans certains cas, jouissent d'une propriété excitante. Le traitement, dans ces circonstances, devient mixte, et répond au spasme mixte, admis par le plus grand nombre des auteurs qui ont écrit sur les affections nerveuses. Le médecin observateur peut suppléer à quelques-uns de ces inconvéniens, au moins quant au traitement prophylactique; en effet, dans cette circonstance, l'on a le temps d'essayer l'effet des anti-spasmodiques. Après en avoir fait usage quelques jours, on découvre bientôt, dans quelle classe, il faut les choisir.

ORDRE QUATRIÈME.

Des Apoplexies par asthénie encéphalique.

Elles s'annoncent souvent par des signes qui décèlent la présence ou l'abondance de quelques humeurs portées sur le cerveau, trop faible pour s'en débarrasser; trop faible encore, et cela à un degré plus élevé, pour ne pas être forcé de les recevoir. D'autres fois, elles tiennent uniquement à la faiblesse du cerveau. Il en résulte toujours un assoupissement presque continuel (ce symptôme, commun aux autres apoplexies, laisse plus libre dans celles-ci la respiration du malade), une grande difficulté de se tenir le corps couché horizontalement; une sorte de râlement ou de toux muqueuse, glaireuse ; un pouls petit, faible et inégal ; enfin , l'oppression au moindre mouvement.

Quand ces sortes d'apoplexies sont décidées , outre l'abolition des sens et du mouvement volontaire, le pouls est petit et lent, faible, intermittent ; très-souvent rare au point de laisser douter s'il existe quelque mouvement dans la circulation. Le visage est communément pâle , bouffi ; la salivation visqueuse ; les extrémités froides.

Causes.

La débilité du cerveau est la cause de ces apoplexies ; on les remarque chez les personnes à tempérament froid, chargées de mucosités, sujettes à l'asthme humide , à des vomissemens muqueux ; chez celles qui se nourrissent de mauvais alimens, qui sont exposées à des chagrins très-long-temps soutenus ; chez celles dont tous les systèmes en général et le cerveau en particulier sont dans un état manifeste de faiblesse : de manière que la sérosité comme les matières muqueuses, la lymphe comme un sang apauvri, en se jetant sur le cerveau , peuvent occasioner l'apoplexie par asthénie encéphalique. Dans ces cas, toutes ces humeurs n'ont point d'acrimonie ; ou si elles en ont, elle ne peut rien produire sur un cerveau trop faible pour se ressentir de sa présence ; l'on peut donc les considérer comme inertes.

Apoplexia frigida, dit *Stoll* (V. ses dissertations de morbis chronicis), *ea audit quæ pro causâ suâ agnoscit serum iners, aut lentam frigidamque pituitam. Huic apoplexiæ maximè sunt subjecti ii, qui toto corpore sunt mucosi, et tenaci pituitâ infarcti, quique debiles, sanguinem habent tenuem, dissolutum, fermè aquosum.*

On trouve des causes particulières dans une longue cacochymie, dans la vieillesse (1), non cette vieillesse verte et vigoureuse qui surpasse quelquefois la jeunesse elle même par l'intégrité de ses fonctions, comme l'octogénaire apoplectique guéri par les saignées et cité par *Morgagni*, comme le marchand très-âgé dont parle *Lancisi*, dans son traité *de subitâ morte*, lequel fut préservé d'une apoplexie imminente par une hémorragie nasale d'environ onze livres, et qui n'eut plus rien à craindre après une nouvelle évacuation de quatre livres de sang : mais cette vieillesse faible, abattue, dont les organes sont d'une excessive débilité.

(a) *Petrus Salius*, voulant établir la différence des diagnostiques de l'apoplexie sanguine et de celle qui provient d'une humeur froide, dit, qu'il faut faire attention, si la personne apoplectique est un vieillard. *Si sit senex, si mulier, si non rubor, sed si pallor in facie sit.*

Elles sont quelquefois la suite d'infiltrations , d'hydropisies , de la suppression de quelque exutoire ; d'une faiblesse de corps ou naturelle ou décidée et long-temps entretenue par une constitution froide et que domine le vent du midi. Cet état soutenu de l'atmosphère entraîne le relâchement total des organes. La diminution de la chaleur naturelle qui en résulte engendre des esprits grossiers, dit *Hippocrate* , qui se meuvent dans le cerveau, en abreuvant et relâchant les nerfs, et préparent à l'apoplexie. Durant cette température de l'air , tous les mouvemens , toutes les fonctions du corps sont dans l'inertie. Il y a même des contrées où, tant que règne cette constitution australe, les habitans sont obligés de garder. le lit, ne pouvant se tenir debout.

La faiblesse des organes peut dériver d'une disposition au rachitisme, aux écrouelles, etc...

De pareilles dispositions, et certaines maladies antérieures peuvent fournir des indications moins équivoques que l'état de la respiration, de la figure, du pouls.

On a nommé pituitaires les apoplexies qui dérivent essentiellement du relâchement du cerveau ; mais la pituite n'est pas le seul agent qui puisse produire les apoplexies dites froides. En caractérisant par la désignation de pituitaires toutes celles où l'on trouve une sécrétion contre nature des surfaces muqueuses , on généralise beaucoup trop, et l'on accorde plus qu'il ne convient à une humeur fort peu abondante , et très-restreinte dans sa sécrétion, comme nous l'avons fait remarquer ailleurs.

« C'est, disent *Hallé* et M. *Thillaye* (art.
» tempérament du dictionnaire des sciences mé-
» dicales), sous cette acception générale de pi-
» tuite , qu'on avait donné à la surabondance
» constitutionnelle des liquides blancs dans toute
» l'économie, le titre de tempérament pituiteux :
» nous l'avons nommé lymphatique. Pour nous ,
» nous n'entendons par pituite qu'une excrétion
» particulière à quelques surfaces muqueuses , et
» dont l'abondance habituelle ne peut constituer
» qu'un tempérament partiel. »

« Le mot pituite est un mot fort vague , dit M. G. (art. pituite du D.re des sc. méd.), il serait bien difficile de donner sur la signification précise de ce mot , si fréquemment employé dans le langage des anciens médecins, des idées exactes que ces médecins eux-mêmes étaient bien loin de posséder. Il paraît que quelques-uns restreignent cette dénomination aux fluides incolores , légèrement visqueux , que fournissent les organes secrétoires qui les déposent dans la bouche; tandis que d'autres donnaient le nom général de pituite à toute humeur qui, dans l'économie animale, est incolore , comme sont la plupart des fluides qui occupent toujours, en plus ou moins grande quan-

lité la cavité des organes digestifs, respiratoires,
les articulations. Ils donnaient aussi indifféremment à ces humeurs le nom de phlegme. Nous
observons, comme les anciens, cette excrétion
abondante d'une humeur incolore, plus ou moins
visqueuse ou tenue, que rendent par les crachats
certains individus et surtout les personnes avancées en âge ; mais remontant à l'affection qu'elle
indique, nous ne voyons le plus souvent dans cette
excrétion que la suite ou l'effet d'un catarrhe chronique. »

Le nom de pituite a donc été beaucoup trop
généralisé ; puisque cette matière est subordonnée
à des organes qui lui sont particuliers, occupant
une très-petite place au milieu de tous les autres
destinés aux sécrétions. Depuis qu'on a si bien distingué les membranes en séreuses, muqueuses,
pituiteuses ; ces dernières ont dû perdre beaucoup
de l'influence qu'on leur attribuait dans l'état naturel et pathologique des sécrétions.

Au reste, quoi qu'il en soit de ces humeurs,
toutes arrivent au cerveau dans les cas apoplectiques dont nous nous occupons, sans y produire
d'irritation ; elles agissent sur cet organe par compression, et cela avec d'autant plus de facilité,
comme nous l'avons déjà dit, qu'il y a ordinairement faiblesse directe au cerveau. C'est cette faiblesse qu'il faut attaquer, afin de rendre à l'organe la faculté qu'il a perdue, de repousser ce qui

peut l'incommoder, n'importe l'espèce humorale. Le traitement qui ira directement contre cette atonie encéphalique, les combattra toutes ; aussi nous renfermons-nous dans un traitement général.

Ce même traitement nous suffira dans les cas d'affaissement cérébral, tenant uniquement à la faiblesse de cet organe.

Pronostic.

Si le pouls d'un malade, d'abord faible et languissant, acquiert de la force dans le moment où l'on administre un traitement approprié ; si les extrémités, auparavant froides, se réchauffent, et que la couleur de la face, de pâle qu'elle était, devienne rouge ; si le malade a soif, dit *Stoll*, et que la fièvre qui survient soit modérée, le pronostic sera bon : la nature alors reprend ses forces, et le cerveau ses fonctions. Il se débarrasse de l'humeur qui l'incommode, soit par sa propre énergie qu'il recouvre, soit à la faveur de l'absorption des vaisseaux destinés à cet effet, qui reprennent également la force nécessaire à leurs usages ; ou bien, son action renaissant, il sort de l'anéantissement dans lequel il était plongé.

La fièvre qui survient est de très-bon augure, c'est sans doute pour ces espèces d'apoplexies, qu'*Hippocrate* dit : « Quicumque sani, dolore capitis repentè capiuntur, et statìm muti fiunt et stertunt , in septem diebus pereunt , nisi febris apprehenderit. »

Il est vrai de dire , qu'en général, dans les apoplexies par asthénie , l'attaque se décide plus lentement , et dans plus de temps que dans les apoplexies sthéniques.

Le pronostic sera fâcheux, si la personne avant l'attaque apoplectique a été cacochyme , si elle avait les solides faibles au point de craindre leur rupture par le seul poids des liquides. On est alors fondé à croire que les vaisseaux du cerveau sont également affectés , à raison de leur état de faiblesse et de la présence des liquides qui , s'étant échappés , se répandent et décident une apoplexie mortelle.

Le pronostic sera également fâcheux, si le pouls devient très-rare, et que le retard dans les battemens , d'après *Spens* , soit dans la proportion de vingt-quatre pulsations à neuf par minute. Cet état du pouls annonce un épanchement dans les cavités du cerveau , avec une asthénie de cet organe profondément établie.

En général , autant la fréquence du pouls est un signe avantageux dans les maladies par faiblesse , autant sa rareté présente du danger.

Ouverture cadavérique.

Elle découvre les vaisseaux du cerveau remplis et distendus par la matière qui s'y est jetée. Tantôt cette espèce d'humeur pèse seulement sur le cerveau, tantôt elle s'est répandue dans sa substance : Cette matière varie beaucoup. *Stoll* dit, en parlant de l'ouverture des corps morts d'apoplexie froide : « *Culter anatomicus in his demonstravit vasa encephali tenaci admodùm et mucosá materie plena valdèque distenta.* »

D'autres fois on trouve le cerveau affaissé sur lui-même, sans autre cause que son propre défaut d'énergie.

Traitement curatif et prophylactique.

Les moyens qui guérissent cet ordre d'apoplexies, en préservent; en conséquence nous confondrons les deux traitemens. Ces moyens sont tout ce qui est à même de relever le ton de l'organe encéphalique, et de révulser ou dissiper l'humeur qui menace de surcharger ou surcharge en effet le cerveau.

Parcourons ces divers moyens, et analysons leurs effets, pour nous arrêter plus particulièrement à ceux dont l'efficacité est reconnue, et éloigner ceux qui sont incertains ou qui pourraient être nuisibles.

Secousses.

Les premiers moyens, ceux que nous avons refutés ailleurs pour les apoplexies par excitation cérébrale, et que l'on emploie dans les apoplexies par faiblesse, sont les secousses qu'on peut imprimer aux apoplectiques dans les premiers momens de l'attaque : il faut, durant ces secousses, tenir le corps de l'apoplectique aussi perpendiculaire que possible, afin, dans les cas d'humeur sur le cerveau, de favoriser leur cours vers les extrémités inférieures.

Frictions.

Les frictions concourent à produire une révulsion. On les fait sèches ou avec la teinture de cantharides ; avec des linges trempés dans de l'eau tiède aiguisée de sel, de vinaigre, ou de moutarde. Il convient de les diriger sur tout le trajet de la colonne épinière, mais plus particulièrement sur les extrémités inférieures. Dans l'apoplexie tenant à la faiblesse du cerveau, les frictions sur toutes les régions de la tête et les parties voisines avec des linges imprégnés de la vapeur d'herbes aromates, conviennent beaucoup.

Émétique.

L'émétique (ainsi que les autres préparations antimoniales) est un remède contre lequel il faut se tenir en garde, disent certains praticiens, surtout quand l'apoplexie asthénique tient à la présence d'une humeur sur le cerveau.

Il ne paraît pas en effet que, dans ce cas, l'émétique soit en état de produire quelque succès ;

car que peut-il sur une humeur qui gagne le cerveau, ou qui s'y est établie ? L'empêcher d'y
arriver, de s'y fixer par les diverses oscillations
qu'il provoquerait? Exciter les vaisseaux absorbans? Nous doutons qu'il puisse résulter de son
administration de pareils effets : les cas d'apoplexie asthénique, où l'émétique serait de quelque secours, sont ceux où elle tient à l'affaissement du cerveau, qui alors est excité avantageusement. Mais s'il y a stagnation humorale, quand
même l'émétique provoquerait l'excitation du
cerveau, cette excitation n'étant que momentanée,
ne sera-t-elle pas insuffisante pour repousser ce
qui le gêne ; et cet instant passé, le relâchement
ne sera-t-il pas plus considérable?

Nous abandonnons ces reflexions à la prudence
de ceux qu'elles intéressent; après les avoir mû-
rement pesées, on prendra la détermination qu'on
jugera la plus convenable.

Quelques auteurs semblent tirer l'indication
des vomitifs, dans cet ordre d'apoplexie, de ce
que les personnes exposées à ces maladies vomissent habituellement des matières muqueuses ;
mais doit-il s'en suivre que, si de pareilles matières arrivent sur le cerveau, on puisse les en
ôter par le vomissement. Il semble qu'en proposant ce remède on n'ait eu en vue que de détruire
la cause de la maladie rapportée à l'estomac,
lequel par sa plénitude muqueuse pourrait entre-

tenir l'apoplexie. C'est alors une sorte d'apoplexie gastrique que l'on traite comme telle. Le célèbre *Murray* (V. sa mat. méd. tom. 1, page 472) s'aidait si peu des vomitifs dans le traitement des apoplexies, qu'il improuvait les lavemens de tabac, par cela même qu'ils excitent le vomissement dans quelques cas. L'émétique, comme en prévient *Nicolaï*, est un remède incertain, et qui ne peut être utile dans l'apoplexie, à moins que le mal ne siége dans l'estomac.

Parmi plusieurs observations, nous choisirons les deux suivantes, pour démontrer le mauvais effet de l'émétique dans l'apoplexie.

Mme L..., adonnée aux boissons spiritueuses, tomba tout d'un coup dans un état d'assoupissement : elle parlait peu, mais elle connaissait parfaitement. On propose l'émétique, la malade se refuse d'abord à le prendre. Un pressentiment lui fait dire que, si elle avale ce genre de remède, elle est perdue. On insiste, elle avale l'émétique; les vomissemens surviennent et, avec eux, une attaque d'apoplexie qui, avant même que l'émétique eût cessé d'agir, présenta les caractères les plus graves, et que la mort suivit de près.

Mme T...., âgée de 58 ans, d'un tempérament lymphatique, sujette à des maux de tête et à des vomissemens de matières muqueuses, est prise d'une douleur de tête assez vive qui l'oblige de s'asseoir : on s'aperçoit quelques momens après

que la moitié du corps était menacée de paralysie.
La parole était libre, de même que les facultés intellectuelles, quoique celles-ci fussent déjà troublées. On donna l'émétique à assez haute dose,
comme on est dans l'usage de le faire, parce que
l'estomac reçoit une impression faible, même nulle,
des petites doses, ce qui est un effet de l'engourdissement répandu non-seulement là, mais encore
sur les autres organes. L'émétique fit rendre des
matières glaireuses et bilieuses, mais pendant son
action une forte attaque d'apoplexie se décida, et
après un intervalle de huit heures, la mort lui
succéda. Le pouls, durant la crise apoplectique,
fut petit et faible, la respiration stertoreuse sans
être bouffante, la figure constamment pâle, etc.

L'émétique est un remède trop banal entre les
mains de quelques praticiens, pour le traitement
des apoplexies; et c'est, parce qu'il y est très-
nuisible, que, quoique nous en ayons parlé plus
d'une fois, nous saisirons l'occasion d'en parler
encore, quand elle se présentera.

Purgatifs.

Les purgatifs donnés par haut ou bien en lavemens, doivent être pris, d'après l'avis des meilleurs praticiens, dans la classe des drastiques. On
conseille, avant d'avoir recours à ces énergiques
purgatifs, d'user des vésicans pour obtenir d'a-
bord une dérivation ou une révulsion. Mais les

drastiques n'ont-ils pas une vertu aussi puissamment révulsive que les vésicans ? On doit se servir des purgatifs conjointement avec les épispastiques et les sinapismes, leur manière d'agir ayant la plus grande analogie ; puisque c'est toujours de la faculté irritante des uns et des autres que sort leur vertu thérapeutique.

Ces moyens donc comme excitans internes, plutôt que comme évacuans, peuvent produire de bons effets dans les apoplexies par asthénie encéphalique causée par une congestion humorale sur le cerveau, auquel la pression ôte les moyens de réagir. Voici une observation de *Dumas* qui prouve les heureux résultats de ces remèdes.

Un malade chargé d'humeurs, d'une constitution faible, fut tout-à-coup frappé d'une attaque menaçante d'apoplexie. Il se trouva sans connaissance, les yeux à demi ouverts, la respiration petite, difficile et stertoreuse ; l'ouïe suspendue, les hypocondres tuméfiés, le bas-ventre tendu. Il eut d'abord l'idée de faire appliquer un vésicatoire, mais s'étant aperçu que les extrémités étaient bouffies de matières séreuses, il en prescrivit l'application sur la région abdominale : ensuite il fit avaler les plus forts purgatifs, la coloquinte, la scammonée, et le malade revint peu de temps après. Une observation curieuse, dit ce professeur, est que, non-seulement le cerveau fut délivré des humeurs qui y étaient accumulées, mais les jambes infiltrées de matières séreuses furent encore dégagées.

L'effet des purgatifs drastiques n'est pas le même, dans ces apoplexies, chez des personnes dont la fibre est lâche, le corps d'une indolence extrême, d'un état cacochyme, et le cerveau affaibli. On excitera peut-être le malade pour le moment, on lui procurera un mieux être d'un instant : mais le collapsus, après cette excitation, n'en deviendra que plus fort et plus dangereux, il amènera bien plus sûrement une attaque décisive.

Il sera donc à propos, avant d'administrer les drastiques, de consulter les forces du malade, et de s'assurer si l'on a une dérivation ou révulsion à produire ou bien une excitation cérébrale à provoquer : dans ce dernier cas, on aura recours à d'autres moyens d'excitation que nous allons voir et qui peuvent agir plus efficacement.

Diurétiques.

Ces remèdes concourent à la guérison de l'apoplexie asthénique avec présence d'humeurs sur le cerveau : ils doivent être pris dans la classe des plus actifs, comme la racine de raifort sauvage (1), le vin blanc où l'on a fait macérer des cendres de genet (2), des plantes de fèves (3), la digitale (4), l'alkekenge (5).

Errhins.

Les errhins trouvent ici leur place. Ils concou-

----

(1) Cochlearia armoracia. (2) Spartium coparium. (3) Viciafaba. (4) Digitalis purpurea. (5) Physalis alkekengi.

rent à relever les forces de l'encéphale, dont le défaut a été cause de la congestion humorale : on doit choisir ceux qui ont le plus d'action, comme le tabac d'Espagne (1), la poudre de racine d'el-lébore (2), d'euphorbe (3), de la pyrèthre (4), de betoine (5), de gingembre (6). Quelques médecins substituent à ces errhins actifs d'autres plus doux, comme la senteur des eaux des carmes, de la reine d'Hongrie, de luce, de l'acide acéteux et acétique ; de certaines poudres végétales, com-me celles d'iris de Florence (7), de muguet (8), craignant l'irritation violente que les premiers établissent au nez et qui se propagerait jusqu'au cerveau. Mais l'irritation de cet organe, qui serait à craindre dans les cas d'humeurs, attirées à la tête par un cerveau en état d'excitation, est fort utile, en lui procurant des forces, pour le débarrasser, dans sa faiblesse, de celles que y sont parvenues.

Masticatoires.

Ils opèrent en provoquant une grande saliva-tion d'humeurs visqueuses ; en réveillant surtout la sensibilité et le mouvement de la langue, du palais, des joues ; du pharynx, etc. Quoiqu'on semble ne devoir y recourir qu'avant ou après l'apoplexie, parce que, durant l'attaque, la masti-

------

(1) Nicotiana tabacum. (2) Veratrum album. (3) Euphor-bia. (4) Anthemis pyrethrum. (5) Betonica officinalis. (6) Amomum zingiber. (7) Iris florentina. (8) Convallaria majalis.

cation n'a pas lieu, on peut cependant en user alors. Il est facile de tenir dans la bouche d'un apoplectique un morceau de racine de gentiane (1), de pyrethre, de zédoaire (2), un petit sachet de moutarde (3), de sel, dont la salive dissout les principes âcres.

Expectorans.

Ces moyens sont conseillés quand l'apoplectique est menacé de suffocation par la présence dans les conduits aériens, d'une matière épaisse, muqueuse. Ils doivent être de bien peu d'utilité, quand le malade en est à ce point. Si l'on trouvait la convenance ou le moment de s'en servir, il faudrait préférer le kermès minéral (oxide d'antimoine orangé), la gomme ammoniaque, l'oximel scillitique, comme les plus excitans.

Spiritueux.

Les spiritueux qui, selon quelques nosologistes, forment une classe de remèdes à employer dans les apoplexies par asthénie encéphalique, sont, outre ceux qui sont décrits comme errhins, l'alkool saturé de la partie aromatique de la sauge (4), de la menthe poivrée (5), du romarin (6), de la canelle (7), du girofle (8),

---

(1) Gentiana-lutea. (2) Kœmpferia rotunda. (3) Sinapis nigra. (4) Salvia officinalis. (5) Mentha piperita. (6) Rosmarinus officinalis. (7) Cinnamomum. (8) Fleurs du caryophillus.

l'éther sulfurique, l'ammoniaque ; ces moyens , en ranimant la sensibilité et le mouvement, donnent quelquefois le temps d'appliquer des remèdes plus actifs.

Fortifians aromatiques.

Ils agissent à peu près comme les spiritueux. On considère comme tels , les feuilles et fleurs de lavande (1), de thym (2), de romarin (3), d'origan (4), la racine d'impératoire (5), le bois de sassafras (6), la cannelle (7), la muscade (8) ; on donne aussi l'ammoniaque intérieurement sous forme solide ou liquide : ce remède, ainsi administré , a souvent produit de bons effets dans les apoplexies par asthénie; il cause une vive chaleur, dans tout le corps, ravive le pouls et l'accélère; il favorise le jeu de la respiration dans les cas où elle est plus particulièrement gênée par une collection de matières inertes sur la poitrine.

Rubéfians.

Les rubéfians , comme la moutarde pulvérisée en cataplasme ou délayée avec le vinaigre, l'eau tiède, conviennent. On peut avancer qu'il est peu d'apoplexies où ce moyen ne puisse agir avec avan-

---

(1) Lavandula spica. (2) Thymus vulgaris. (3) Rosmarinus officinalis. (4) Origanum vulgare. (5) Imperatoria ostruthium. (6) Laurus sassafras. (7) Laurus cinnamomum. (8) Fruit du myristica.

tage ; on peut même l'employer dans tous les temps de l'apoplexie, en distinguant les cas où son action doit opérer comme dérivative ou comme révulsive. Les seuls cas d'apoplexie qui n'en supporteraient pas un usage trop soutenu , sont ceux qui présenteraient une forte irritation ou une inflammation vive.

Parmi les rubéfians prompts et actifs , on doit beaucoup compter sur les irrigations avec l'eau et l'huile bouillantes, surtout dans les apoplexies par faiblesse avec présence de matières sur le cerveau. Ces rubéfians produisent une irritation locale et très-vive ; ils tuméfient prodigieusement la partie sur laquelle on les applique, déterminent des phlyctènes, des ulcérations utiles dans beaucoup de cas.

Vésicatoires.

Pour ce qui est des vésicatoires, quoiqu'on en fasse un égal usage presque dans tous les cas d'apoplexie, on ne saurait disconvenir que l'emploi ne puisse en être pernicieux dans les apoplexies où il y a excès d'excitation, pléthore, et surtout raréfaction sanguine, enfin irritation occasionée par un coup, par la plénitude de l'estomac, par des boissons spiritueuses. Dans ces espèces, l'âcre des cantharides , une fois absorbé, entre dans la masse de la circulation, et y agit mal en augmentant l'excitation cérébrale. Sans cet âcre que ces mouches déposent dans les humeurs , elles seraient constamment de la plus grande utilité par les dé- rivations et révulsions qu'elles produisent. Elles agissent bien en emplâtre , comme en teinture, dans les apoplexies par faiblesse provenant de mé- tastase humorale , et même dans celles qui tien- nent uniquement à un état asthénique de l'encé- phale : en un mot, les vésicatoires conviennent dans toutes les apoplexies où l'on ne craint pas de trop irriter les nerfs , ni d'augmenter la vélocité du sang. On conseille, lorsque l'emploi de ces ex- citans est indiqué, d'en appliquer des emplâtres très-larges, et de panser ensuite les plaies qui en résultent, avec des onguens qui enflamment et établissent une forte suppuration; on préfère pour cela l'onguent des scarabées à l'onguent vésicatoire, aux diverses pommades épispastiques.

Ventouses.

Les ventouses sèches ou scarifiées sont d'une utilité bien reconnue dans le plus grand nombre des apoplexies (nous en avons déjà parlé ailleurs). *Rivière , Zacutus ,* Portugais , et d'autres auteurs proposent les ventouses appliquées sur la tête, comme un remède très-efficace contre l'apoplexie. Elles agissent très-bien en effet, lorsqu'il faut exciter l'organe cérébral , pourvu qu'il n'y ait pas tendance de fluxion sur cet organe, et qu'on puisse le supposer dans un état d'inertie. Elles

agissent également bien, quand l'apoplexie tient
à la présence d'une humeur qui ne nuit au cerveau
que par sa pression, qui s'y trouve uniquement et
entièrement établie, sans qu'on puisse présumer
qu'il en existe d'autre en voie de s'y jeter.

Il y a une méthode particulière à suivre dans
l'emploi des ventouses. Lorsqu'on veut obtenir
une forte dérivation, il en faut employer qui aient
une base large avec une ouverture étroite. Lorsqu'au contraire, on veut opérer une forte révulsion, on doit se servir de celles qui présentent une
large ouverture. Telle était la méthode des anciens, conseillée par *Heister, Hoffmann, Mead,
Aug. Fred. Walther, Arétée, Valsalva, Morgagni*, et renouvelée par *Grimaud* et autres.

Moxa.

Le moxa à la nuque, entre les épaules, est un
bon remède à mettre en pratique. Son utilité se
fait remarquer dans les apoplexies asthéniques ;
d'abord et au moment de la combustion, par l'irritation qu'il produit sur le lieu où on le fait
brûler ; ensuite, à cause de l'abondante suppuration qu'il détermine à la chute de l'escharre. Le
moxa doit donc, dans le traitement contre l'apoplexie, être considéré comme un moyen excitant
d'une part, et comme propre d'un autre côté à
terminer la cure d'une apoplexie par faiblesse avec

matières pesant sur le cerveau; ainsi qu'à préserver d'une rechute.

Le moxa objectif peut être particulièrement
utile dans le fort de l'attaque apoplectique, tant
que le cerveau reste dans un état d'atonie; en le
promenant sur les diverses régions de la tête dé-
pouillée de ses cheveux, et principalement sur
toute la portion du crâne qui n'est recouverte que
par la peau. Ce qu'on pourrait craindre du moxa
par adustion dans certaines maladies, on n'a pas à
le redouter du moxa objectif : l'effet que ce dernier produit immédiatement sur les membranes
cérébrales et sur le cerveau lui-même, effet qu'on
redoute ailleurs, doit ici le faire prévaloir, à raison de l'excitation et de l'irritation, convenablement limitée toutefois, qui se propageant des
parties externes de la tête sur les parties intérieures, rétablissent ou provoquent l'action affaiblie
de l'encéphale.

Séton.

Les sétons ont leur effet dans l'irritation qui se
renouvelle à chaque pansement, et dans la suppuration.

Électricité.

Ce moyen ne peut être employé que comme
prophylactique, il agit bien en général dans cet
ordre d'apoplexies; il n'en est pas de même, quand
il y a excitation. Telle était l'apoplexie qui fut

décidée chez un paralytique au moment même où il était au milieu des étincelles électriques : fait rapporté par *de Haën*.

Bains sulfureux.

Ces bains nuisibles aux apoplexies sanguines sont utiles dans celles-ci comme moyens prophylactiques; les plus recommandables sont ceux de Bourbon, de Vichy, d'Aix-la-Chapelle, de Balaruc.

Fomentations.

Il est certaines fomentations qu'on peut employer avec avantage : c'est pour l'ordre des apoplexies qui nous occupe que *Rhuisch* faisait un grand usage des fomentations suivantes :

℞ Herbes de marjolaine (1).
   De bétoine . . . . } aa. . m. ij.

   De sauge. . . . .
   De rhue. . . . . } aa. m. j. ß.

   Fleurs de stœchas. . . . .
   De lavande. . . . . } aa. m. j.

   Roses rouges. . . . . . .   m. ß.

Le tout bouilli dans s. q. de vin blanc.

Morgagni a vu les meilleurs effets suivre l'usage de cette fomentation plus ou moins adoucie

---

(a) **Origanum majorana.**

selon la chaleur de la saison (epist. 52 , n.os 20 et 21).

Coiffures.

Nous parlerons aussi de quelques coiffures qu'on emploie dans les apoplexies et qui peuvent convenir dans l'ordre que nous traitons ici, quand on les fait avec les plantes céphaliques, telles que le romarin, la lavande, etc. On peut aussi avoir recours à la coiffure emplastique vésicatoire dans les apoplexies par asthénie encéphalique, les seules où elle convienne. Dans tout autre cas apoplectique avec excitation, on doit considérer cette application emplastique comme très-nuisible. « *Virum vidi*, dit *Tissot*, dans ses lettres à *Haller*, *quem vesicatorium emplastrum cervici appositum, ut catarrhosum ad dentes decubitum profligeret, in soporem conjecit, vix post viginti quatuor horas excutiendum.* »

Nous avons vu nous-même qu'une calotte vésicatoire appliquée sur la tête d'un apoplectique sorti d'une première attaque à la faveur des divers moyens phlébotomiques, décida une seconde attaque qu'on voulait prévenir en usant de ce moyen.

Chaussons.

On a recours aux chaussons dans le traitement prophylactique, chez des personnes menacées ou ayant déjà été atteintes d'apoplexie par suite

d'une sueur aux pieds répercutée ou supprimée.
Ce moyen peut concourir à prévenir l'attaque. On
fait ces chaussons de taffetas gommé et d'étoffes
de laine. On préfére ces derniers, et avec raison,
d'abord parce que la laine provoque la chaleur
des pieds et la sueur, ensuite parce qu'elle pompe
cette sueur. Au lieu que les chaussons de taffetas
gommé, quoique ordinairement arrosés de sueur,
ne font que condenser la matière de la transpiration des pieds, sans la provoquer et sans pouvoir
l'absorber.

Palette.

Nous ne passerons pas sous silence l'usage de
la palette, sorte d'instrument de percussion en
forme de férule, fait de bois, ou de cuir épais,
anciennement recommandé par *Galien* et par
d'autres médecins. Ils y avaient beaucoup de confiance, notamment pour l'exténuation des membres. Dans ce cas il tend à rappeler sur la partie
qui en est privée les sucs nourriciers qui s'en sont
éloignés. Les médecins que nous venons de citer
se servaient de la palette, pour corriger certains
vices de conformation du corps, pour rendre
celui-ci plus susceptible des bons effets des bains;
pour réparer l'embonpoint et les formes de certaines parties, pour ramener certaines facultés
perdues. Mais, quant à ce qui concerne notre objet, la palette a été mise en jeu, sous la plante des

pieds, chez les personnes menacées d'apoplexie, ou dans l'imminence de cette maladie. Ce mode de percussion est alors de la plus grande utilité ; il attire énergiquement en bas, disent *Percy* et M. *Laurent*, ce qui se porte trop facilement en haut, comme lorsque le sang, la vie, l'excitabilité se précipitent par un invincible raptus vers l'encéphale aux dépens du reste de l'économie.

La palette produit, continuent ces deux médecins (Voyez l'art. palette du Dic. des Sciences méd.), à la manière de tous les excitans et plus puissamment qu'aucun d'eux, l'afflux du sang et des liqueurs vers la partie soumise à son action ; elle détermine sur cette partie une intumescence plus considérable qu'aucune application connue ; elle y augmente la chaleur ; elle y attire de la rougeur, des pulsations et de la sensibilité ; en un mot, elle y établit une espèce de phlegmasie, qui ne cesse pas toujours avec la cause qui l'a occasionée, mais qu'on est à peu près maître de prolonger, d'augmenter, d'adoucir ou de faire disparaître à son gré.

Nous ne pouvons considérer que comme très-utiles, dans les apoplexies par asthénie encéphalique, les coups ménagés de la palette, dirigés sur tout le cuir chevelu.

Sachets et baumes.

Pour ce qui est des sachets et des baumes antiapoplectiques, à moins qu'ils n'agissent par leur aromate comme fortifians, ils n'ont en général aucune utilité, excepté les sachets de moutarde et de sel, qui, nous l'avons vu, peuvent être employés à titre de sialagogues.

Traitement prophylactique.

Comme la plupart des moyens curatifs, ainsi que nous nous en sommes expliqués, sont en même temps prophylactiques, nous avons peu de chose à ajouter pour compléter ce que nous avions à dire de ce dernier traitement. On adopte ordinairement un régime analeptique, composé de viandes noires, fumées, marinées; de substances stimulantes ; de vins du midi ; de café pur ; de boissons alkooliques à des doses modérées et progressives. On recommande l'usage de la sauge, des cubebes (1), du cardamome (2), des semences de roquette : ce sont des préservatifs contre l'apoplexie par asthénie, principalement quand elle attaque les vieillards. On peut faire fumer avec avantage les herbes aromates, la sauge surtout et le tabac : ces fumigations fortifient le cerveau et opèrent des dégorgemens qui deviennent favorables. On doit même faire priser du tabac.

L'exercice est utile dans les apoplexies par asthénie encéphalique.

---

(1) Fruits du piper cubeba. (2) Cardamomum.

ORDRE CINQUIÈME.

Des Apoplexies organiques.

Les apoplexies de cet ordre ont été considérées jnsqu'à présent comme incurables ; il faut pourtant distinguer les cas et les époques. S'il est vrai de dire qu'une fois déterminées , presque toutes entraînent la mort, il l'est aussi d'avancer qu'on peut quelquefois les prévenir. Les découvertes anatomiques dissipent de jour en jour l'obscurité dans laquelle s'enveloppaient certaines apoplexies organiques. L'état du cerveau , ou de ses dépendances, peut jusqu'à un certain point être déduit des symptômes qui se manifestent , quand on a à observer une maladie primitive qui peut mener à l'apoplexie. Telle est surtout l'inflammation du cerveau, de laquelle nous allons nous occuper, qui finit par d'autres maladies consécutives irrémédiables , que l'on peut arrêter dans son commencement ou dans son cours, et dont par conséquent il n'est pas impossible de prévenir les résultats funestes.

Dans cet ordre , comme dans ceux que nous venons de parcourir, les causes ne sont pas toujours idiopathiques. L'encéphalite peut engendrer d'autres maladies ou bien en être la suite ; et dans les deux cas devenir la cause de l'apoplexie. Ainsi

nous nous attacherons à faire connaître particulièrement cette sorte d'inflammation , les maladies
qu'elle détermine , et celles qui à leur tour peuvent la produire.

Nous décrirons cet ordre sous deux genres.
Dans le premier nous parlerons des apoplexies
organiques , suite de l'encéphalite aiguë et chronique : et dans le second , il sera question de celles
qui tiennent à un vice d'organisation de l'encéphale,
à des corps étrangers qui se seraient introduits ou
qui auraient pris naissance dans cet organe.

GENRE PREMIER.

Des Apoplexies tenant à l'encéphalite.

Cette espèce d'inflammation peut déterminer
l'apoplexie de plusieurs manières , savoir : durant
la période inflammatoire ou par suite des maladies
secondaires qu'elle occasione. Parlons d'abord de
cette affection regardée aujourd'hui comme très-
commune.

De l'encéphalite.

De même que les autres organes et les autres
tissus , le cerveau est susceptible d'inflammation.
Hippocrate lui a reconnu un tel caractère , quand
parlant de l'œdème de cet organe, il a représenté
ce gonflement comme l'effet d'une phlegmasie et

conseillé la saignée dans le traitement. Les observations de *Baillou*, de *Sydenham*, de *Stoll*, de *Dehaën*, de *Wagler*, de *Morgagni*, etc...., ont puissamment contribué à faire connaître les phlegmasies propres à chaque organe. *Sylva* dit qu'il existe des preuves certaines que dans les fièvres malignes la substance du cerveau est enflammée ; que de là proviennent les accidens fâcheux qui accompagnent cette maladie. *Pujol*, médecin de Castres, a prouvé, dans un mémoire couronné par la société royale de médecine, que les phlegmasies chroniques se remarquent fréquemment dans la pratique sur les organes que contient le crâne. Les vues de ce praticien ont mis sur la voie les médecins observateurs qui depuis ont éclairé d'une vive lumière l'existence des mêmes phlegmasies. *Horstius*, *Forestus*, *Dodonæus*, etc..., se sont appliqués, dit M. *Pinel*, à résoudre la question, si le cerveau s'enflammait. Mais ils n'ont pas déterminé s'il le pouvait seul et indépendamment des méninges : aussi cette maladie était-elle restée peu connue. Nous devons à MM. *Récamier*, *Broussais*, *F. Lallemand*, *Savary*, *Abercrombie*, *P. Frank* et *Ducrot*, d'avoir dissipé tous les doutes, et fait connaître les véritables caractères de la phlegmasie du cerveau, différens de ceux des méninges. M. *Broussais* a prouvé que *Bichat* s'était trompé quand il avait cru que le cerveau ne devenait enflammé que parce

que l'arachnoïde l'avait été elle-même, préalablement.

L'inflammation du cerveau peut provoquer une
hémorragie cérébrale, elle peut pareillement résulter de celle-ci. M. *Lallemand* donne comme
preuve que cette inflammation est l'effet de l'hémorragie, l'hémiplégie survenue brusquement,
quand elle est suivie, après un temps plus ou moins
long, de symptômes spasmodiques. Il cite (§. 16,
pag. 256 et suivantes de sa deuxième lettre) six
observations tendant à démontrer que l'inflammation du cerveau est survenue après de légères attaques d'apoplexie. Quand l'inflammation est primitive, on remarque tous les symptômes qui
l'annoncent et que nous allons voir ; la paralysie
vient après. Quand, au contraire, elle est secondaire et qu'elle résulte de la présence d'un petit
caillot de sang dans le cerveau, la paralysie plus
ou moins forte existait auparavant ; mais elle se
complique d'une contraction musculaire, ce qui
distingue l'inflammation du cerveau de l'apoplexie.
Les symptômes de l'inflammation du cerveau, dit
ce professeur, diffèrent de ceux de l'apoplexie,
en ce que loin d'être continus et permanens comme
eux, ils sont susceptibles d'augmenter, de diminuer, au point de faire croire le malade hors de
danger.

Caractères.

Les caractères de l'inflammation chronique du

cerveau sont les suivans : les muscles perdent insensiblement de leur force , dans la moitié ou une
partie du corps ; il survient à côté de cette paralysie une contraction des muscles plus ou moins
douloureuse. Il s'opère lentement et par degré un
affaiblissement des facultés intellectuelles et sensitives , les traits de la face changent et , comme
dans l'idiotisme, perdent de leur expression. Telle
est la description qu'on donne ordinairement des
caractères de l'encéphalite chronique.

Attendu qu'en remédiant à celle-ci , on pare à
toutes les maladies consécutives qui sont nombreuses et presque toujours funestes , nous devons nous attacher aussi à rapporter dans le plus
grand détail tout ce qui peut éclairer le diagnostique.

Ordinairement cette maladie , dit M. *Savary*
(art. céph. du dict. des sc. méd.), n'est annoncée par aucun symptôme précurseur, et les premiers symptômes, qui se manifestent, sont l'indice
d'une inflammation déjà existante d'une partie
quelconque du cerveau. Il survient d'abord dans
quelques-uns des muscles soumis à la volonté un
affaiblissement qui est à peine sensible, mais qui
peu-à-peu fait des progrès et auquel succède, au
bout de quelques jours, une véritable paralysie ,
ou une hémiplégie complète. Ainsi, dans cette
première période, on observe souvent un relâchement de la paupière supérieure, le strabisme , le

spasme cynique ; quelquefois une sorte de trysmus : la parole s'embarrasse, la voix se perd, les
mouvemens des membres deviennent difficiles, impossibles même. Les organes des sens du même
côté sont aussi plus ou moins affectés ; il y a quelquefois exaltation, mais plus souvent diminution,
dans la sensibilité de l'œil et de l'oreille. Les fonctions de l'entendement s'affaiblissent peu-à-peu. La
mémoire ou une partie de la mémoire se perd ;
le jugement devient obtus, la volonté incertaine.
Il est rare que toutes les facultés intellectuelles
soient en même temps lésées ; la mémoire est de
ces facultés celle qui présente le plus de bizarre-
rie. Enfin le visage prend un air d'étonnement et
de stupidité fort remarquable.

Le malade, dit le docteur *P. Frank*, porte au-
tomatiquement son bras à la tête, comme les malades atteints d'une fracture au crâne (Voyez son
traité de méd. prat., tome 2, ordre 1er, inflammation de la tête, genre 1er, encéphalite, p. 30).

Nous rapporterons ici les signes que donne
M. *Jean Abercrombie*, de l'inflammation chronique du cerveau et de ses membranes décrites dans
la lettre C., du dict. des sc. méd. « A la tête, dit
» ce médecin, on remarque des douleurs violentes
» avec battemens, vertíges, tintement d'oreilles ,
» pesanteur, stupeur, penchant au sommeil. »

(La douleur de tête, dit M. *Lallemand*, est un
symptôme précurseur de l'encéphalite.)

« Dans les yeux ; difficulté de supporter la lu-
» mière, contraction ou dilatation de la pupille,
» cécité, diplopie, strabisme, pupilles dirigées en
» haut, paralysie des muscles des paupières,
» vue des objets qui n'existent point.

» Pour l'oreille ; sensation d'un grand bruit,
» surdité ou finesse extrême de l'ouïe.

» Pour la parole ; articulation difficile ou con-
» fuse, parler bref, ou très-lent.

» Dans le pouls ; lenteurs ou grandes variations
» dans sa fréquence.

» Du côté des facultés intellectuelles ; délire in-
» tense, incohérence passagère ou confuse dans
» les idées, oubli de certaines choses.

» Dans les muscles ; paralysie, convulsions quel-
» quefois bornées à un membre, ou à une partie
» d'un membre.

» Dans l'urine ; souvent une diminution remar-
» quable de la sécrétion de ce fluide, jointe à de
» fréquentes envies d'uriner. »

M. *Lallemand* regarde comme symptômes généraux de l'inflammation du cerveau, l'engourdissement des fonctions intellectuelles au lieu
de leur excitation (aussi il n'admet pas la fièvre
dans l'inflammation aiguë du cerveau, la considérant comme tout-à-fait indépendante de cette
dernière, quand elle existe), l'affaiblissement
de la mémoire, la difficulté de l'association

des idées, l'aspect stupide du visage; les sens sont émoussés, dit-il, la tendance au sommeil et la perte de connaissance augmentent dans la même progression que la paralysie des membres, et la mort survient au milieu d'un coma profond.

Dans quelques cas d'inflammation lente, ajoute ce professeur, les symptômes sont moins intenses et les malades éprouvent moins de somnolence, conservent plus ou moins l'usage de leurs sens et jouissent d'une manière plus ou moins complète du libre exercice de leurs fonctions intellec-tuelles.

. Cet auteur attribue l'absence des symptômes généraux qu'on observe dans ces cas, à ce que les hémisphères du cerveau ne sont pas tous deux à la fois enflammés et tuméfiés, et qu'alors l'hémisphère sain ne se trouvant pas comprimé, continue à remplir ses fonctions sous le rapport de l'intelligence, comme sous celui des mouvemens volontaires et de la sensibilité, que le malade continue à penser avec une moitié du cerveau, comme il continue à voir avec un œil, à entendre avec une oreille. Cet habile anatomiste a établi ailleurs que, dans les inflammations du cerveau, les hémisphères, en s'enflammant, se tuméfient considérablement, se compriment mutuellement, quand ils sont tous les deux affectés; que quelquefois, quoiqu'il n'y en ait qu'un de phlogosé, il comprime son voisin par sa tuméfaction, et le prive de ses fonctions.

Un symptôme auquel on attache beaucoup d'importance dans les phlegmasies chroniques, est la chaleur vive et incommode qui se fait ressentir sur l'organe enflammé.

M. *Abercrombie* pense que l'affection est toujours primitivement la même, quelle que soit la forme sous laquelle elle se présente, et que la variabilité des symptômes est déterminée par certaines circonstances qu'il rapporte :

1° A la constitution du sujet, qui peut imprimer à la maladie un caractère d'activité approchant de la phrénésie, ou celui de la lenteur propre aux inflammations scrophuleuses;

2° Au siége de l'affection ; cette cause doit être la source d'une foule de variétés dans les symptômes, suivant que l'inflammation affecte l'un des hémisphères, le centre du cerveau, les membranes, le cervelet, la moëlle allongée... M. *Lallemand*, n'admet les convulsions, le délire, que dans les inflammations de l'arachnoïde : si ces symptômes se manifestent pendant l'encéphalite, c'est qu'il y a en même temps ou consécutivement inflammation à cette membrane;

3.° Aux différens modes de terminaison; cette dernière source de variétés des symptômes n'est pas moins intéressante que les deux autres et semble plus à portée de nos moyens d'observation. La maladie peut être fatale dans sa période inflammatoire ; elle peut se terminer par épanchement séreux, par suppuration, par un dépôt d'une matière nouvelle à sa surface ; par une désorganisation particulière du cerveau, ou par diverses combinaisons de ces différens modes, qui tous sont en état de produire l'apoplexie au milieu de tant d'autres lésions. M. *Lallemand*, dans ses recherches sur l'encéphale, prouve que dans les inflammations du cerveau, les malades conservent la sensibilité long-temps après qu'ils ont perdu la faculté de mouvoir le membre.

Causes.

Les causes de la phlegmasié du cerveau sont les mêmes, qu'elle soit aiguë ou chronique. Elles agissent dans cette dernière avec moins d'activité, relativement aux causes éloignées et aux causes prochaines qui varient singulièrement selon le sexe, l'âge, le tempérament, les saisons, les climats, relativement à l'état particulier dans lequel se trouve le cerveau, quand l'inflammation s'en empare. Les causes occasionelles internes sont ou des humeurs dépravées par l'action soit excessive soit irrégulière des vaisseaux, ou des produits de quelque sécrétion rentrée par la résorption dans le torrent de la circulation.

L'inflammation du cerveau tire quelquefois sa cause de la rétrocession d'un érysipèle ; de l'acrimonie rhumatismale sur le cerveau : d'une teigne répercutée, dit *P. Frank* (ouvrage cité traduit du latin par *J. M. C. Goudareau*), des émanations d'abord répandues dans l'air, puis introduites dans le corps par plusieurs voies, celle de l'organe cutané principalement, et mêlées avec nos humeurs.

Une forte contention d'esprit, des veilles prolongées, peuvent déterminer cette phlegmasie. Il est des causes cachées (occultes des anciens) qui ne se laissent pas même entrevoir au meilleur observateur.

Les causes de cette inflammation peuvent être externes et résulter d'une commotion du cerveau produite soit par un coup, soit par une chute sur la tête, sur les pieds, ou même sur d'autres parties. Alors on ne s'y méprend ordinairement pas. Certaines de ces causes, sont purement chimiques, comme par exemple celles qui résultent de substances corrosives. D'autres sont mécaniques, et produites, comme nous venons de le dire, par des coups, des chutes et autres différentes espèces de contusions ou de blessures.

Pronostic.

L'inflammation du cerveau est une maladie fort grave ; il est rare qu'elle guérisse complètement, sans quelque dérangement dans les fonctions de la vie animale. M. *Abercrombie* cite

néanmoins plusieurs observations où l'inflammation chronique du cerveau a pu être guérie. Il
déduit son pronostic de l'analyse des symptômes
de cette inflammation avec ceux dont l'issue a été
funeste. M. *Lallemand*, établissant la différence
des symptômes de l'encéphalite, d'avec ceux de
l'apoplexie, dit que les premiers varient d'un
moment à l'autre, que de plus, quand ils sont
convenablement traités dans les premiers jours,
l'inflammation disparaît sans laisser aucune trace
de paralysie ni d'altération des facultés intellectuelles ; au lieu que dans les hémorragies cérébrales (apoplexies sanguines), lorsqu'elles ne
sont pas prévenues, il est rare qu'il y ait un retour plein et entier de toutes les fonctions.

Si la fièvre se calme (dit *P. Frank*) dans l'inflammation du cerveau, et que le délire se change
en assoupissement profond, il faut s'attendre à
l'apoplexie ou à la suppuration.

M. *Lallemand*, n'admet ni la fièvre ni le délire
dans l'encéphalite. Il rapporte ces deux symptômes à toute autre affection qui complique celle-ci.

La persistance de la céphalalgie doit faire sus-
pecter la convalescence. Son retour annonce presque infailliblement une nouvelle inflammation,
ce qui doit avertir le praticien, dit le professeur
de Montpellier, d'avoir recours à un traitement
anti-phlogistique énergique. Il faut être très-
réservé dans le pronostic des inflammations du

cerveau, lorsque tout semble annoncer une convalescence franche, une guérison solide. Cet auteur reconnaît à ces inflammations une grande facilité de se reproduire ; aussi recommande-t-il aux médecins d'être sévères dans les convalescences pour éloigner toutes les causes de rechutes, lesquelles sont d'autant plus fâcheuses qu'elles arrivent plus tard. Tant que la suppuration n'est pas formée, et elle ne l'est ordinairement que de la fin du premier septenaire à la fin du second, on peut croire à la résolution : mais si l'inflammation se prolonge au-delà, on n'y doit plus compter. Le calme que l'on remarque est un calme trompeur qui, durant quelquefois des mois, et même des années, n'en prépare pas moins un coup mortel.

On observe que les rémissions ou améliorations, qui surviennent pendant l'inflammation du cerveau et qui parfois sont telles qu'un malade agonisant est rendu à la vie, sont l'effet de la résolution de l'inflammation ; ou bien la fluxion inflammatoire cessant, celui de la formation du pus. Ces inflammations peuvent se reproduire soit autour de la première, soit à quelque distance, soit dans l'autre hémisphère, ou même dans la moëlle épinière, tantôt après une véritable résolution de l'inflammation, tantôt après une terminaison par suppuration : circonstances qui amènent de véritables rechutes. On trouve après la mort autant d'altérations dans le cerveau qu'il y a eu de rechutes ; elles se font même distinguer entr'elles par leur ancienneté ou leur caractère récent : par exemple, si l'on remarque plusieurs petits abcès, on reconnaît bientôt les plus anciens par l'espèce de membrane qui commence à se développer.

La paralysie, ajoute M. *Lallemand*, quoique marchant avec lenteur dans l'encéphalite, ne doit pas en imposer au médecin ; il faut qu'il se garde bien, par exemple, de traiter légèrement un engourdissement du bras ou de la main, une faiblesse des muscles de la moitié du corps, une espèce de pesanteur, de lassitude d'un côté du corps, surtout si ces symptômes sont accompagnés de céphalalgie, d'assoupissement, d'un sentiment de formication le long des nerfs, d'une douleur sourde et lancinante dans la profondeur des membres, et plus particulièrement si l'on remarque les symptômes caractéristiques de l'inflammation du cerveau. Quand le plus léger signe de paralysie paraît, le cerveau est déjà altéré, c'est le moment d'agir avec avantage, il ne faut pas le laisser échapper ; plus tard il ne sera plus temps d'enrayer la marche de la désorganisation.

La paralysie accompagne l'encéphalite comme elle accompagne l'apoplexie ; établissons, au moyen des corollaires, que nous puisons toujours dans les lettres savantes sur l'encéphale, du professeur que nous citerons souvent, la distinction de ce symptôme dans deux maladies qui ont entr'elles tant de rapports.

« Dans l'encéphalite, la paralysie des muscles est quelquefois précédée ou accompagnée de mouvemens convulsifs ; mouvemens qui n'ont pas lieu dans l'apoplexie.

» La paralysie dans la première s'établit souvent sans symptômes spasmodiques, et toujours d'une manière lente, graduée, progressive, inégale et intermittente : ainsi chez quelques malades, la vue se perd d'abord, la parole s'embarrasse ; il y a pesanteur et engourdissement dans le côté du corps qui par la suite se paralyse ; il s'établit un calme qui ne dure pas long-temps.

» Dans l'apoplexie, la paralysie s'établit brusquement et sans intermittence.

» Quand dans certaines circonstances, la paralysie débute avec autant de promptitude que celle de l'apoplexie, alors les symptômes spasmodiques sont très-prononcés dans l'encéphalite qui est d'autant plus vive.

» Quand, dans quelques autres circonstances, la paralysie se manifeste tout-à-coup sans être accompagnée de contraction musculaire, la maladie aura commencé d'abord par un épanchement de sang.

» La paralysie dans l'encéphalite attaque plutôt les muscles que la peau, d'où il résulte que le séntiment existe encore, quand le mouvement est perdu.

Ce qui n'a pas lieu dans les apoplexies.

» Chez plusieurs encéphaliques, on remarque des douleurs aiguës, pongitives, lancinantes, qui augmentent lorsqu'on touche le membre, surtout lorsqu'on veut l'étendre. Ce symptôme, qui est quelquefois le seul spasmodique, ne s'observe pas dans les apoplexies.

» La paralysie, dans cette inflammation, attaque plutôt les bras que les jambes. Toutes les extrémités d'un côté sont prises à la fois dans l'apoplexie.

» Les deux côtés du corps peuvent être pris à la fois dans la paralysie encéphalique. Ceci n'arrive pas dans les apoplexies, à moins qu'elles ne soient foudroyantes.

» On remarque, dans les inflammations du cerveau, des symptômes qui présentent deux caractères tout opposés, et établissent deux périodes, l'irritation et le collapsus : il y a exaltation des facultés intellectuelles dans la première ; dans la seconde, diminution.

Dans l'apoplexie, on n'observe que ceux qui tiennent au collapsus.

(Cette distinction, dans l'inflammation du cerveau d'avec l'apoplexie, tient à des résultats différens. La diminution de l'intensité des symptômes, dans la première, ou leur changement de

sthéniques en asthéniques, dépendent de la dissolution du cerveau ; tandis que, dans l'apoplexie,
les symptômes tiennent ordinairement moins à
une dissolution, qu'à la suspension des actions et
facultés du cerveau).

» Quand l'altération du cerveau a lieu dans
les deux cas, on remarque qu'elle se fait plus
lentement dans l'inflammation du cerveau, avec
perte seulement des mouvemens volontaires.
Tandis que dans l'apoplexie, la paralysie est complète, c'est-à-dire, qu'il y a perte subite et à la
fois du mouvement et du sentiment.

Traitement.

On paraît à peu près d'accord que les inflammations consistent dans une exaltation des propriétés vitales avec congestion sanguine ; et que
cette congestion est la principale cause de tous les
accidens inhérens à l'état phlegmasique : c'est cette
exaltation ou irritation encéphalique qu'il faut
donc diminuer, ainsi que l'abord du sang dans
cet organe irrité. En conséquence, on use des
évacuations sanguines et on établit sur les extrémités abdominales, dans leur partie la plus basse,
une irritation également phlegmasique, laquelle,
agissant comme révulsive, détourne le sang de
l'organe affecté et l'appelle sur une partie éloignée.

On emploie les saignées générales au pied,
qu'on répète selon le besoin et dont on use avec

prudence, quand l'inflammation débute ou qu'elle est intense. Ce moyen peut, d'après *Baglivi* et *Stoll*, agir, métaphoriquement parlant, en suffoquant l'affection inflammatoire.

Les saignées locales, avec les sangsues, aux tempes, au-dessous des oreilles, au cou; les ventouses scarifiées à la nuque, produisent le double effet désiré, savoir, la diminution de la quantité du sang et l'irritation du lieu de leur application.

Le temps des évacuations sanguines n'est pas déterminé et toutes les périodes des phlegmasies cérébrales jusqu'à la suppuration, en réclament l'usage, tant que les forces du malade le permettent, et que l'intensité du mal le demande.

Ces émissions sanguines doivent être autrement employées dans les phlegmasies chroniques que dans les aiguës, on les ménage beaucoup plus dans les premières ; à la vérité, il faut également calmer l'irritation, mais toujours en laissant à la nature assez de forces pour concourir à la résolution de l'inflammation. Dans ce cas, comme dans tant d'autres, il faut la tirer de l'oppression où elle se trouve, prenant en grande considération, que plus elle est restée long-temps enchaînée, moins elle a de vigueur pour produire l'effet qu'on peut espérer d'elle.

Tous les excitans et rubéfians à la peau établissent une fluxion dérivative fort avantageuse; ils agissent efficacement à l'effet de détruire les congestions invétérées : on n'y a recours qu'à certaines époques de l'inflammation cérébrale, pour que leur irritation n'augmente pas dans le commencement celle qui existe déjà. Si l'on juge pouvoir s'en servir vers le principe, il faut les appliquer sur des points très-éloignés de la tête : encore faut-il faire attention qu'il n'existe pas de fièvre. Cette règle révulsive paraît subir une exception, dans le cas d'une chute ou d'un coup violent faisant craindre l'inflammation du cerveau. On peut recouvrir la tête d'un vésicatoire; on applique aussi la glace (*Ducrot*, essai sur la céphalite ou inflammation du cerveau).

Il convient d'appuyer ce traitement essentiel d'autres moyens secondaires, comme de boissons légèrement nitrées, acidulées. Les fomentations émollientes ne conviennent pas dans les premiers temps, quoique l'inflammation soit interne. M. *Broussais* s'est bien trouvé des fomentations froides dans les phlegmasies gastriques, elles agissent également bien dans les phlegmasies du cerveau.

On compte les calmans, les narcotiques comme des moyens accessoires, utiles dans les phlegmasies. Nous les croyons en général nuisibles dans les phlegmasies chroniques du cerveau. Les seuls qu'on puisse employer, s'il y a douleur intense, convulsions, sont le camphre, la valériane, le musc, etc...., ceux qui agissent par leur propriété anti-spasmodique, et non par leur vertu narcotique, comme l'opium. S'il est suffisamment établi que la thridace ou suc de laitue ne contienne aucun principe narcotique ni enivrant comme l'opium; qu'elle calme néanmoins les douleurs, diminue la rapidité de la circulation; que son administration ait produit de bons effets dans certaines inflammations aiguës et chroniques, d'après M. *François* et autres, nul doute qu'elle ne doive trouver ici sa place : on la donne intérieurement à la dose de 2, 4, 6 grains par vingt-quatre heures.

Les émétiques, les purgatifs, les diurétiques ne sont pas à dédaigner dans certaines périodes des phlegmasies aiguës et chroniques, dit M. *Bricheteau* (art. Phlegmasie du Dict. des Sc. Méd.). Mais si les purgatifs et les diurétiques deviennent révulsifs dans la céphalite chronique, peut-on en dire autant des émétiques qui établissent dans les humeurs des mouvemens toujours dirigés de bas en haut ? Cet auteur cite *Dessault*, comme faisant usage avec succès des vomitifs dans les inflammations du cerveau, suite de plaies contuses avec fracture. Si quelques cas particuliers semblent communiquer de l'utilité à l'émétique, cela n'empêche pas qu'en général, il ne doive être exclus comme vomitif (a).

(a) Comme contre-stimulant, l'émétique à forte dose que l'on emploie, d'après la doctrine italienne, dans les

Quant à l'emploi de l'émétique à très-petite dose, mais d'une manière à peu près continue, voici ce qu'en pense M. *Lallemand* (pag. 489 de sa lettre troisième, et pag. 281 et suiv. de sa lettre deuxième) : il soutient que si, administré à des doses élevées, il augmente les affections cérébrales par les vomissemens qu'il produit; d'un autre côté, à de faibles doses, quand il n'est pas rendu, il détermine l'inflammation de la membrane muqueuse gastro-intestinale, laquelle augmente l'encéphalite.

Comme dans toutes les autres maladies, il y a, dans les phlegmasies, des règles d'hygiène à observer, qui aident les moyens thérapeutiques. On doit donner des alimens très-légers et en petite quantité. Cette diète sera d'autant plus sévère, que la fièvre sera plus intense. On doit, dans ce genre de maladie, interdire tout aliment irritant et de haut-goût, toute boisson excitante.

---

inflammations de poitrine, est aussi mis en usage dans les autres inflammations. On voit dans divers journaux de médecine l'application que cherchent à en faire des praticiens du premier mérite dans les encéphalites, l'arachnitis, etc... Mais sera-ce témoigner trop de défiance, que d'avancer qu'un tel remède, porté à la dose de plusieurs dragmes en vingt-quatre heures, et répété plusieurs jours de suite, demande encore une série d'expériences faites en temps divers et en plusieurs lieux; que de conseiller d'attendre un plus grand résultat, avant d'être enhardi à en faire usage?

La sollicitude du médecin doit se porter sur l'état moral du malade ; il faut éloigner toute impression désagréable et triste, elle ne ferait qu'exaspérer l'irritation dont sont accompagnées les phlegmasies chroniques et principalement l'aiguë.

Quelquefois l'état inflammatoire du cerveau se complique de certaines indications accidentelles, qu'il faut remplir, celles-ci tiennent à diverses circonstances, telles que l'intensité de la maladie, l'âge, les forces, le régime, la profession, la nature, des causes prédisposantes et excitantes, des maladies antérieures, la constitution médicale, l'état des propriétés vitales, les sympathies, le développement des crises, les goûts prononcés du malade, etc... (V. l'art. ci-dessus de M. *Bricheteau*, auquel nous avons emprunté presque tout ce que nous venons de dire.)

A la faveur de tous ces moyens, on voit quelquefois disparaître la phlegmasie du cerveau ; alors elle se termine par résolution, ce qui est la solution la plus avantageuse au malade.

Cette maladie, aujourd'hui connue dans ses effets, offre à la médecine le moyen d'arrêter des maladies considérées, ainsi que nous l'avons dit, comme organiques et incurables. Parcourons-en plus particulièrement les résultats ; à mesure que nous avancerons, nous nous convaincrons de plus en plus de la nécessité d'étudier les phlegmasies du cerveau.

De l'*Arachnitis*.

Nous dirons un mot de l'inflammation de l'arachnoïde ; elle a ses symptômes particuliers, qui sont les convulsions et le délire. On n'observe jamais, dit M. *Lallemand*, le délire dans les inflammations du cerveau exemptes de complication ; ce symptôme appartient spécialement à l'arachnitis. Ne croyez pas pour cela, dit cet auteur, que je fasse de l'arachnoïde le siége du délire ; tout symptôme est l'altération d'une fonction, et ne peut être produit que par l'organe qui exécute cette fonction : mais les inflammations de l'arachnoïde influent sur les fonctions du cerveau ; celui-ci s'enflamme par le contact qu'il a avec la portion de la membrane enflammée ; son tissu s'irrite, il en résulte une exaltation dans ses fonctions, mais non paralysie comme dans l'encéphalite, où la congestion est très-forte et où le tissu s'altère trop promptement, pour que le cerveau puisse continuer ses fonctions.

Ces diverses inflammations peuvent finir par une apoplexie inflammatoire (voyez ce genre) ou une apoplexie par suppuration dans le cerveau.

De l'*Apoplexie par suppuration dans le cerveau*.

Ordinairement la suppuration du cerveau a lieu, quand l'inflammation de ce viscère se soutient trop long-temps, et que les accidens, loin de diminuer, vont en augmentant. Si ces mêmes accidens se soutiennent plus long-temps encore, quoiqu'ils ne présentent point autant d'intensité, la suppuration n'arrive pas moins par un mode chronique. Les symptômes alors se prolongent indéfiniment.

Elle a également lieu par suite d'une fièvre aiguë, d'une chute, de coups à la tête; dans ces divers cas, elle peut survenir en peu de temps ou après un long intervalle, sans qu'on ait pu en présumer la formation.

Le pus dans le cerveau peut être la suite de l'écoulement supprimé soit de quelque ulcère naturel ou artificiel, soit d'autres évacuations; de diarrhées invétérées, de dysenteries anciennes. Il peut être le fruit de quelque métastase : l'on a trouvé des dépôts purulens au cerveau de personnes mortes poitrinaires. Dans tous ces cas, la suppuration est le résultat de l'inflammation du cerveau.

Les dépôts purulens au cerveau naissent quelquefois des fièvres pernicieuses, ce qui confirmerait une assertion de *Sylva*, que, dans les fièvres malignes, le cerveau est enflammé.

Cette suppuration se présente sous quatre formes qui diffèrent beaucoup par leurs symptômes. (Suivons M. *Abercrombie* dans ses observations.)

Sphacèle du cerveau de quelques auteurs.

Une portion considérable du cerveau , souvent

la plus grande partie d'un hémisphère se trouve réduite en une masse de consistance molle , et dans laquelle une matière purulente est entremê- lée avec les débris de la substance cérébrale. Dans ce cas , après les premiers accidens , on observe une oppression considérable et une incohérence dans les idées, qu'on discerne facilement, en fixant l'attention du malade. Ici , à moins qu'il n'y ait complication d'épanchement de sang, l'auteur n'a jamais vu de convulsions ni de paralysie. (V. ses observ. 8 et 9 , journal cité.)

Abcès enkystés.

Le pus est contenu dans un sac formé par une matière blanche, probablement analogue aux au- tres membranes fausses, et la substance cérébrale circonvoisine est à peu près dans l'état sain. Les convulsions et les paralysies coïncident presque toujours avec cette forme de suppuration. Voici une observation que cite l'auteur à l'appui de cette assertion.

Une jeune fille de onze ans , après avoir souf- fert pendant quelques jours du mal de tête , éprouva , le 11 janvier 1817 , des convulsions qui furent suivies de la paralysie du bras droit. Les saignées , les purgatifs , les applications froides ramenèrent deux fois les mouvemens du bras ; mais à la troisième , le 18 janvier , la saignée ne fit cesser que les convulsions, et le bras resta com-

plètement paralysé. Les jours suivans, les convulsions reviennent, mais se bornent au bras droit.

Le 24, elles s'étendent à la cuisse et à la jambe
droites, qui restent ensuite également paralysées;
bientôt même elles se bornent à ces dernières parties ; et le 4 février, tout le côté droit du corps
est frappé de paralysie. Il n'y a plus de convulsions, le pouls est de 50 à 60, et la malade qui
conserve partout sa sensibilité, ne paraît pas
souffrir beaucoup. Elle reste plusieurs jours dans
cet état; toutes les fonctions s'exercent bien : cependant elle redoute le moindre mouvement, et
paraît de jour en jour plus oppressée. Le 11,
elle tombe dans le coma, et le 14 elle meurt. A
la partie supérieure de l'hémisphère gauche du
cerveau, on trouve deux abcès contenant ensemble de six à huit onces d'un pus fétide, et séparés
l'un de l'autre, par une cloison mince, de matière
blanche et ferme qui les tapissait de toutes parts.
Un autre abcès, renfermant près d'une demi-once
de pus, existait dans la partie postérieure de l'hémisphère droit.

La conclusion que tire ce médecin de l'observation précédente et de quelques semblables porte à
croire que les convulsions ont lieu pendant la période inflammatoire, et que la période de suppuration correspond à la paralysie permanente : quoique ces accidens ne soient pas toujours constans,
il pense que cette affection peut être guérie dans

son principe, et que ce n'est qu'à dater de la formation du sac qu'elle devient incurable.

Il ne paraît pas que cette fausse membrane blanchâtre, qui entoure le pus, pour préserver de ses ravages les parties environnantes du cerveau, travail que la nature provoque, ait la double fonction attribuée à la fausse membrane qui forme les kystes sanguins. Le pus enkysté n'est pas résorbé ; on est loin même de penser que cette résorption puisse avoir lieu, puisque la membrane elle-même s'y oppose : on la considère comme muqueuse, et par conséquent plus propre à exhaler qu'à absorber ; à la différence des membranes qui forment les kystes autour des petites congestions sanguines, qu'on regarde comme séreuses et propres à absorber. On croit même que ces membranes muqueuses, qui donnent naissance aux kystes purulens, ne peuvent pas contracter adhérence entr'elles. Selon M. *Lallemand* (pag. 199, de sa lettre 4.e), si l'on peut espérer que le pus une fois entouré d'un kyste sera absorbé ou du moins n'augmentera pas, ce ne peut être qu'à la suite des inflammations aiguës.

Comment se forment ces membranes muqueuses ? Nous trouvons la réponse à cette question dans l'ouvrage de M. *Lallemand* (pages 439 et suivantes de sa lettre 3.e) : Nous n'avons pas trouvé, dit-il, au milieu des abcès du cerveau, de ces brides celluleuses, de ces lambeaux de tissu cellulaire, nageant dans le pus, comme on en rencontre dans la plupart des autres abcès, parce que ce tissu est très-rare dans le cerveau ; cependant le peu qu'il en contient, et qui n'était pas détruit par la suppuration, tenait aux parois du foyer, recevait, des vaisseaux capillaires; d'autres vaisseaux qui avaient également résisté à la destruction, flottaient aussi dans le pus, comme on s'en est assuré après l'évacuation du pus, en exposant la cavité du foyer à un courant d'eau. On vit alors un tissu tomenteux, floconneux et une infinité de petits vaisseaux courts et grêles nager dans le liquide. Ce sont ces petits vaisseaux, ces débris de tissu cellulaire qui, se retirant vers la circonférence du foyer, se rapprochant, s'entrelaçant à sa surface, ont formé cette espèce de réseau vasculaire et celluleux que nous avons trouvé dans les observations n.ºˢ 21, 22, 23, 24; mince d'abord comme une toile d'araignée, il prend peu à peu de l'accroissement par l'effet de l'irritation continue qu'entretient la présence d'un corps étranger, et sert ainsi de trame à une membrane qui se développe, s'organise, s'épaissit et forme autour du pus une barrière qui le sépare du cerveau.

Suppuration à la surface du cerveau.

Cette troisième forme de suppuration peut

avoir lieu sous la dure-mère, sous la pie-mère, ou dans l'une et dans l'autre à la fois. Elle consiste en un mélange de flocons jaunâtres et d'un liquide séro-purulent, et paraît être le produit de l'inflammation des membranes. Les symptômes qui l'accompagnent sont très-variables, et le seul qui paraisse constant est la douleur correspondante au siége du mal.

Souvent une douleur d'oreille accompagne le début de cette affection, laquelle peut durer pendant quelque temps et faire croire que cette partie seule est affectée; cette douleur d'oreille s'accompagne même d'un écoulement de pus : souvent elle est très-vive et sans écoulement de pus, et le malade, après beaucoup d'agitation manifestée par le mouvement de tous ses membres, tombe dans un état apoplectique et meurt. Les sujets morts de cette espèce de suppuration ont fait remarquer les os de l'ouïe affectés de carie, et la dure-mère correspondante ulcérée, épaissie, ordinairement détachée de l'os. On a trouvé quelquefois dans le même endroit un abcès superficiel du cerveau ; et même un désordre plus étendu avec épanchement dans les ventricules. M. *Brodie* a vu en pareil cas, un abcès enkysté du cerveau, qui communiquait avec l'oreille externe, à travers la dure-mère et la substance osseuse. Cet écoulement peut apporter beaucoup de soulagement dans la plupart des cas, et être quelquefois suivi d'une guérison complète. M J. *Abercrombie* ne manque pas de faire remarquer (dit le rapporteur des observations de ce dernier) que cette forme de la maladie n'est quelquefois accompagnée d'aucun symptôme propre à la faire reconnaître.

Une remarque qu'on signale aux praticiens, est que la maladie de l'oreille indique une tendance à une inflammation chronique du cerveau ou de ses dépendances, et que quelquefois l'affection cérébrale paraît suivre la suppression de l'écoulement externe. Ce qui induit à remplir certaines indications propres à guérir cette maladie; d'abord en parant à la phlegmasie chronique, ensuite en cherchant à rétablir l'écoulement par l'oreille. L'auteur regarde cette suppression comme un changement de siége de l'inflammation.

Il paraît, par les exemples qu'on rapporte et qui sont tirés de *Lieutaud*, de *Bonnet*, de *Morgagni* et de *Manget*, que ce qui a lieu pour l'oreille, peut se renouveler pour le nez, pour l'orbite même, d'après *Bursérius;* ou pour toute autre partie du crâne, comme on l'a observé, il y a quelques années, à Edimbourg, sur un homme qui avait au-dessous du muscle temporal une collection de pus communiquant avec un abcès situé dans le cerveau.

On a vu des suppurations, suites de phlegmasie chronique de l'encéphale, fournir un pus grisâtre et excessivement sanieux, qui, après avoir carié les os du crâne, s'était fait jour au dehors par le nez et les oreilles. J'ai vu, dit M. *Bricheteau* (art. mode chronique de l'inflammation, D.^re des sciences méd.), il y a très-peu de temps, à l'hôpital Dieu de Paris, s'ouvrir, dans la parotide, un abcès qui avait son siége dans l'hémisphère gauche du cerveau. Le pus avait perforé les os du crâne pour se faire jour au dehors.

Une autre remarque que l'on signale par ces faits aux médecins, est, que les maladies de diverses parties de la tête, de l'oreille surtout, qui se font remarquer par une douleur plus ou moins intense, indiquent ordinairement la présence d'une inflammation chronique du cerveau; que l'ulcère des environs du crâne qui conduit à un os dénudé ou carié, mérite la plus grande attention; que la suppression des écoulemens, qui ont lieu à travers ces parties, produit elle-même cette affection cérébrale; que, s'il y a fièvre, il faut agir avec activité contre la phlegmasie, ne pas attendre le délire, l'amnésie, le coma et l'apoplexie : en un mot, remplir les indications selon l'intensité, la durée de l'inflammation aiguë ou chronique; et rappeler l'écoulement supprimé par tous les moyens possibles, moyens qui iront même au-devant du changement du siége de l'inflammation que l'on admet dans le cas de cette suppression.

Ulcération superficielle du cerveau.

Cette quatrième forme de suppuration est communément accompagnée de spasmes, qui simulent la chorée et se terminent par la paralysie. MM. *Powel* et *Thomas Anderson*, en ont cité deux exemples. La maladie est toujours de longue durée.

Elle débute ordinairement par une inflammation qui se soutient plus ou moins long-temps ; cette inflammation se fait même remarquer, quoique fort tard, sur la surface du cerveau qui est restée dure, enflammée, dans quelques cas. Quand le foyer de cette inflammation superficielle communique avec l'extérieur, la suppuration qui a lieu, loin d'amener la paralysie et le coma, devient un moyen de soulagement et même de guérison.

Nous voyons par tous ces modes de suppuration du cerveau, que, dérivant de l'inflammation de cet organe, ils peuvent être prévenus, si l'on combat celle-ci ; et que même certaines de ces suppurations guérissent, quand elles se font jour à l'extérieur.

Donc l'apoplexie qui résulte de ces causes n'est pas toujours incurable.

Nous aurions peut-être dû parler en particulier de la gangrène, de l'ulcération du cerveau, suites de l'inflammation ; mais nous nous contenterons de l'exposé que nous venons de faire, et qui est extrait des observations de M. *Abercrombie*. D'ailleurs on n'admet guère le sphacèle du cerveau que dans certaines inflammations de cet organe, produites par des plaies à la tête, lesquelles permettent au cerveau de s'échapper hors de ses cavités. C'est dans ces circonstances, dit M. *Lallemand*, qu'on voit combien l'encéphale est susceptible de turgescence.

DE L'INDURATION DU CERVEAU.

L'induration du cerveau est placée au même rang que sa suppuration ; elle est, ainsi que celle-ci, considérée comme une terminaison de l'inflammation. En consultant la plupart des auteurs qui ont écrit sur les indurations du cerveau, pour savoir quelles sont les parties de cet organe qui peuvent en être affectées, on voit que toutes le peuvent : il n'y a pas une partie des membranes du cerveau, pas une partie du cerveau lui-même et des vaisseaux qui rampent dans sa substance, qui n'aient été trouvées plus ou moins durcies. *Lieutaud* cite beaucoup de ces observations (dans son lib. 3, art. cerebri durities, page 265).

Il est reconnu que l'induration attaque de préférence les organes mous. Il est prouvé que le cerveau s'enflamme ; la flaccidité de cet organe, sa susceptibilité expliquent sa disposition à l'induration ; soit que cette dernière résulte du sang, ou de la sérosité, des matières albumineuses, gélatineuses, etc... que l'inflammation ou une forte irritation du cerveau attirent sur lui. Il semble, dit M. *H. Cloquet* (art. induration du D.^{re} des scien. méd.), que l'irritation et l'induration soient liées par les rapports les plus intimes. Lorsque la première se fixe d'une manière prolongée sur un tissu, elle y entretient une fluxion inflammatoire habituelle, qui, trop légère pour déterminer la suppuration, produit cependant une augmentation insensible de densité. L'irritation peut cesser, mais son effet subsiste, et l'accroissement de consistance n'en continue pas moins. Cette consistance du cerveau devient quelquefois telle, qu'elle imite la dureté du plâtre desséché, d'une pierre.

Ces sortes d'altérations du cerveau donnent quelquefois, de leur présence, des signes morbifiques qu'on peut remarquer dans le physique ou dans le moral de la personne qui en est atteinte, d'autresfois on n'en reconnaît pas. Les signes même des lésions cérébrales, tirées des altérations physiques et morales, sont défectueux, vu qu'ils résultent d'affections qui varient infiniment. Tantôt ces concrétions skirreuses, pierreuses, déterminent des convulsions, des accès de délire, d'épilepsie, des douleurs fortes à la tête ; tantôt elles font perdre la raison, engendrent la stupeur, l'assoupissement et l'apoplexie.

On n'a contre de tels vices organiques une fois déterminés, aucun moyen thérapeutique à mettre en usage; on peut les prévenir en combattant à temps l'irritation, l'inflammation du cerveau, puisque c'est d'elles que dérive ordinairement son induration.

Il paraît qu'il n'existe pas de signe qui fasse reconnaître quand l'inflammation de cerveau se termine par induration.

DU RAMOLLISSEMENT DU CERVEAU.

On entend par ramollissement du cerveau une espèce de liquéfaction d'une partie de sa substance, le reste conservant à peu près sa consistance ordinaire; de telle manière qu'il existe un point de comparaison entre la partie malade et la partie saine. Un ramollissement général peut affecter tout le cerveau, mais il reste dans ce cas des doutes si c'est réellement un ramollissement ou une dissolution, telle qu'on la remarque dans les maladies de consomption.

Cette affection présente trois états. D'abord la portion ramollie est comme ecchymosée, réduite en une espèce de bouillie, de putrilage, avec engorgement des vaisseaux et infiltration de sang. Dans le second, ce ramollissement, décoloré dans une étendue variable, contient du pus infiltré, réuni en foyers d'autant plus considérables que la maladie a duré plus long-temps. Dans le troisième, si le malade a continué de vivre pendant un an, par exemple, on trouve après la mort de vastes foyers purulens et enkystés. Ces trois états ne sont pas nécessaires pour établir la maladie, chacun d'eux suffit. Ils sont la suite, selon les uns, de l'inflammation du cerveau, et selon les autres, d'une fièvre nerveuse ataxique, pernicieuse ou maligne, qui porte son action sur le système nerveux. Les fièvres ataxiques sont-elles le résultat de l'inflammation du cerveau? ou bien y a-t-il inflammation de cet organe durant l'ataxie, comme le veulent des médecins? Ces opinions qui d'abord paraissent fort opposées, sont réellement les mêmes. Revenons aux trois états que présentent les ramollissemens du cerveau. Dans le premier, il y a, en même temps que ramollissement, inflammation presque aiguë au cerveau. Dans le second, l'inflammation agit lentement. Elle agit plus lentement encore dans le troisième. C'est donc de l'action de l'inflammation que dépend la marche rapide des symptômes dans les ramollissemens.

D'après M. *Lallemand*, ils sont dus beaucoup plus souvent à une inflammation aiguë qu'à une inflammation chronique; aussi la marche de la maladie est-elle le plus souvent très-rapide, s'accompagnant de symptômes très-intenses.

Les causes des ramollissemens sont les mêmes que celles des apoplexies inflammatoires et sanguines.

Les symptômes précurseurs sont également semblables à ceux des apoplexies pléthoriques ou phlogistiques ; on peut les confondre aisément ; mais l'erreur, dit ce professeur, est sans conséquence, puisque l'indication à remplir est la même.

Les ramollissemens du cerveau décident toujours la paralysie de quelque membre, et très-constamment il se joint à cette paralysie une contraction ou rigidité permanente des muscles des membres paralysés : cette contraction se fait plus particulièrement remarquer aux bras. Quand la maladie se prolonge et que la paralysie se propage aux extrémités inférieures, par exemple, celle-ci a toujours commencé par les bras, et elle est toujours beaucoup plus marquée aux extrémités supérieures que partout ailleurs.

Voici quelques circonstances remarquables qui distinguent la paralysie, suite des ramollissemens, de celle qui accompagne l'apoplexie.

Les muscles de la face participent ordinairement à cette contraction musculaire ; la bouche alors est tirée du côté paralysé, ce qui est le contraire dans les apoplexies : les paupières sont fermées quelquefois par la contraction du muscle orbiculaire, et non, comme dans les apoplexies, par la paralysie du releveur de la paupière supérieure ; aussi, dans les ramollissemens, éprouve-t-on souvent de la résistance à ouvrir les paupières et elles se referment aussitôt qu'on cesse de les écarter. Les ramollissemens déterminent la paralysie par l'inflammation qu'ils décident au cerveau (V. ce qui a été dit de cette sorte de paralysie à la page 273 , art. Encéphalite).

Si dans quelques autres maladies du cerveau, dans l'inflammation de l'arachnoïde surtout , on trouve cet état de contraction aux muscles ; on le distingue en ce que l'on rencontre presque toujours quelque mouvement convulsif dans le membre rigide ; ce qui n'a jamais lieu dans la simple inflammation ou dans le simple ramollissement du cerveau.

Le cerveau, dit M. *Lallemand*, est bien la cause, dans tous ces cas, des phénomènes musculaires qu'on observe ; mais comme il n'est qu'irrité par l'inflammation de l'arachnoïde, à raison de son voisinage, il ne détermine que des mouvemens convulsifs. Mais dans les ramollissemens du cerveau, cet organe est altéré dans son tissu, et ses fonctions sont anéanties : voilà pourquoi la paralysie accompagne toujours cette dernière espèce de maladie. Cette contraction permanente ne dure pas jusqu'à la fin de la maladie, elle diminue ordinairement dans la même proportion que la paralysie augmente ; c'est-à-dire à mesure que, l'altération du cerveau faisant des progrès, celui-ci avance dans la voie de la désorganisation.

Les ramollissemens sont tour-à-tour effet et

cause des inflammations , qui sont également à leur tour cause et effet des apoplexies. On trouve des ramollissemens de la substance cérébrale qui environne un épanchement de sang; cela est d'autant moins étonnant et doit être d'autant plus constant, ajoute M. le professeur de Montpellier, qu'il est difficile de concevoir qu'un corps étranger séjourne pendant long-temps au milieu de la substance cérébrale, sans y déterminer une inflammation.

DE L'HYDROCÉPHALE.

M. *Mathey*, médecin de Génève (V. ses Observations sur l'hydrocéphale chronique, insérées dans les annales de la société de médecine pratique de Montpellier, tom. 10, p. 188), semble conjecturer que le liquide épanché dans le cerveau n'est pas la cause première ou efficiente de la maladie, mais qu'il en doit être plutôt regardé comme l'effet. Il paraît penser que la cause première de l'hydrocéphale est une modification particulière du cerveau que nous ne pouvons, dit-il, nullement connaître, après la mort, ni pendant la vie, à plus forte raison. C'est en vain, continue-t-il, que l'on trouverait un remède assuré pour enlever l'eau épanchée, si l'on ne trouvait en même-temps le moyen de détruire cette modification particulière et vicieuse, cette cause première dont nous ne connaissons pas les effets. Il se demande

à quels signes on pourra reconnaître cette mal-
heureuse disposition du cerveau à contracter l'hydrocéphale? Comment on pourra la prévenir? Il
avoue son ignorance à cet égard. Il doute même
qu'on parvienne jamais à la solution de ce problème.

C'est à l'inflammation du cerveau que M. *Aber-*
crombie rapporte tous les symptômes qui lui sont
propres , et qui sont : une douleur aiguë dans la
tête , une agitation extrême du malade, le délire,
la face rouge , un pouls fort , l'œil égaré avec un
air abattu, les vomissemens , auxquels succèdent
dans le cerveau des épanchemens plus ou moins
considérables de matières plus ou moins liquides.
Suivant lui , ces symptômes se présentent, que
l'inflammation donne lieu ou non à un épanchement. Il prouve par là que, quand on trouve un
épanchement dans le cerveau, on doit moins attribuer la mort du sujet à l'épanchement lui-même
qu'à l'inflammation.

On trouve beaucoup d'observations d'hydrocé-
phales guéries durant la période inflammatoire,
par le traitement anti-phlogistique. M. *G. A. T.*
Sue qui , dans la séance publique de la société
royale de médecine de Marseille du 23 octobre 1823 , fait l'exposé des travaux de cette compagnie, rapporte l'observation due à M. Giraud-St.-
Rome père , d'une hydrocéphalite heureusement
combattue à son début par les saignées locales,

secondées par les pédiluves sinapisés , les applications froides sur la tête, et les fomentations émollientes sur l'abdomen.

L'inflammation qui occasione l'hydrocéphale
est aiguë parfois et souvent chronique. Dans ce
dernier cas , les symptômes, ainsi qu'il a déjà été
dit, marchent lentement : plus l'inflammation est
aiguë , plus elle est susceptible de guérison et
moins on a à craindre les maladies secondaires qui
nous occupent. Une fois cette sorte d'épanchement opérée , l'apoplexie qui en résulte est incurable. N'attache-t-on pas , ajoute l'auteur du mémoire , trop d'importance à l'existence de l'épanchement, lorsqu'on lui attribue des accidens qui
peuvent exister sans lui , et n'est-on pas conséquemment trop porté à provoquer une absorption
qui , eût-elle lieu au gré de nos désirs , ne chan-
gerait rien à la maladie principale?....

Nous n'avons pas cru déplacée ici la description
des principales affections cérébrales , suite d'une
phlegmasie aiguë ou chronique du cerveau , lesquelles déterminent , dans beaucoup de cas, l'apoplexie. Si nous n'avons pas parlé de leur traitement, c'est qu'il n'en existe pas ; quoiqu'en quelques cas fort rares la nature puisse opérer la guérison. C'est vers la cause de ces affections que nous
avons eu en vue de diriger l'attention des praticiens ; nous pensons avoir fait les recherches nécessaires pour leur présenter les symptômes qui
caractérisent ces modes inflammatoires.

GENRE DEUXIÈME.

Des Apoplexies organiques tenant à des corps étrangers dans le cerveau.

On ne peut pas dire que ce genre d'apoplexies ne puisse absolument obtenir aucun secours de l'art, puisque la plupart des corps étrangers dans le cerveau ne déterminent pas l'apoplexie par eux-mêmes, mais par l'inflammation de la substance encéphalique qui les entoure.

On connaît des maladies du cerveau tenant à des corps développés dans la tête qui ont respecté le malade, jusqu'à ce que leur présence ait enflammé la substance cérébrale. Suivant M. *Lallemand*, lorsqu'une maladie du cerveau, tenant à des tumeurs cancéreuses, à des tubercules scrophuleux, à des kystes hydatiques, à des abcès enkystés, change brusquement de marche, on doit attribuer cette accélération et le caractère fâcheux qui survient, non à ces corps étrangers, mais à l'inflammation de la substance cérébrale qui environne ces corps.

Ne doit-il pas en être de même d'autres corps étrangers, tels que des balles, des grains de plomb, la pointe d'une épée, qu'on a trouvés entre les membranes et le cerveau, et qui existaient dans cet organe depuis quelque temps ; on est en droit de le présumer. Comment l'inflammation se fait-elle autour de ces corps dans un temps plutôt que dans un autre? c'est ce que nous n'expliquerons pas. Mais il est sûr que si, par leur seule présence ou par la compression, ces corps avaient dû déterminer l'apoplexie, ils l'auraient fait sans perte de temps et n'auraient pas attendu des années entières.

Cette inflammation serait-elle le résultat de la présence de la matière qui se porte autour du corps et qui, comme on le dit, s'y porte par une sorte de fluxion? Mais ce que la nature fait, d'un côté dans un temps, pour garantir le cerveau des fâcheuses impressions d'une humeur étrangère, le ferait-elle, d'un autre et dans un temps plus éloigné, pour nuire à cet organe?

Des animaux vivans, des vers particulièrement, ont été trouvés dans le cerveau de quelques apoplectiques. Leur présence, sans l'irritation et l'inflammation qui en sont la suite, aurait-elle déterminé l'apoplexie? cela n'est pas probable; et quelquefois de tels vers naissent, se développent ou parviennent à se loger dans certaines cavités du corps de personnes qui n'ont presque jamais souffert de leur présence (a). Il est donc possible que

––––––––––––

(a) Il y a peu de temps que la femme de C....., cadet de Riols, rendit par le nez un ver qui vécut et courut jusqu'au lendemain; rouge d'abord, il devint noir après sa mort.

l'apoplexie tenant à de telles causes organiques puisse être arrêtée, au moins quant à l'inflammation, jusqu'à la reproduction d'une nouvelle.

Il est des anévrysmes, des polypes, des exostoses et d'autres excroissances qui se forment dans le cerveau et y acquièrent un grand développement. Une inflammation cérébrale peut en être la suite ; mais dans le plus grand nombre des cas, il paraît que c'est par compression que ces corps détruisent les fonctions du cerveau, quand ils ont acquis un certain volume.

C'est en gênant la circulation que les petits os, qu'on a trouvés dans les vaisseaux du cerveau et que *Morgagni* (de morbis capitis) compare aux os sésamoïdes, ont occasioné l'apoplexie.

On rencontre à tous les âges, et surtout pendant la vieillesse, au rapport de *Hodgson*, *George*

Il était plus petit que le ver à soie renfermé depuis quelques jours dans son cocon ; mais d'ailleurs parfaitement semblable. Il n'avait point donné de signes de sa présence, si ce n'est quelques jours avant son expulsion. Cette femme éprouva alors quelques légères douleurs vers le front; le nez donna quelques gouttes de sang par la narine gauche qui livra passage au ver, à la suite d'un effort fait en se mouchant.

Une remarque, de laquelle nous ne prétendons tirer aucune induction, est que la même femme, quatre ans auparavant, avait eu une maladie de l'œil gauche, qui par suite de la suppuration est resté poché.

Young, *Morgagni* et autres, des causes d'apoplexie dans l'ossification des membranes des vaisseaux qui enveloppent le cerveau et s'y insinuent.
Le premier de ces médecins a vu périr d'apoplexie
un homme de quarante-cinq ans, chez lequel, à
l'ouverture du crâne, on trouva les artères de la
base du cerveau ossifiées. L'ossification en des cas
pareils a son siége dans la membrane propre des
artères, elle envahit la totalité du cylindre vasculaire.

Ce ne sont pas toujours de véritables ossifica-
tions, ce sont quelquefois des incrustations ou
dépôts phosphatiques, répandus çà et là par plaques inégales, d'un aspect rugueux et comme
vermoulu, qu'on peut comparer à des fragmens
de plâtre, ou mieux à des gouttes de cire con-
crète. Cette incrustation du système vasculaire à
sang rouge, trouvée ailleurs que dans le cerveau,
peut déterminer l'apoplexie. L'accumulation de ce
phosphate dans les organes circulatoires, dit
M. *Bricheteau* (Art. ossification du D^{re} des Sci.-
Méd.), en oblitérant plus ou moins leurs con-
duits, en retrécissant leurs ouvertures, fait refluer le sang vers l'organe central et empêche en
même temps qu'il n'arrive aux organes qu'il doit
animer et nourrir, d'où dérivent une foule d'accidens. Nous pensons, ajoute cet auteur, que
tous les désordres inhérens à l'ossification des artères, dépendent de l'obstacle mécanique qu'elle
apporte à la marche de la circulation.

On a rencontré des tumeurs ossiformes déve-
loppées dans le cerveau et qui étaient la cause
de plusieurs maladies. MM. *Meckel*, *Greding*,
Cruveilhier, le professeur *Boyer*, *Blegny*, ont
trouvé des concrétions osseuses, pierreuses dans
le cerveau.

On ne croit pas que le cerveau présente, au
moins communément, la dégénération ossiforme,
quoique *Bichat* l'ait avancé.

Outre les évacuations sanguines qui, dans quelques-unes de ces espèces d'apoplexies organiques,
peuvent soulager, sauver même le malade, au
moins pour quelque temps, on peut tenter d'autres moyens dans les apoplexies tenant à un corps
étranger venu du dehors et arrivé plus ou moins
profondément dans la tête ; c'est l'extraction de
ces corps, à la faveur du trépan ; moyen que
l'on conseille d'essayer même dans les cas où le
corps aurait pénétré assez avant dans le cerveau,
pourvu qu'on puisse le suivre dans son chemin.
Cette opération, qui n'est pas douloureuse pour
un apoplectique, pourrait réussir ; et il est bien
permis de la tenter dans de telles circonstances.

Cette opération serait indispensable dans une
apoplexie tenant à un enfoncement d'os ; elle gué-
rirait le malade, si déjà la maladie n'était pas très-
avancée.

TROISIÈME PARTIE.

Des maladies que laisse après elle l'Apoplexie.

Dans les apoplexies, comme nous l'avons vu, c'est de l'état du cerveau et de ses dépendances que résultent les diverses affections observées chez les sujets qui en sont atteints. Les plus remarquables sont : la privation du sentiment et du mouvement volontaires, ce qui caractérise les paralysies. Ces maladies qui précèdent quelquefois et accompagnent toujours l'apoplexie, restent le plus fréquemment après elle.

La paralysie et l'apoplexie ont entr'elles le plus grand rapport, disent beaucoup d'auteurs, à tel point qu'on pourrait considérer celle-ci comme une paralysie générale, et celle-là comme une apoplexie partielle. Elles diffèrent l'une de l'autre en ce que la paralysie n'affecte que certaines parties, tandis que l'apoplexie les frappe toutes.

DES PARALYSIES SUITE DE L'APOPLEXIE.

La paralysie se définit : la perte du sentiment et du mouvement volontaires. Elle se divise en complète et incomplète. Quand le membre perd le sentiment et le mouvement à la fois, la paralysie est complète : quand il n'est privé que de l'une ou de l'autre de ces deux fonctions, ou même quand l'une ou l'autre n'est qu'altérée, la paralysie est incomplète. Dans ce dernier cas, il y a un sentiment de pesanteur, de stupeur, de fourmillement ou de picotement à la partie paralysée.

La paralysie peut être générale, c'est-à-dire, affecter tout le corps, quoique communément après l'apoplexie elle ne soit que partielle.

La paralysie a reçu diverses dénominations. On l'appelle paralysie du sentiment ou anesthésie, quand il y a perte du sentiment et non du mouvement. On l'appelle parésie ou paralysie du mouvement, lorsque c'est la faculté de se mouvoir et la contractilité animale qui sont abolies, et non la sensibilité. La paralysie est dite hémiplégie, quand elle attaque la moitié du corps; paraplégie ou paraplexie, quand elle occupe la moitié inférieure du corps partagé par le diaphragme. On dit que la paralysie est en sautoir, quand elle attaque un bras d'un côté et une jambe de l'autre. D'autres paralysies sont distinguées au moyen de l'addition du nom qui exprime le membre partiellement affecté; ainsi, paralysies du bras, de la jambe, de l'anus, de la vessie. On a appelé amaurose, la paralysie du nerf optique; surdité, celle du nerf acoustique; anosmie, celle des nerfs olfactifs; agénésie, celle des organes génitaux; aphonie, celle des muscles du larynx, et dysphagie , celle des muscles du pharynx.

Les paralysies existent quelquefois avec douleur au membre , comme dans la parésie et dans certaines hémiplégies humorales. M. *Mérat* (art. hémiplégie du D.^re des scien. méd.) dit, qu'elles offrent le plus fréquemment de la douleur , et qu'en général ce n'est pas un mauvais symptôme.

Divisions de la paralysie.

C'est des causes de la paralysie qu'il faut déduire des ordres , des genres et des espèces. Ces causes étant les mêmes que pour l'apoplexie , les divisions de la paralysie rentrent dans celles de l'apoplexie : il faudrait conséquemment en faire autant d'ordres ; mais un tel travail serait surabondant puisqu'il exposerait à répéter pour ces paralysies , qui ne sont qu'une conséquence des apoplexies , ce qui a été dit en traitant de ces dernières. Ainsi nous nous contenterons d'une simple analyse. Nous les décrirons succinctement sous deux ordres. Le premier contiendra les paralysies par excitation encéphalique : le deuxième, les paralysies par asthénie encéphalique, et par asthénie locale.

Causes.

La paralysie , suite de l'apoplexie , est décidée par l'interruption du mouvement des humeurs dans le cerveau et par la suspension des fonctions de cet organe, causes toutes pareilles à celles de l'apoplexie, nous les nommerons premières.

Quand une partie reste paralysée après l'apoplexie (le cerveau étant entièrement libre), ce qui peut tenir à certaines circonstances d'âge, de tempérament, d'idiosyncrasie, etc.... ces causes qui maintiennent les paralysies, recevront de nous le nom de secondaires. On a observé par rapport aux paralysies qui suivent les affections du cerveau, qu'elles se fixent sur la partie opposée à l'hémisphère cérébral affecté. Ainsi le côté droit du corps est le siége de la paralysie, lorsque les causes agissent sur l'hémisphère gauche du cerveau ; et réciproquement, si les causes agissent sur l'hémisphère droit, la paralysie se manifeste dans le côté gauche du corps (a). *Arétée* a cru à

(a) M. *Bayle* vient de rassembler quelques faits rapportés par *Smétius*, *Forestus*, *Valsalva*, *Brunner* et *Morgagni*, qui prouvent que la paralysie peut exister du même côté que la lésion cérébrale qui l'occasione. Il rapporte les deux suivans : l'un, extrait de *Morgagni* (Morgagni, œuvres de Valsalva , lettre 13, n.º 25), relatif à une femme qui fut frappée d'apoplexie avec résolution du côté droit du corps ; elle mourut, et l'on trouva dans la propre substance de l'hémisphère droit, au côté externe du corps strié , une cavité ayant au moins deux doigts de profondeur de chaque côté , et remplie par un caillot de sang ; tandis que le ventricule et l'hémisphère gauches ne présentèrent aucune altération. L'autre, propre à M. *Bayle* , est celui d'un militaire qui tomba dans un état apoplectique par

l'entre-croisement des fibres médullaires du cerveau ; il a ainsi expliqué ce phénomène. *Vanhelmont* a ingénieusement supposé la prédominance des forces de l'hémisphère sain du cerveau sur le malade. Il prétend que le cerveau est formé de deux masses qui se balancent et s'équilibrent mutuellement, d'où il suit que l'un des hémisphères étant lésé et conséquemment affaibli, l'autre doit augmenter de forces, exercer une compression sur l'origine des nerfs qui y répondent et déterminer une paralysie dans le côté soumis à cette compression. Aujourd'hui on est d'accord que, si la paralysie est du côté opposé à la partie malade du cerveau, cela tient à l'entre-croisement des nerfs du cerveau, ceux de droite fournissant au côté gauche du corps, et *vice versâ*.

---

suite d'autres maladies ; le deuxième jour, il y eut parésie du bras gauche : ayant succombé le quatrième, on trouva des traces d'arachnitis à gauche, et un ramollissement du cerveau dans l'hémisphère gauche, tout étant à peu près sain dans le côté droit de la tête (V. la gaz. de santé, 5 février 1824). (M. *Lallemand*, vient de nous faire remarquer dans la distinction qu'il établit de la paralysie, suite des ramollissemens du cerveau, et de celle qui accompagne l'apoplexie, que, par suite de la contraction musculaire qui a lieu à la face, la bouche est tirée du côté paralysé, ce qui est le contraire dans les apoplexies).

Voilà des cas d'exception à une des lois les plus générales de la physiologie pathologique.

Pronostic.

Les paralysies qui succèdent aux apoplexies sont d'autant plus funestes que les apoplexies auront été plus longues et plus fortes.

Le tempérament, l'âge, les habitudes du sujet, la saison dans laquelle arrivent les apoplexies, rendent les paralysies plus ou moins opiniâtres.

Les paralysies, qui résistent long-temps aux efforts de la nature et de l'art, offrent peu d'espoir de guérison.

La paralysie, qui attaque les tempéramens faibles, est plus difficile à guérir que celle qui attaque les tempéramens forts. Ainsi les vieillards ne s'en rétablissent jamais parfaitement; elle est plus funeste aux femmes qu'aux hommes, quoique plus commune chez ces derniers. Cette fréquence, plus grande d'un côté que de l'autre, tient, selon quelques-uns, à des excès plus familiers chez les hommes; et selon d'autres, à ce que les muscles sont paralysés par la privation de l'action nerveuse, qui, plus active dans la femme, l'est moins dans l'homme.

La plupart des observateurs regardent comme un signe favorable les mouvemens convulsifs et les secousses qui se manifestent parfois dans les membres paralysés.

Dans le pronostic des paralysies, on doit avoir égard à la nature de la partie affectée; on n'a certainement pas autant à craindre de la paralysie de la vessie et de son sphyncter, que de celle des muscles de la respiration.

L'hémiplégie, qui succède à l'apoplexie, laisse entrevoir l'espérance de prolonger les jours du malade ; tandis que, si elle la devance, elle est mortelle.

Plus la partie paralysée est froide, plus on a de peine à la dompter.

L'atrophie du membre paralysé est d'un très-mauvais présage.

La paralysie, qui disparaît bientôt après l'atta-que d'apoplexie, annonce, comme prochaine, une nouvelle attaque apoplectique.

Traitement.

La paralysie, suite de l'apoplexie, dépend tantôt de l'affection du cerveau, tantôt de la faiblesse seulement, qui s'est emparée des muscles et des nerfs de la partie, laquelle affectée d'abord sym-pathiquement, l'est devenue idiopathiquement. Il suit de là, que le traitement doit varier. Il en faut donc admettre de deux genres : l'un doit être dirigé contre les causes que nous avons nommées premières et qui siégent dans l'organe cérébral. Tel est celui que nous avons vu employé contre les diverses apoplexies, à quelques modifications près, qui doivent être en rapport avec l'état de tension ou de spasme du membre paralysé : car

ces deux états supposent presque toujours l'affection nerveuse générale. L'autre doit être appliqué
à tous les genres de paralysie, dans lesquels les
membres affectés pécheront par atonie et par
sécheresse ; que la paralysie soit sympathique ou
idiopathique.

Nous ne pensons pas qu'un excitant encéphalique puisse nuire à la paralysie de quelque partie
du corps que ce soit, devenue idiopathique, ni
qu'un traitement tonique de la paralysie d'un
membre puisse être nuisible au cerveau affaibli ;
en conséquence, ces deux traitemens, l'un général, l'autre local, doivent marcher de pair.

ORDRE PREMIER.

GENRE PREMIER.

Des paralysies par excitation cérébrale.

ESPÈCE PREMIÈRE.

De la paralysie sanguine, suite de l'apoplexie.

Dans cette paralysie, un pouls plein, une douleur à la tête, simulant un bandeau qui serrerait
fortement cet organe ; la couleur rouge de la figu-

re, l'injection des conjonctives, sont les signes qui, unis à la privation, soit totale, soit partielle, du sentiment ou du mouvement, dans une ou plusieurs parties, annoncent la paralysie sanguine.

Si, chez le paralysé, l'on a vu l'attaque d'apoplexie et qu'elle ait été sanguine, on est autorisé à en induire que la paralysie qui succède, tient à la même cause. Si l'on n'a pas été à portée d'observer l'apoplexie, l'on peut inférer, de l'état ci-dessus décrit du paralytique, que son apoplexie a été sanguine.

Il est donc vrai de dire que ces deux maladies, l'apoplexie et la paralysie, s'éclairent mutuellement pour le diagnostique et qu'elles ont entr'elles une intime liaison.

Causes.

Les causes qui entretiennent ces paralysies sont absolument les mêmes que celles qui ont décidé l'apoplexie, avec cette différence qu'elles sont moins puissantes et qu'elles ont perdu de leur intensité.

Pronostic.

La paralysie sanguine par excitation se guérit plus aisément que la paralysie par faiblesse, cependant il ne faut jamais perdre de vue que plus l'apoplexie aura été forte, plus la paralysie présentera de danger.

La paralysie sanguine par pléthore offre plus d'espoir de guérison que la paralysie par suppression d'évacuation sanguine.

Traitement.

Le traitement de la paralysie par suite d'apoplexie sanguine, doit être le même que pour cette dernière, avec cette considération, que, puisque l'engorgement ou la congestion du sang dans la tête est moins forte, il faut beaucoup plus ménager les moyens phlébotomiques, ayant toujours égard aux forces vitales, à l'âge, au sexe, aux habitudes du sujet, à la saison et au climat.

On prescrit en outre tous les autres moyens, adoptés pour le genre d'apoplexies sanguines avec les restrictions nécessaires.

ESPÈCE DEUXIÈME.

De la paralysie inflammatoire suite de l'apoplexie.

Cette espèce présente les mêmes caractères que la paralysie sanguine, l'on observe seulement que le visage du paralytique est plus particulièrement gonflé, que les yeux sont larmoyans et le regard plus vif.

On sait déjà, par l'apoplexie inflammatoire, qu'il faut plus insister sur les divers anti-phlogistiques que sur les évacuations sanguines. Il doit en être de même pour la paralysie inflammatoire.

ESPÈCE TROISIEME.

De la paralysie séreuse et catarrhale suite de l'apoplexie.

Les caractères en sont les mêmes que ceux de cette sorte d'apoplexie ; il y a pourtant cette différence dans les effets paralytiques (lorsque la paralysie est incomplète, c'est-à-dire, quand il n'y a que diminution du mouvement volontaire et que le membre conserve sa sensibilité), que la sensibilité qui reste est plus exaltée. Cet effet tient sans doute à l'âcre irritant de la sérosité, ou de l'humeur transpirable arrêtée et répercutée, qui s'est porté sur le membre affecté.

Voici, entr'autres, deux observations qui prouvent ce que nous avançons.

Un conducteur de bestiaux, après s'être exposé à une sueur ou transpiration arrêtée, tomba dans une attaque d'apoplexie qui se termina par une hémiplégie du côté droit Il conserva le sentiment dans cette partie ; l'articulation du genou était un peu gonflée, rouge et très-sensible. Nous ferons encore remarquer ici, comme dans le genre d'apoplexies séreuses la rougeur qui s'est manifestée.

Le sieur A..., s'étant occupé toute la journée à aider des ouvriers qui faisaient des réparations dans sa propriété, transpira abondamment. Vers les trois ou quatre heures du soir, il se reposa et prit quelques alimens. A la fin du repas, il sentit quelques frissons; il éternua beaucoup. Les journaliers lui conseillèrent de se retirer, disant que ces éternuemens répétés et les frissons qui les accompagnaient, annonçaient un coup d'air (nom vulgaire de la répercussion de la transpiration). Il ne se retira toutefois qu'une heure après. Arrivé chez lui, il prit de l'extrait de genièvre dans du vin brûlé et se mit au lit. Les frissons se répétèrent dans la nuit. Le matin du jour suivant, le malade fut enchifrené, ce qui l'obligea à respirer la vapeur chaude d'une décoction émolliente. Le lendemain il se plaignit de douleurs aux articulations avec rougeur à la peau (a). A sept heures du soir, l'humeur de la transpiration très-mobile se porta à la tête, et détermina une altération considérable dans les fonctions du cerveau. A neuf heures, il tomba dans une attaque d'apoplexie. Le trouvant dans

____

(a) Cette rougeur avec tuméfaction accompagne constamment les douleurs rhumatismales, suite commune de sueurs ou transpiration répercutées.

cet état, nous apprîmes des assistans ce qui s'était passé. Ce malade, âgé de quarante-deux ans, d'une complexion robuste , présenta les symptômes suivans : face animée , quoique rouge naturellement ; yeux fixes et larmoyans, quand on les ouvrait ; respiration précipitée ; pouls peu développé, mais dur. En un cas si pressant, conformément aux indications extérieures, deux larges palettes de sang furent tirées du bras. Le malade, après cette évacuation, porta sa main gauche sur le front par un mouvement qui ne nous parut pas entièrement automatique. La respiration surtout devint plus aisée. Vers minuit, tous les symptômes s'aggravèrent ; la respiration redevint précipitée ; une quantité de sang, égale à la première, fut tirée, d'ou résulta un nouvel amendement. Le lendemain , le malade recouvra en partie l'usage des sens , mais il fut hémiplégié. Le pouls se soutenant dur et assez développé, la figure se trouvant montée en couleur, des sangsues furent appliquées à l'anus et aux malléoles : les symptômes inflammatoires cédèrent en partie aux saignées , et l'on acheva de les faire disparaître au moyen des boissons délayantes et mucilagineuses nitrées, de lavemens gommeux nitrés et d'un bain de vapeur. L'hémiplégie néanmoins ne fut pas guérie, la partie hémiplégiée devint extrêmement sensible. Le malade continua pendant un mois au moins l'usage alterné des tisanes délayantes, du petit lait, seul ou coupé avec la décoction de la racine de squine. Il lui fut fait deux saignées; il usa de beaucoup de lavemens, de quelques légers purgatifs. Un vésicatoire fut appliqué sur les extrémités affectées; enfin, le bras reprit en partie sa liberté, mais la jambe est restée traînante.

GENRE DEUXIÈME.

Des paralysies par excitation cérébrale, suite des apoplexies tenant à la dégénération des humeurs ou à leur rétropulsion.

Les espèces de paralysies par dégénération humorale, qui dans ce genre pourraient prendre le nom de l'humeur qui les occasione, doivent être considérées pour le diagnostique, le pronostic, le traitement, comme les apoplexies qui les ont décidées, tant que les causes qui entretiennent ces dernières subsistent et déterminent les paralysies.

Quant à celles qui résultent des apoplexies tenant à la répercussion des humeurs, on ne saurait établir un autre genre de traitement que celui qu'on admet pour ces sortes d'apoplexies.

GENRE TROISIÈME.

Des paralysies nerveuses, suite des apoplexies nerveuses.

Comme les apoplexies de ce genre, les paralysies sont par excitation ou par atonie nerveuses.

Dans les paralysies par excitation nerveuse, outre l'abolition ou la diminution du mouvement et de la sensibilité de la partie, l'on observe que le malade est inquiet, agité, disposé aux mouvemens convulsifs des parties non paralysées ; on remarque aussi le plus grand nombre des signes qui annoncent l'excitation cérébrale.

Ces paralysies présentent moins de danger que les suivantes : on y est sujet à tout âge.

Elles se traitent à l'aide des remèdes propres à détruire les apoplexies nerveuses par excitation, toujours avec des modifications qui tiennent à diverses causes énumérées ailleurs.

Dans la paralysie par atonie, l'on rencontre quelques-uns des signes de la précédente ; mais le pouls qui est fort, quoique concentré dans la première, est petit et faible dans celle-ci : la figure est pâle, les membres, quelquefois dans un état de convulsion, sont froids.

Elle attaque de préférence les personnes hystériques ou hypocondriaques, la plupart affaiblies déjà par des attaques répétées de l'une de ces affections, celles qui sont dans une crainte continuelle de la mort; on doit peu compter alors sur la guérison. On adopte au reste le traitement de l'apoplexie nerveuse asthénique, et celui que nous allons adopter pour les paralysies par faiblesse.

Tant que ces sortes de paralysies subsistent, on a à craindre de nouvelles attaques d'apoplexie; ce qui doit les faire considérer comme des affections qui exigent les divers moyens prophylactiques employés dans les apoplexies, puisque d'ailleurs elles sont toujours la suite d'une congestion au cerveau, qui, dans sa force, a déterminé l'apoplexie.

Si les paralysies sont entretenues par un abcès, par un ramollissement, par une induration au cerveau, qui aient terminé l'apoplexie, elles restent néanmoins dans la classe des paralysies par excitation encéphalique, attendu, comme l'observent les médecins anatomico-pathologistes, que c'est un état inflammatoire qui entretient communément ces paralysies, qui les transforme même en d'autres maladies.

Aussi, à l'exception des paralysies nerveuses asthéniques qui peuvent rentrer dans l'ordre 2e, dont il va être question, on combat par les antiphlogistiques en général, par les divers dérivatifs révulsifs, etc... toutes les paralysies suite d'apoplexies. Si nous les avons succinctement exposées, c'est qu'on peut leur appliquer ce qui a été dit antérieurement des diverses apoplexies.

ORDRE DEUXIÈME,

Des paralysies par àsthénie, soit encéphalique, soit idiopathique.

Les paralysies, qui restent après les apoplexies, peuvent tenir à la faiblesse de l'organe qui les a déterminées, comme à la faiblesse de la partie qui en est devenue le siége. Plusieurs médecins croient que dans cette dernière circonstance, la paralysie est entièrement indépendante de l'organe cérébral; c'est-à-dire que le cerveau peut avoir repris en totalité ses fonctions, quoique la partie paralysée continue de l'être. Ils s'appuient sur l'observation de paralytiques qui le sont devenus par suite d'une attaque d'apoplexie, et qui ont vécu dix, quinze et vingt ans dans cet état d'infirmité, avec jouissance de l'intégrité des fonctions du cerveau. Nous pouvons, à l'appui de la même opinion, citer l'observation de M. T....., qui, par l'effet d'une attaque d'apoplexie, resta incomplètement hémiplégié pendant plus de vingt ans. Durant ce laps de temps, il ne cessa point d'exercer des fonctions publiques. D'autres médecins pensent, au contraire, que toujours ces paralysies conser-

vent quelque connexion cachée avec l'organe cérébral, quoiqu'il ne présente plus aucune trace de
lésion ; nous pouvons encore, en faveur de cette
opinion, nous étayer de la même observation de
M. T...., qui mourut d'une nouvelle attaque
d'apoplexie, vingt ans après la première, étant
resté incomplètement paralysé durant tout cet
espace de temps.

Il s'agit dans tous ces doutes de considérer en
quel état se trouve la partie paralysée et le paralytique lui-même : il est infiniment probable que,
quand la paralysie est ancienne, elle résulte d'un
état d'atonie générale ou locale, quelquefois manifestée par la sécheresse ou l'empâtement du
membre.

Quoique ces paralysies par asthénie soient
souvent incurables, surtout quand elles ont lieu
chez des personnes avancées en âge, d'une constitution précédemment débile, ou quand elles sont
la suite d'une apoplexie forte : il y a néanmoins
assez d'exemples de guérison pour que nous nous
sentions obligés d'énumérer les moyens à la faveur desquels on a guéri.

Ce traitement roule sur les excitans, les toniques et les fortifians.

Nous allons, parmi ces sortes de paralysies, en
prendre une pour exemple, et lui appliquer un
genre de traitement qui deviendra commun aux
autres espèces. Nous choisissons l'hémiplégie.

Quant , abstraction faite de toute lésion organique du cerveau, la paralysie de la moitié du corps dépend uniquement du relâchement des nerfs et des muscles, on a recours aux divers excitans.

Parlons de ceux que l'observation a rendus plus recommandables.

On fait deux classes d'excitans , les internes et les externes.

Dans la première classe, sont la valériane, le quina , les fleurs d'arnica, les fleurs de zinc (1), la bella done (2) , les cantharides en teinture , l'alcali volatil (3). L'action de ces remèdes semble prouver qu'ils peuvent aider dans le traitement de l'hémiplégie. C'est reconnu depuis long-temps ; mais ce qui l'est depuis peu , c'est l'efficacité du phosphore et de la noix vomique , à laquelle on accorde le nom de spécifique de l'hémiplégie. Nous rapporterons donc bientôt ce que les écrits modernes font connaître de leur propriété anti-paralytique.

La seconde classe comprend un grand nombre d'excitans qu'on applique sous plusieurs formes , et d'abord sous forme froide.

---

(1) Oxide de zinc. (2) Atropa bella dona. (3) Ammoniaque.

Du froid.

Le froid convient ici , ainsi que dans tout autre cas de paralysie partielle , soit pour occasioner une raréfaction légère et momentanée , soit pour produire une excitation tonique , modérée et peu sensible. Comme les phénomènes du froid varient selon son degré d'intensité , la durée de son application , l'habitude et l'état des forces , il convient d'en faire usage avec attention. Il ne faut pas que l'application dure trop long-temps ; autrement on aurait à craindre d'augmenter l'engourdissement, la lenteur de la circulation , de déterminer même la gangrène. Ordinairement quand, après quelques applications d'un moment , mais répétées, on s'aperçoit que la peau rougit un peu , que le malade éprouve un sentiment de chaleur et de cuisson, on suspend ces sortes d'irrigations, parce qu'alors l'excitation cutanée a été assez forte et assez soutenue.

Le degré de froid , qu'on emploie dans ces cas comme médicament , doit être évalué comparativement à la température organique et à celle de l'atmosphère ; on l'applique en général de o à 6 et 12 au-dessous de zero. Au reste, ce degré doit varier selon la susceptibilité individuelle ; plus celle-ci est grande , plus il sera léger.

On a recours alors à divers intermèdes ; on se sert tantôt de l'eau froide qu'on applique en fomentations, en lotions, en douche ou par aspersion ; tantôt de la glace et de la neige qu'on applique en frictions ou par simple apposition. Dans ce dernier cas, on introduit la glace pilée ou la neige dans un sac de toile, ou dans une vessie, comme nous avons vu qu'on le pratique, et on les maintient jusqu'à ce qu'elles soient liquéfiées. Quelquefois on fait usage du muriate de soude décrépité, du muriate d'ammoniaque, du nitrate de potasse, du muriate de chaux desséché, etc..... ; on humecte l'un ou l'autre de ces sels avec de l'eau, et on les applique aussitôt. On peut remplacer l'eau par la neige, la glace (a) ; on se sert aussi de l'éther sulfurique concentré, en fomentations ;

(a) Comme l'on n'a pas de la glace partout, voici la formule du mélange réfrigérant de M. Courdemanche, pharmacien, pour obtenir la glace dans tous les temps :

Sulfate de soude pulvérisé, 5 livres.

Acide sulfurique à 36, 4 livres.

Ou

Résidus d'éther sulfurique ramenés à une densité de 33, 4 livres 4 onces.

Sulfate de soude pulvérisé, 5 livres 8 onces.

On fait le mélange de ces substances dans un baril, dans lequel on plonge des cylindres de fer-blanc contenant l'eau destinée à être congelée. Au bout de trois mélanges, renouvelés consécutivement, la congélation est opérée. Elle a lieu plus vite, si l'on refroidit d'avance les substances destinées au mélange. (Gazette de santé, numéro 32, 15 novembre 1825.)

l'éther acétique est également employé : ils produisent d'abord un sentiment de froid et quelquefois un peu de rougeur locale, utiles dans les cas qui nous occupent.

Des huiles volatiles.

Comme l'on peut employer ces huiles dans la plupart des cas où il convient d'exciter fortement et où l'on n'a pas à craindre leur action générale ou locale par absorption, on y a recours dans les paralysies partielles. Ces huiles volatiles sont celles de lavandula spica (lavande), de l'amande du myristica aromatica (muscade), d'eugenia cariophyllata (girofle), d'origanum marjolata (origan marjolaine), de ruta graveolens (rue puante), etc.. Le choix en peut être déterminé d'après le goût du malade, et d'après certaines autres circonstances particulières. L'huile de térébenthine, par exemple, ne convient pas à quelques individus à raison de son odeur, ni à d'autres à cause de l'irritation qu'elle provoque à la vessie.

Il est rare qu'on emploie ces huiles pures, on les étend soit dans de la cire, de la graisse, de l'huile ordinaire, soit dans de l'alkool.

Des plantes aromatiques.

On peut employer ce genre de plantes en fumigations, en fomentations, dans un état onguentacé, en liniment, en poudre, en teinture spiritueuse. Par leur excitation sur l'organe cutané et les tissus sous-jacens , ces plantes ne peuvent que convenir dans l'hémiplégie qui tient à la faiblesse des organes de la sensation et du mouvement.

De l'électricité.

Ce moyen externe employé contre la paralysie , avec quelque succès , paraît avoir perdu de sa célébrité , sans qu'on puisse trop en connaître la cause. Il semble que la découverte d'un remède contre un genre de maladie doive constamment agir avec efficacité ; il semble qu'appliqué à toutes les espèces de ce genre, dans ses premières années , un remède en vieillissant ne vaille plus rien , parce qu'on a abusé de sa jeunesse. Ainsi tombent souvent dans l'oubli , des remèdes qui , quoique doués de beaucoup de vertu , ne guérissent pas dans tous les cas où on les emploie. L'électricité n'en est pas moins efficace dans l'hémiplégie (Voy. ce qu'en ont écrit et observé *Mauduyt* , Louis , Sigaud , de Lafond , Vantroostwik et autres.) Elle n'est pas un remède infaillible , elle échoue dans plusieurs cas , surtout quand elle est mal appliquée, soit par rapport à l'espèce de paralysie, soit par insuffisance de connaissances médicales ; son efficacité, quoique contestée par certains , est réelle dans beaucoup de cas.

. On électrise de plusieurs manières , par bain ,

par souffle , par étincelles et par commotion. Dans les paralysies de l'espèce qui nous occupe, surtout dans celles qui n'affectent qu'un seul membre à la fois , on préfère l'électrisation par étincelles. On modifie l'intensité de la scintillation , en approchant et en écartant successivement l'excitateur , à des distances plus ou moins grandes et avec plus ou moins de promptitude. Les phénomènes immédiats que détermine la scintillation électrique , sont un sentiment de piqûre et de légère chaleur; elle fait éprouver secousse et contraction à un ou plusieurs muscles. Ces phénomènes ne se bornent pas là ; quelquefois, quand les étincelles sont trop fortes ou trop en masse , elles déterminent un déchirement local , une rougeur , souvent avec soulèvement et même scission de l'épiderme. Cela arrive surtout , lorsque le globe électrique est résineux ; ce qui n'a pas lieu , au moins si aisément , quand ce globe est vitreux. En général , le sentiment de déchirement est plus fort et plus incommode lorsque les étincelles sont petites , rougeâtres , qu'elles approchent plus d'une pointe ou d'un petit dard , que de celle d'une sphère : or , ces phénomènes ayant lieu ordinairement lorsque l'atmosphère est humide , il faut choisir , autant que possible , un temps sec pour faire cette opération.

Mauduyt, en usant de ce mode d'électricité par étincelles , faisait précéder pendant trois ou quatre jours le bain électrique ; il tirait ensuite des étincelles sur la partie pendant cinq à six minutes, il augmentait successivement, et parvenait à en tirer pendant un quart d'heure. Ce mode nous paraît être celui qu'on doit suivre dans les cas qui nous occupent ; et les bains électriques sont d'autant plus recommandables avant l'électrisation par étincelles, que la paralysie est générale.

Une remarque à laquelle il faut prêter une grande attention est que si l'électricité, comme il peut arriver, donnait trop de vélocité au pouls, qu'elle excitât des hémorragies, il faudrait la suspendre, surtout si l'on avait à faire à un tempérament sanguin. Il faudrait la suspendre également, si l'on s'apercevait qu'elle mît les humeurs en jeu et les poussât vers la tête. Autrement l'apoplexie reparaîtrait bientôt.

Du galvanisme.

Le galvanisme a eu sa vogue contre la paralysie, contre l'hémiplégie surtout : mais ses succès peu nombreux et la difficulté de bien diriger la pile galvanique, lui ont fait préférer l'électricité. Néanmoins les recherches de M. *Andrieux* établissent l'utilité du galvanisme dans les paralysies. Voici une observation de paraplégie qui confirme l'avantage qu'on peut retirer du galvanisme.

Un homme de cinquante ans , d'une forte

constitution et d'un tempérament sanguin, avait été atteint d'une encéphalite produite par l'insolation ; cette inflammation avait cédé à l'action des saignées répétées, lorsque, six mois après, les membres inférieurs devinrent excessivement faibles et finirent bientôt par être frappés d'une paralysie complète, le malade ne pouvait exécuter aucun mouvement ni se soutenir sur les jambes. Le malade fut soumis sans le moindre avantage à l'emploi de l'arnica, de la digitale, et d'autres diurétiques énergiques. La noix vomique fut même mise en usage, mais sans nul succès. Ce fut alors que l'on eut recours au galvanisme, au moyen d'une pile de trente plaques que l'on faisait communiquer avec le pied et la main, de chaque côté du corps ; mais l'intensité du courant étant trop forte, et le malade ayant éprouvé de la céphalalgie, de la soif et des anxiétés, on fut obligé d'en diminuer la force, en ne faisant usage que de vingt plaques. Avec cette précaution, le malade put recevoir trente secousses, sans en éprouver aucun malaise. Dès la deuxième séance, les jambes paralysées commencèrent à se mouvoir ; le quatrième jour, le malade pouvait marcher sans bâton, et le septième, la paralysie avait complètement cessé. (Cette observation, rapportée par le docteur *Turtelli*, est consignée dans la revue médicale, 11.e année, mai 1825.

Du phosphore.

Le phosphore semble devoir jouer un rôle principal dans le traitement des paralysies qui succèdent aux apoplexies. M. *Gaultier* père, de Claubry, rapporte deux exemples de ce remède employé extérieurement et intérieurement en pareil cas et avec fruit. M. *Hufeland* en cite un, assez équivoque. M. *Poilroux* a obtenu du phosphore un demi-succès dans un cas d'hémiplégie ; et M. *Guinprecht* a opéré deux guérisons par ce moyen. M. *Sédillot* jeune assure aussi en avoir vu de bons effets.

Il résulte des expériences déjà faites avec le phosphore, qu'il est un des stimulans les plus diffusibles et les plus actifs. Son action est prompte, vive et peu durable. Il semble porter primitivement son influence, dit M. *de Lens* (art. phosphore du D.^{re} des sc. méd.), sur le système nerveux, dont il exalte la sensibilité : de là, il réagit sur toute l'économie et notamment sur le système circulatoire ; sur les muscles, dont les expériences de M. F. *Pilger* (annal. cliniques de Montpellier, tom. xxxvii) font voir qu'il augmente singulièrement l'irritabilité galvanique sur l'appareil génital, sur les exhalans cutanés et sur la sécrétion urinaire. Le pouls se développe, la chaleur augmente, les forces sont exaltées, etc.

La plupart des médecins qui l'ont employé,

regardent le phosphore comme n'étant jamais nuisible, lorsqu'il est bien administré; d'autres en redoutent l'usage. Il résulte de là que le phosphore a été donné sous des formes différentes, à des doses diverses, et à des sujets d'une susceptibilité variée. Il faut donc voir quelles sont les préparations du phosphore le plus en rapport avec notre économie; les doses auxquelles on peut les donner; et quand, à raison de l'irritabilité individuelle, il faut s'arrêter à telle dose, et même en suspendre l'usage.

Les véhicules les plus propres à dissoudre le phosphore sont : l'éther, les huiles fixes, la graisse; ce sont donc les solutions éthérées, huileuses, graisseuses, bien préparées, qui doivent être préférées pour son administration interne et externe. C'est sous cette forme, qu'après un grand nombre d'expériences on s'accorde à le donner intérieurement. Il paraît même qu'on préfère la solution dans une huile fixe filtrée, pour n'obtenir qu'une solution parfaite, dont les caractères sont d'être lumineuse dans l'obscurité et de ne pas s'enflammer par le frottement.

Extérieurement on unit à ces huiles filtrées de la cire ou de la graisse en quantité suffisante pour former des cérats ou des pommades.

La dose à laquelle il convient de porter ce médicament est un grain en commençant, et dans les vingt-quatre heures, divisé en huit prises :

de manière qu'il faut exactement connaître la quantité du phosphore tenue en dissolution dans l'éther ou l'huile fixe, pour savoir précisément celui de ces deux véhicules qui contient un grain du médicament. On donne l'éther phosphorique sur des morceaux de sucre, c'est la meilleure manière de l'administrer; ou dans un peu de sirop, pour en prévenir la décomposition.

Quant à la solution huileuse, on la donne incorporée dans un looch ordinaire. Quand ce looch est bien fait, le phosphore reste complètement dissous et suspendu pendant plus de vingt-quatre heures. Néanmoins on a le soin de le remuer toutes les fois qu'on le prend, et de temps en temps dans les intervalles.

On donne également cette huile fixe phosphorée dans une potion émulsionnée au moyen de la gomme arabique.

Cette dose du phosphore à un grain n'est pas exclusive, on peut la diminuer ou l'augmenter, selon l'effet qu'on lui voit produire ; on peut le suspendre et le reprendre après quelques jours ; ceci est subordonné à la rigoureuse observation que doit en faire le médecin qui le conseille. S'il s'aperçoit de quelques mauvais effets, ce qui lui sera annoncé, quand, administré à des doses trop élevées ou à des sujets dont l'estomac est très-susceptible, il surviendra des ardeurs d'estomac dont se plaindra le malade, des nausées, des éructations souvent phosphorescentes , de la soif, du malaise ; alors il en suspendra l'usage. Pour s'arrêter, il ne faut pas attendre les convulsions , les frissons violens , le refroidissement des extrémités, la décoloration des lèvres , l'affaiblissement du pouls et des forces , ni les taches gangréneuses : il serait trop tard. Mais tant que l'excitation produite par le phosphore sera contenue dans de justes bornes , vu le grand avantage qu'en présente l'emploi dans toutes les maladies marquées par une faiblesse très-forte , le médecin en continuera l'usage , le suspendra pour un temps , le reprendra dans un autre , se comportant toujours avec une extrême prudence , et réglant sa conduite sur les effets qui se produisent sous ses yeux. Avec de tels soins , on peut tenter des remèdes qui promettent de rendre de grands services dans des états maladifs désespérés.

De la noix vomique.

Les détails les plus circonstanciés que nous connaissions sur le mode d'agir de la noix vomique dans la paralysie sont rapportés par M. *Mérat*, (Art. hémiplégie du D^{re} des Sc. médic.) ; nous allons les reproduire mot à mot. Ce médecin dit les avoir extraits lui-même d'un mémoire présenté par M. *Fouquier* , médecin de l'hôpital de la charité à Paris , à la société de la faculté de médecine.

« C'est ordinairement une demi-heure après que le malade a pris la noix vomique, qu'il en éprouve les effets, selon que la dose en est plus ou moins considérable ; les muscles soumis à l'empire de la volonté, ou, au moins les muscles paralysés sont saisis d'une contraction forte et permanente. Ce spasme se développe d'une manière imperceptible et s'établit en même temps dans toutes les parties qu'il doit affecter. Il s'élève bientôt, et le plus souvent en quelques minutes, au point de rigidité qu'il doit atteindre. Tous les muscles des membres et du tronc paraissent également passibles de cette impression, mais elle est ordinairement plus faiblement et plus tardivement ressentie par le diaphragme. C'est pour cela peut-être que le tétanos général, accidentellement produit par cette substance dans quelques cas, n'a jamais été funeste à personne.

» Mais ce qu'il y a de plus curieux et en même temps de plus avantageux, et qui autorise l'usage de cette substance chez l'homme, c'est qu'elle peut déterminer la contraction spasmodique des muscles paralysés, sans atteindre les parties saines ; prise à dose convenable, elle n'agit que sur les parties malades, et il semble que celles-ci ressentent d'autant plus vivement l'action de ce remède, qu'elles sont plus complètement privées de mouvement et de sentiment. En général, les bras sont dans un état de flexion, et les membres abdominaux dans une véritable extension pendant le spasme que détermine la noix vomique. Le tétanos artificiel qu'éprouvent les paralytiques les incommode ordinairement si peu, que la plupart peuvent dormir pendant qu'ils en sont affectés ; mais il devient toujours douloureux durant les exacerbations auxquelles il est sujet, et qui ont lieu, lorsque le spasme parvient à un certain degré d'intensité ; elles consistent en contractions plus violentes et font éprouver des commotions brusques et passagères, plus ou moins fréquentes ; elles surviennent tout-à-coup sans cause apparente, ou bien à l'occasion de quelque mouvement imprimé au malade ou exercé par lui. Au surplus, ces exacerbations ajoutent presque toujours à l'efficacité du médicament et produisent parfois des mouvemens impossibles quelques instans auparavant.

» La puissance médicinale de la noix vomique ne se manifeste pas toujours par les phénomènes rapportés ci-dessus. Il n'y a quelquefois qu'un serrement de poitrine de produit, un sentiment d'appréhension incommode, ou bien un tressaillement soudain et instantané, ou encore une sensation de chaleur vive et une exaltation considérable de la sensibilité dans les parties malades : d'autres fois ce sont des fourmillemens ou des picotemens douloureux, des battemens, des tiraillemens, une sorte de crampe ou de bouillonnement qui annoncent l'action secrète et salutaire de cette substance. Indépendamment de ces phénomènes, qu'on peut appeler spécifiques, il en est qui tiennent à l'action primitive de ce médicament sur le conduit alimentaire, ou qui résultent secondairement de l'impression que le système nerveux en reçoit. L'appétit augmente presque toujours pendant son administration ; les évacuations alvines deviennent plus rares ; elle occasione une sorte d'ivresse à quelques paralytiques, même lorsqu'elle est prise à faible dose. Elle entraîne des accidens beaucoup plus imposans, lorsqu'elle est administrée sans règle ou sans mesure. Un tétanos général en est l'effet, et alors la difficulté de parler, d'avaler, de respirer, de rendre les urines, cause l'anxiété la plus pénible au malade ; il s'agite, il se tourmente, il s'effraie, son cœur palpite, tout son corps est baigné de sueur. Cet appareil menaçant n'a pas de danger, bientôt le calme se rétablit de lui-même, le spasme se dissipe par degrés, et il n'en reste au malade qu'un sentiment de fatigue douloureux.

» Ces effets, quels qu'ils soient, peuvent être renouvelés ou soutenus à volonté par de nouvelles doses de noix vomique ; il est des malades chez lesquels une dose légère reproduit chaque fois les phénomènes indiqués ; il en est d'autres qui ne les éprouvent qu'après plusieurs doses successives. Un vomitif, un purgatif, une affection morale,

rendent plus sensibles à l'action de ce remède ;
les effets sont aussi plus énergiques , après qu'on
a suspendu son usage. Il semble que quelques
malades deviennent d'autant plus susceptibles de
spasme artificiel , qu'ils l'ont éprouvé plus souvent. Les mouvemens produits par la noix vomique sont plus ou moins durables ; tantôt ils cessent
au bout de quelques heures , tantôt ils subsistent
encore le lendemain et même pendant plusieurs
jours.

» Lorsqu'on parvient à renouveler pour un
certain temps les phénomènes que nous venons
d'indiquer , le malade s'aperçoit que la volonté
reprend de l'empire sur les parties paralysées ; la
sensibilité et la chaleur augmentent en même
temps que les mouvemens en sont moins pénibles,
moins bornés , moins incertains ; mais ces heureux résultats se font quelquefois attendre long-
temps. Si l'excitation est trop faible, le traitement
n'a pas de succès ; lors même qu'il est conduit
avec habileté, la maladie peut céder lentement;
elle peut enfin éluder tout-à-fait l'action de ce
moyen , ce qui dépend de l'espèce de paralysie ,
des lésions cérébrales qui la causent.

» La dose , à laquelle on doit administrer la
noix vomique, est de quatre grains en poudre
et en substance , ou deux grains d'extrait alkoolique , répétés trois , quatre, cinq et six fois par
jour chez les adultes. Afin que son action ne

puisse être dangereuse , il faut commencer par
une ou deux prises seulement , et juger par les
résultats si l'on doit ou non les multiplier. La
dose ne sera suffisante qu'autant qu'elle aura
produit chaque fois quelques-uns des phénomènes précédemment énoncés ; elle serait excessive,
si elle déterminait un tétanos général ou accompagné de secousses douloureuses. Dans le cours
du traitement , on a soin de laisser reposer de
temps en temps le malade , afin de bien reconnaître les changemens qui ont pu s'opérer en lui.
On peut porter la dose de la noix vomique en
poudre jusqu'à trente , quarante et cinquante
grains par jour ; mais les extraits sont préférables
en ce qu'ils produisent le même résultat sous un
moindre volume. L'extrait alkoolique (fait avec
l'alkool faible) est préférable et s'administre à
une dose moitié moindre que le médicament en
nature. M. *Asselin* , médecin de l'Hôtel-Dieu , a
imaginé de faire prendre la noix vomique en lavement. Il en donne un demi-gros , puis un gros
en décoction introduit par cette voie, et sa tentative a été heureuse. On n'a point essayé la noix
vomique à l'extérieur , parce qu'il est probable
que son action eût été nulle ; la dose à laquelle il
faut l'ingérer aux malades , rendant cette opinion
probable. Il y a des malades qui ont éprouvé dès
les premiers jours de leur traitement une amélio-
ration sensible ; chez d'autres elle n'a lieu qu'a-

près plusieurs semaines et même plusieurs mois. Ainsi la noix vomique offre un médicament plus certain contre l'hémiplégie que ceux proposés jusqu'alors. Il a plus de valeur, lorsque la maladie n'est pas causée par la compression ou la lésion du cerveau, mais il paraît même que, dans le cas de compression, il n'est pas tout-à-fait sans effet. La commotion que produit l'emploi de ce moyen sur toute l'économie et sur le cerveau en particulier, peut faciliter la résorption des matières épanchées. Parmi les expériences qui ont été faites sur l'emploi de la noix vomique dans la paralysie, il y en a quelques-unes qui prouvent que dans quelques circonstances ce médicament a été utile dans certaines hémiplégies apoplectiques. On l'a même vu avoir de l'action sur des paralysies partielles et viscérales. Ainsi une paralysie de la vessie a été guérie par ce moyen, résultat d'autant plus précieux, que l'art n'en possède guère pour arriver au même but. »

La noix vomique est administrée non-seulement en substance et en extrait alkoolique, mais encore sous forme alcaline. C'est à MM. Pelletier et Caventon que nous devons la découverte du principe alcalin qui se trouve dans la noix vomique (a), et qui en fait toute la vertu anti-paraly-

____

(a) On trouve également cet alcali dans la fève Saint-Ignace, le bois de couleuvre.

tique. Cet alcali végétal , auquel on a donné le nom de strychnine , ne laissait point l'espoir qu'on l'employât en médecine , à cause de ses résultats délétères ; cependant des praticiens habiles ont osé s'en servir , et certains avec un succès complet dans les paralysies. Son effet étant plus violent que celui de la noix vomique , on n'en use qu'à des doses infiniment petites , un grain , par exemple , divisé en vingt prises et donné en trois , quatre fois vingt-quatre heures. Ordinairement on administre la strychnine sous forme pillulaire , argentée si l'on veut , afin de masquer sa saveur qui est d'une amertume insupportable. Ce remède peut être augmenté de dose , mais il faut bien considérer que cette substance est très-vénéneuse et que , quoiqu'elle soit aujourd'hui , comme tant d'autres , transformée par l'art en médicament héroïque , il faut l'observer de près et diriger son emploi avec une extrême prudence.

On rapporte plusieurs exemples de fâcheux effets de la noix vomique ou de ses extraits, dans le traitement des paralysies , suite des hémorragies cérébrales ou apoplexies sanguines , et des inflammations de l'encéphale. Cela ne paraîtra pas étonnant, puisque tout remède excitant doit nuire tant qu'il y a sthénie dans le cerveau ; et la noix vomique n'agit que par cette propriété. C'est, parce qu'elle détermine une irritation , qu'elle réussit dans l'atonie de cet organe , comme dans la faiblesse des membres paralysés.

De la liqueur de Vanswieten.

M. *Lallemand* rapporte s'être bien trouvé, dans une paralysie universelle qu'il eut à traiter en Andalousie , de l'usage de cette liqueur. Il dit, page 49 de sa lettre quatrième, que dans une circonstance ne pouvant retirer aucun succès des stimulans usités , ni de l'administration de la noix vomique chez M. Thavernier, atteint d'hémiplégie à la suite d'un état soporeux , déterminé par une affection morale , il s'avisa de donner la liqueur de Vanswieten ; il voyait avec plaisir le succès croissant de jour en jour de l'administration de ce remède , quand par l'effet d'une fâcheuse nouvelle que reçut cet officier , celui-ci tomba dans une attaque apoplectique qui le fit périr en trois jours.

Du massage.

Le massage ou massement est une pression exercée sur les membres, une espèce de manipulation variée et plus ou moins active des parties molles. Tantôt ce n'est qu'une douce friction ou pression telle, qu'on agit sur les muscles , comme si l'on pétrissait de la pâte , ou en les frictionnant du bord de la main : tantôt on fait subir à ces mêmes muscles une forte compression. Les Russes usent du massage comme d'une sorte de flagellation. Il peut se pratiquer sans aucun préalable , mais ordinairement chez les Orientaux , chez les Chinois, à Otahiti surtout, il est précédé et suivi des étuves sèches, ou des bains de vapeurs, ou des bains tièdes. Ce moyen a été imaginé chez quelques peuples, les Indiens par exemple, comme un délassement après de longues fatigues (v. ce qu'en dit Petit-Radel, dans l'encyclopédie, et l'explication qu'en donne Forster dans le voyage du capitaine Cook). Avec les mêmes intentions on y ajoute l'extension des membres et le craquement des articulations, d'après *Osbeck*, *Anquetil*, *Grose*, *Savary*, etc... chez d'autres peuples, le massage est surtout réservé aux malades, d'après le rapport du capitaine Wallis (voyage dans la mer du Sud et à Otahiti).

Joint aux bains, il produit, suivant tous les récits, les sensations les plus agréables, dont on ne peut que difficilement se faire une idée ; à la fatigue qu'il enlève succèdent une agilité des membres, une énergie, qui donnent à l'existence un charme nouveau : non-seulement les forces physiques, mais les forces morales présentent un surcroit d'activité ; l'imagination se développe, le tableau riant des plaisirs s'y retrace sous un jour plus voluptueux et avec des couleurs plus vives. L'heureux habitant de l'Orient, comme l'Européen transporté sous le ciel fortuné des Indes, ne passent pas un seul jour sans se faire masser par leurs esclaves.

Ce n'est pas sous de tels rapports qu'on conseille le massage au paralytique devenu incapable de se mouvoir et de sentir, mais dans la vue de lui ouvrir une voie pour recouvrer la motilité et la sensibilité. Si les frictions sont utiles à un membre paralysé, pourquoi le massage ne le serait il pas davantage ? Il a bien plus d'action ; les muscles se ressentent bien plus particulièrement, et les nerfs surtout, de cette pression qui, en excitant, en amenant sur eux une sorte de fluxion, peut les tirer de cet état de faiblesse, d'engourdissement qui les domine, surtout lorsqu'en l'accompagnant des bains ordinaires de vapeurs, ou secs, on rend ceux-ci toniques, aromatiques, spiritueux.

Des eaux thermales.

Les eaux thermales sulfureuses les plus vantées pour guérir les paralysies dont nous parlons (toujours distraction faite de toute espèce d'excitation cérébrale), sont celles d'Aix en Savoie, de Digne, de Luchon, de Cauterets, de Barèges, de Balaruc, de Bagnères, de Cransac, d'Aix-la Chapelle, de Bourbon-Lancy, de Vichy, de Bourbonne, et du Mont-d'Or pour dernière ressource. On les prend intérieurement et l'on s'y baigne, on en reçoit des douches sur les parties paralysées, à l'origine des nerfs qui s'y distribuent. On choisit parmi ces eaux une température plus ou moins élevée, selon le tempérament du sujet.

Ces boissons, ces bains surtout, quoique généralement utiles, peuvent quelquefois par l'effet de certaines circonstances, devenir nuisibles ; on s'en aperçoit, quand le paralytique éprouve des vertiges, que sa tête se tend, qu'il semble ivre, que les forces diminuent, que le sommeil est interrompu.

Des bains.

Outre les bains thermaux, on conseille également les bains ordinaires chauds, ceux de vapeur, de mer, de sable chaud ; ils agissent plutôt comme dérivatifs, disent la plupart des médecins, que comme stimulans.

Tous ces bains, conseillés contre la paralysie suite de l'apoplexie, ne doivent être ordonnés qu'après que l'on en a bien reconnu l'indication. Il ne manque pas d'exemples de nouvelles attaques apoplectiques dans des paralysies, pendant l'usage des bains thermaux et domestiques, et dans le moment que les paralytiques prenaient les eaux minérales. Cet effet nuisible arrive (nous le répétons) tant qu'il existe des symptômes de turgescence sanguine ou humorale à la tête. Ces moyens ne conviennent donc que dans les paralysies asthéniques et idiopathiques

Voici la formule d'un bain artificiel qu'on assure avoir été employé avec succès dans les paralysies dont nous nous occupons.

℞ Des baies de laurier, de soufre vif, aa. ℔ ß;

des racines de gentiane , d'aunée , d'aristo-
loche longue , aa. m. ij., faites bouillir toutes
ces racines dans s. q. d'eau pour un bain local.

On se sert, pour combattre les paralysies par
atonie, de beaucoup d'autres moyens internes
et externes, qui agissent par leur propriété excitante et que l'on trouve consignés dans les ouvrages de médecine. Nous nous contenterons d'en
énumérer quelques uns , ayant parlé du plus
grand nombre dans l'ordre des apoplexies par
asthénie encéphalique.

On cite de grands avantages obtenus des frictions sèches, spiritueuses, alkalines; des rubé-
factions, de l'ustion, de la flagellation, de l'ur-
tication, des vésicans.

–Lorsque les membres paralysés sont dans un
état de roideur, on a recours aux topiques toniques et nervins. Il est tant de baumes, tant
d'onguens, de linimens et de décoctions qui rem-
plissent cet objet, que nous nous bornerons à en
formuler quelques espèces.

Liniment.

℞ Huiles de laurier, de térébenthine, de chaque ℥ iij ; de nard, de pétrole, de chaque ℥ij ; de
vin de Canarie ou d'Espagne ℥ iij ; eau de vie ℥ij.
Faites bouillir le tout ensemble jusqu'à ce que le
vin soit consommé ; ajoutez-y sur la fin, poivre
en poudre ℥ ß , racine de pyrethre en poudre ℥ ij ,
castor pulvérisé ʒvj.

Onguent.

♃ Racine d'aunée, n.º iij ou jv, concassez-les, joignez-y vers de terre ℨ ß. Faites bouillir ensemble pendant un demi-quart d'heure dans du bon vin ; ajoutez huile de lis ℨ ß ; de costus, idem ; d'hypericum, idem ; de térébenthine ʒij ; graisse quelconque ℥j. Faites cuire le tout ensemble en y joignant cire jaune ℨ j ß.

Spiritueux.

♃ De castoréum, de canelle, de succin, de chaque ʒj ; de sel volatil de vipère ʒß ; eaux thériacale, de melisse spiritueuse, de chaque ℥j ; esprit de vin ℥j. Laissez digérer le tout sur des cendres un peu chaudes, dans une bouteille bien bouchée, pendant douze heures, ensuite distillez à l'alambic.

Baume.

On a qualifié d'apoplectique un baume que l'on trouve consigné dans les élémens de pharmacie, par *Baumé* (pag. 708). C'est une préparation épaisse, brune, fort odorante à cause des résines, des huiles essentielles et des baumes qui entrent dans sa composition. On a quelquefois donné ce baume à l'intérieur, qui se conservait dans de petites boîtes pour en respirer l'odeur. Pour nous, nous le croyons utile en frictions dans les paralysies qui nous occupent.

Il est quelques espèces de paralysies partielles qui demandent des remèdes particuliers, à raison de l'organe qu'elles affectent ; telles sont les paralysies de la langue, du larynx, du pharynx, de la vessie. Mais comme les auteurs qui ont écrit sur ces matières spéciales ont parlé de ces espèces et de leur traitement, nous n'en dirons rien.

Nous ne finirons pas sans faire remarquer que la plupart des écrivains qui attribuent toutes les paralysies à des lésions organiques, comme à leur cause immédiate, refusent aux divers stimulans employés contre ces maladies le succès qu'on peut en retirer comme topiques. Ils pensent que mal à propos dans ces cas accorde-t-on une faculté fortifiante aux divers remèdes dont on se sert dans cette intention : ils agissent, selon eux, par une propriété dérivative qu'ils exercent puissamment, en détournant et en fixant sur la peau, ou sur d'autres appareils l'irritation du système nerveux, cause de la paralysie.

Il ne résulterait pas moins de cette opinion que les excitans, extérieurement appliqués, sont propres à combattre les paralysies ; on peut donc s'en servir, dans tous les cas, que cet effet thérapeutique arrive d'une tonicité ou d'une dérivation.

Ces mêmes auteurs accordent un très-faible degré de confiance à l'administration intérieure des excitans ; mais ceux-ci ne peuvent-ils pas agir également par leur vertu dérivative ? C'est ce qu'on laisse croire, quand on ajoute, comme ils le font, qu'on ne saurait cependant contester l'utilité des divers stimulans internes dans des cas particuliers.

Du régime.

Le régime doit être entièrement analeptique. Les viandes blanches, noires ou rouges des quadrupèdes et des oiseaux adultes, associées aux végétaux frais, abondans en fécule, en mucilage et en matière sucrée, sont les alimens qui conviennent le mieux. Les vins généreux donnés à dose modérée sont avantageux.

Les exercices du corps sont très-utiles aux paralytiques; on doit, au moyen du roulement de la voiture et du fauteuil, les procurer à ceux qui ne peuvent se les donner autrement. Le massage dont nous venons de parler est un genre d'exercice local.

Outre les dérangemens du corps, les apoplexies laissent encore après elles certains désordres de l'esprit, notamment l'amnésie ou perte de la mémoire; et s'il est certaines infirmités qui font rentrer l'esprit dans tous ses droits et lui donnent plusde force et d'activité, il en est un grand nombre d'autres qui attaquent le cerveau, anéantissent le raisonnement, le jugement et la mémoire, telle est l'apoplexie.

DE L'AMNÉSIE, SUITE DE L'APOPLEXIE.

La perte de la mémoire qui a plusieurs degrés, rend l'homme plus à plaindre que la perte de quelques sens. L'aveugle, le sourd le sourd et muet trouvent de quoi se dédommager, l'un par les souvenirs, l'autre par les sens de la vue, le troisième à l'aide du langage d'action : mais l'homme sans mémoire est incapable de rallier ses souvenirs, et, s'il ne lui est pas impossible d'exprimer ses idées, les mots lui manquent pour y parvenir.

Les maladies de la mémoire peuvent être ou indépendantes de toute affection, ou produites par une autre maladie. Lorsque l'affection qui a entraîné la lésion de la mémoire est dissipée, et que celle-ci n'est pas rétablie, l'amnésie doit être considérée comme essentielle.

Ici l'amnésie peut être symptomatique, c'est-à dire effet des mêmes causes qui ont déterminé l'apoplexie ; ou bien seulement le résultat de la faiblesse où est resté le cerveau. Tel est quelquefois l'oubli dans l'amnésie, que la personne attaquée perd la connaissance d'une langue qui lui était très-familière, et qu'elle est obligée de l'apprendre de nouveau ; en commençant par les premiers principes.

Il ne manque pas d'observations de perte de mémoire par l'effet de l'apoplexie. Un homme de soixante ans et bien portant, laisse se fermer un ulcère qu'il avait depuis long-temps à la jambe. Bientôt il ressent une attaque d'apoplexie légère que suivit la perte de la mémoire des mots, puis de la langue française, et non de la piémontaise, qu'il connaissait également.

Un sexagénaire, à la suite d'une apoplexie grave et compliquée, ne pouvait ni distinguer ni assembler les lettres; il écrivait très-bien et fort exactement dans plusieurs langues qui lui étaient familières ce qu'il voulait ou ce qu'on lui disait : il était hors d'état de lire ce qu'il avait écrit et même d'en distinguer les lettres. On ne put parvenir à lui rapprendre son a, b, c (éphémérides des curieux de la nature).

Les derniers momens du docteur *Broussonnet*, célèbre médecin, furent aussi extraordinaires que quelques-uns des événemens de sa vie avaient été orageux et dramatiques, dit M. *Louyer Willermay* (art. mémoire du dict. des sc. méd., auquel nous empruntons les faits que nous citons et que nous prenons parmi beaucoup d'autres qu'il rapporte). Sa dernière maladie fut une de celles qui nous étonneront toujours : une chute faite dans les Pyrénées y contribua sans doute. Quoiqu'il en soit, il fut frappé une nuit d'une apoplexie légère, mais il dut aux soins de son frère, et de son confrère, M. Dumas, de recouvrer bientôt ses mouvemens, l'usage de ses sens, les facultés de son esprit et même cette mémoire qu'il avait eue autrefois si prodigieuse. Un seul point ne lui fut pas rendu : il ne put jamais prononcer ni écrire correctement les noms substantifs et les noms propres, soit en français, soit en latin, quoique tout le reste de ces deux langues fût demeuré à son commandement ; les épithètes, les adjectifs se présentaient en foule, et il savait les accumuler dans son discours d'une manière assez frappante pour se faire comprendre. Voulait-il désigner un homme, il rappelait sa figure, ses qualités, ses occupations ; parlait-il d'une plante, il peignait ses formes, sa couleur, il en reconnaissait le nom quand on la lui montrait du doigt dans un livre ; mais ce nom fatal ne se présentait jamais spontanément à son souvenir.

La perte de la mémoire par suite des apoplexies est fréquente ; il n'y a pas de praticien qui ne puisse en fournir des exemples ; dans cette maladie, tantôt on remarque l'oubli d'une chose, des expressions d'une même espèce ; tantôt il y a transposition des mots, etc...

Pronostic.

Le pronostic est fâcheux, quand l'amnésie a succédé à une apoplexie profondément établie, qui a laissé divers désordres dans le cerveau ; quand l'apoplexie est le résultat d'une faiblesse encéphalique, progrès de l'âge ou d'une évacuation trop long-temps soutenue.

Plus l'amnésie s'éloigne de l'époque où elle a paru, plus elle présente de difficulté à une complète guérison.

Lorsque la perte de la mémoire est entière, la guérison est difficile à obtenir.

L'amnésie présente des chances favorables quand elle dépend d'un désordre accidentel ou d'un agent amoviblé qui a occasioné l'apoplexie légère; quand celle-ci a été produite par faiblesse cervicale chez un jeune sujet ou chez un adulte, où il y a probabilité du rétablissement des forces vitales; quand elle est incomplète et qu'elle n'est pas ancienne.

Traitement.

On admet un traitement intellectuel et un traitement pharmaceutique. Le premier est une espèce d'éducation qu'il faut donner à son malade relativement aux objets perdus. Par exemple, si un homme a oublié la valeur des lettres, on doit recommencer son éducation par A, B, C.; a-t-il seulement laissé échapper le souvenir des noms propres ou des substantifs, on les reproduit à ses yeux à l'aide des signes écrits et en caractères d'une certaine dimension, afin de lier les idées avec leurs signes et de rétablir leur correspondance réciproque. Si le malade ne sait plus décliner ni conjuguer, s'il ignore la valeur des prénoms, on lui fait apprendre sa grammaire : et il n'est pas douteux que dans ces cas, la méthode de Lancastre surtout, avec les modifications relatives à l'état du malade, n'ait un avantage particulier et ne facilite beaucoup les progrès des nouvelles études.

Pour une personne devenue inhabile à confier au papier ses pensées, on lui enseignera les premiers élémens de l'écriture; ceux du dessin et même de la peinture conviendront spécialement, pour lui retracer les individus, les objets ou les faits dont les souvenirs sont effacés; par exemple, un individu, un animal, une maison, un pays, une ville, une bataille, etc...

Un notaire, âgé de cinquante-quatre ans, avait éprouvé une attaque d'apoplexie; des remèdes utilement appliqués lui rendirent en deux jours le libre exercice de toutes ses fonctions organiques; à un peu de faiblesse près, il parut entièrement rétabli, cependant il ne répondait encore que par signes aux questions qu'on lui adressait et qu'il paraissait comprendre; on lui proposa d'écrire, il prit la plume qu'il rendit sans pouvoir s'en servir; il articula quelques mots, mais sans appliquer le véritable nom à la chose qu'il voulait désigner, de sorte qu'il donnait indifféremment le nom de rose à sa tabatière ou à son chien, etc... les monosyllabes, mon, je, ça, le, non, lui étaient familiers et il s'en servait pour unique réponse.

Quoiqu'il eût perdu la mémoire des noms, des choses et des personnes, il n'avait pas perdu celle des faits. Il se rappelait très-bien dans quel lieu de son cabinet il avait placé tel acte fait avant sa maladie ; il savait à qui il devait être remis, et les honoraires qu'on devait réclamer ; c'est à quoi se bornaient ses facultés intellectuelles.

Le médecin consulté proposa un moyen ingénieux qui avait pour but de recommencer une sorte d'éducation capable de lier les idées même avec leurs signes, et de rétablir leur correspondance réciproque. Il conseilla aux parens de se procurer une planche teinte en noir, de la craie et une éponge. Muni de ces objets, disait-il, on commencera par un petit nombre d'idées dont il convient de rendre les signes très-familiers et distincts de tous les autres. On tracera sur la planche l'objet, et auprès de cette image le nom qu'il porte. Comme le convalescent ne peut proférer qu'un petit nombre de monosyllabes, on l'exercera à épeler et à prononcer le mot. On effacera l'image, en laissant encore le nom écrit et en le comparant avec l'objet lui-même : exemple, le couteau, une bouteille, etc... par cet exercice long-temps continué on parviendra à lier un certain nombre de mots avec les objets que l'on veut rendre familiers. On ira par degrés mesurés sur les progrès du malade ; on agira de même pour le familiariser avec le nom de certaines personnes.

Le médecin avait ajouté à ces avis différens médicamens choisis spécialement parmi les toniques
les plus propres à maintenir le bon état des forces vitales ; mais je n'ai pu savoir dit M. *Louyer
Willermay*, le résultat du traitement.

Le second traitement doit nécessairement être
le même pour l'amnésie que celui que nous avons
adopté pour l'apoplexie, quand la première est
encore dépendante de celle-ci. Alors il faut voir
à quel ordre appartient l'apoplexie qui l'entretient, et combattre l'amnésie par les mêmes
moyens thérapeutiques et hygiéniques. Suppose-
t-on une congestion sanguine dérivant d'un état
pléthorique, ou suite de la suppression d'une
évacuation sanguine, il faut user des saignées dérivatives, des boissons laxatives ou légèrement
émétisées, qui, autrement que comme vomitives,
agissent bien dans un grand nombre de lésions
cérébrales. Est-ce le transport d'une humeur vers
le cerveau dans un sujet appauvri ; outre tous les
moyens propres à déplacer cette humeur, les
toniques excitans, et parmi ceux-ci la noix vomique et ses préparations, seraient bien indiqués.

Si l'amnésie est l'effet d'une faiblesse cérébrale,
dont la cause ait disparu, il faut la combattre
par tous les moyens stimulans internes et externes que nous avons déjà fait connaître et auxquels
nous pouvons ajouter les suivans comme plus
particulièrement préconisés.

24

Parmi l'usage, que l'on conseille, d'un sirop fait avec les plantes aromatiques, de l'ambre, du musc, de la liqueur de corne de cerf, du gingembre, la cannelle, etc... *Manget* préconise la préparation suivante.

℞ Essence de mélisse, de romarin, de chaque un gros; ambre gris, teinture de succin, de chaque demi gros.

Un de mes amis (dit encore M. *Louyer Willermay*) m'a rapporté qu'avant d'avoir contracté l'habitude du café, une demi-tasse de cette liqueur lui procurait momentanément une mémoire extraordinaire, ce qui lui était fort utile dans l'exercice de sa profession. Je tiens, continue ce médecin, le fait suivant d'un ecclésiastique aussi recommandable par son esprit de tolérance que par ses vertus et sa philanthropie. Un jour, un de ses confrères cherchant, peu d'instans avant de monter en chaire, à se rappeler le sujet et les divisions principales de son sermon, fut désespéré de l'infidélité de sa mémoire. Forcé de tenter un moyen hasardeux, il prend coup sur coup cinq à six tasses de café pur : aussitôt il éprouve une sorte de transport et d'exaltation dans ses souvenirs, se rend à l'église et prêche avec une facilité, une précision et une éloquence dont il fut presque aussi étonné que son auditoire.

Le café est à juste titre reconnu comme un moyen qui excite puissamment les facultés intellectuelles.

On a recours aux applications et aux frictions avec des substances balsamiques sur la tête, telles que les teintures alcooliques de quinquina, de cannelle, le baume de muscade, l'essence de girofle; aux macérations dans du gros vin, des substances les plus aromatiques, comme les écorces de grenade, d'orange ; aux capuchons contenant des aromates en poudre ; aux exutoires appliqués autour de la tête, sur les sutures, et de préférence à la base de l'occiput : en un mot aux épices et aromates.

DES MALADIES ORGANIQUES DU FOIE.

Ces sortes de maladies ont succédé plusieurs fois à des attaques d'apoplexie. Il est reconnu qu'il y a réciprocité de sympathie entre la tête et le foie, le foie et la tête. Les anatomistes et les physiologistes ont signalé souvent des abcès au foie, qui sont survenus par suite d'apoplexie, et par suite de blessures graves à la tête. Le foie malade exerce à son tour une grande influence sur le cerveau ; plusieurs névroses cérébrales n'ont pas d'autre cause.

FIN.

TABLE

Des matières contenues dans ce livre.

PREMIÈRE PARTIE.

Des maladies qui simulent l'Apoplexie.

DEUXIÈME PARTIE.

De l'Apoplexie. 29

ORDRE PREMIER.

Des Apoplexies par excitation encéphalique.

GENRE PREMIER.

Genre Deuxième.

Des Apoplexies tenant à des humeurs dégénérées ,
à raison de leur quantité.

Genre Troisième.

Genre Quatrième.

ORDRE TROISIÈME.

Genre Premier.

Genre Deuxième.

(376)

Fin de la Table.